国家卫生健康委员会"十四五"规划教材

全国高等中医药教育教材

供中医学、针灸推拿学、中西医临床医学、康复治疗学、护理学等专业用

医患沟通学

第 3 版

中醫

主　编　舒　静

副主编　王文姮　陈日兰　杨晓琨　孙贵香

主　审　周桂桐　余小萍

人民卫生出版社

·北京·

图书在版编目（CIP）数据

医患沟通学 / 舒静主编 . —3 版 . —北京：人民
卫生出版社，2023.12
　ISBN 978-7-117-35705-0

　Ⅰ.①医… Ⅱ.①舒… Ⅲ.①医患关系 —高等学校 —
教材 Ⅳ.①R197.323.4

中国国家版本馆 CIP 数据核字（2023）第 239146 号

人卫智网	www.ipmph.com	医学教育、学术、考试、健康，
		购书智慧智能综合服务平台
人卫官网	www.pmph.com	人卫官方资讯发布平台

医患沟通学
Yihuan Goutongxue
第 3 版

主　　编：舒　静
出版发行：人民卫生出版社（中继线 010-59780011）
地　　址：北京市朝阳区潘家园南里 19 号
邮　　编：100021
E - mail：pmph @ pmph.com
购书热线：010-59787592　010-59787584　010-65264830
印　　刷：天津市银博印刷集团有限公司
经　　销：新华书店
开　　本：850×1168　1/16　印张：13
字　　数：341 千字
版　　次：2012 年 5 月第 1 版　　2023 年 12 月第 3 版
印　　次：2024 年 1 月第 1 次印刷
标准书号：ISBN 978-7-117-35705-0
定　　价：55.00 元
打击盗版举报电话：010-59787491　E-mail：WQ @ pmph.com
质量问题联系电话：010-59787234　E-mail：zhiliang @ pmph.com
数字融合服务电话：4001118166　E-mail：zengzhi @ pmph.com

修 订 说 明

为了更好地贯彻落实党的二十大精神和《"十四五"中医药发展规划》《中医药振兴发展重大工程实施方案》及《教育部 国家卫生健康委 国家中医药管理局关于深化医教协同进一步推动中医药教育改革与高质量发展的实施意见》的要求，做好第四轮全国高等中医药教育教材建设工作，人民卫生出版社在教育部、国家卫生健康委员会、国家中医药管理局的领导下，在上一轮教材建设的基础上，组织和规划了全国高等中医药教育本科国家卫生健康委员会"十四五"规划教材的编写和修订工作。

党的二十大报告指出："加强教材建设和管理""加快建设高质量教育体系"。为做好新一轮教材的出版工作，人民卫生出版社在教育部高等学校中医学类专业教学指导委员会、中药学类专业教学指导委员会、中西医结合类专业教学指导委员会和第三届全国高等中医药教育教材建设指导委员会的大力支持下，先后成立了第四届全国高等中医药教育教材建设指导委员会和相应的教材评审委员会，以指导和组织教材的遴选、评审和修订工作，确保教材编写质量。

根据"十四五"期间高等中医药教育教学改革和高等中医药人才培养目标，在上述工作的基础上，人民卫生出版社规划、确定了中医学、针灸推拿学、中医骨伤科学、中药学、中西医临床医学、护理学、康复治疗学7个专业155种规划教材。教材主编、副主编和编委的遴选按照公开、公平、公正的原则进行。在全国60余所高等院校4 500余位专家和学者申报的基础上，3 000余位申报者经教材建设指导委员会、教材评审委员会审定批准，被聘任为主编、副主编、编委。

本套教材的主要特色如下：

1. **立德树人，思政教育**　教材以习近平新时代中国特色社会主义思想为引领，坚守"为党育人、为国育才"的初心和使命，坚持以文化人，以文载道，以德育人，以德为先。将立德树人深化到各学科、各领域，加强学生理想信念教育，厚植爱国主义情怀，把社会主义核心价值观融入教育教学全过程。根据不同专业人才培养特点和专业能力素质要求，科学合理地设计思政教育内容。教材中有机融入中医药文化元素和思想政治教育元素，形成专业课教学与思政理论教育、课程思政与专业思政紧密结合的教材建设格局。

2. **准确定位，联系实际**　教材的深度和广度符合各专业教学大纲的要求和特定学制、特定对象、特定层次的培养目标，紧扣教学活动和知识结构。以解决目前各院校教材使用中的突出问题为出发点和落脚点，对人才培养体系、课程体系、教材体系进行充分调研和论证，使之更加符合教改实际、适应中医药人才培养要求和社会需求。

3. **夯实基础，整体优化**　以科学严谨的治学态度，对教材体系进行科学设计、整体优化，体现中医药基本理论、基本知识、基本思维、基本技能；教材编写综合考虑学科的分化、交叉，既充分体现不同学科自身特点，又注意各学科之间有机衔接；确保理论体系完善，知识点结合完备，内容精练、完整，概念准确，切合教学实际。

4. **注重衔接，合理区分**　严格界定本科教材与职业教育教材、研究生教材、毕业后教育教材的知识范畴，认真总结、详细讨论现阶段中医药本科各课程的知识和理论框架，使其在教材中得以凸

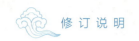

显,既要相互联系,又要在编写思路、框架设计、内容取舍等方面有一定的区分度。

5. 体现传承,突出特色 本套教材是培养复合型、创新型中医药人才的重要工具,是中医药文明传承的重要载体。传统的中医药文化是国家软实力的重要体现。因此,教材必须遵循中医药传承发展规律,既要反映原汁原味的中医药知识,培养学生的中医思维,又要使学生中西医学融会贯通;既要传承经典,又要创新发挥,体现新版教材"传承精华、守正创新"的特点。

6. 与时俱进,纸数融合 本套教材新增中医抗疫知识,培养学生的探索精神、创新精神,强化中医药防疫人才培养。同时,教材编写充分体现与时代融合、与现代科技融合、与现代医学融合的特色和理念,将移动互联、网络增值、慕课、翻转课堂等新的教学理念和教学技术、学习方式融入教材建设之中。书中设有随文二维码,通过扫码,学生可对教材的数字增值服务内容进行自主学习。

7. 创新形式,提高效用 教材在形式上仍将传承上版模块化编写的设计思路,图文并茂、版式精美;内容方面注重提高效用,同时应用问题导入、案例教学、探究教学等教材编写理念,以提高学生的学习兴趣和学习效果。

8. 突出实用,注重技能 增设技能教材、实验实训内容及相关栏目,适当增加实践教学学时数,增强学生综合运用所学知识的能力和动手能力,体现医学生早临床、多临床、反复临床的特点,使学生好学、临床好用、教师好教。

9. 立足精品,树立标准 始终坚持具有中国特色的教材建设机制和模式,编委会精心编写,出版社精心审校,全程全员坚持质量控制体系,把打造精品教材作为崇高的历史使命,严把各个环节质量关,力保教材的精品属性,使精品和金课互相促进,通过教材建设推动和深化高等中医药教育教学改革,力争打造国内外高等中医药教育标准化教材。

10. 三点兼顾,有机结合 以基本知识点作为主体内容,适度增加新进展、新技术、新方法,并与相关部门制定的职业技能鉴定规范和国家执业医师(药师)资格考试有效衔接,使知识点、创新点、执业点三点结合;紧密联系临床和科研实际情况,避免理论与实践脱节、教学与临床脱节。

本轮教材的修订编写,教育部、国家卫生健康委员会、国家中医药管理局有关领导和教育部高等学校中医学类专业教学指导委员会、中药学类专业教学指导委员会、中西医结合类专业教学指导委员会等相关专家给予了大力支持和指导,得到了全国各医药卫生院校和部分医院、科研机构领导、专家和教师的积极支持和参与,在此,对有关单位和个人表示衷心的感谢!为了保持教材内容的先进性,在本版教材使用过程中,我们力争做到教材纸质版内容不断勘误,数字内容与时俱进,实时更新。希望各院校在教学使用中,以及在探索课程体系、课程标准和教材建设与改革的进程中,及时提出宝贵意见或建议,以便不断修订和完善,为下一轮教材的修订工作奠定坚实的基础。

人民卫生出版社

2023 年 3 月

前　言

党的二十大报告强调"人民健康是民族昌盛和国家强盛的重要标志。把保障人民健康放在优先发展的战略位置"。没有全民健康，就没有全面小康，中国式现代化必须以卫生健康服务体系现代化为支撑。医学教育是医疗卫生事业发展的基石，是培养合格医学人才的主阵地。国务院办公厅在《关于加快医学教育创新发展的指导意见》中提出了培养新时代有救死扶伤的道术、心中有爱的仁术、知识扎实的学术、本领过硬的技术和方法科学的艺术的"五术"医学人才的总体要求。因此，医学生课程思政和医学人文教育越来越受到重视。

中医学理论和实践体系蕴藏着丰富的人文精神，"以德立医"和"医德并重"是中医医学工作者的优良传统。为培养中医院校学生的医患沟通能力，继承与发扬中医人文精神，在中医医学教育中设置医患沟通课程非常有必要。

医学院校开展医患沟通学课程的目的，在于通过阐述医患沟通基本概念、主要理论基础、医患沟通的基本技能、中国文化及中医学对医患关系的影响，以及临床常见沟通问题及解决方法，对医学生的医患沟通理念及能力加以培训和提升，从而提高医学生的综合素质，适应现代临床所需。

此次教材修订，是为了更好地贯彻落实《国务院办公厅关于深化医教协同进一步推进医学教育改革与发展的意见》《中医药发展战略规划纲要(2016—2030年)》《教育部国家卫生健康委国家中医药管理局关于深化医教协同进一步推动中医药教育改革与高质量发展的实施意见》和新时代全国高等学校本科教育工作会议精神，推进高等学校加快"双一流"建设，把握新时代要求，全面振兴本科教育。

本版教材在上一版的基础上，对编写框架进行进一步的优化和调整，对上版教材的部分内容进行了整合，突出实用性、可读性和临床指导性。本版教材主要分为绪论、医患沟通主要理论基础、医患沟通的原则与类型、医患沟通技能、临床各科的医患沟通、医际沟通、社区卫生服务和临终关怀中的医患沟通等章。

本教材的编写分工如下：第一章王文姮、杜彩凤、徐凯；第二章王文姮、刁春婷、王力、吴红顺、张槊；第三章陈日兰、马涵英；第四章陈日兰、钱志勇、唐雪梅；第五章孙贵香、马铁明、王英英、王昕、尹洪娜、杨琦、陈俊逾、陈颜；第六章杨晓琨、李爽、杨芳、侯俊林；第七章舒静、田丽霞、沈若冰。

本教材融合数字增值服务内容，包括教学课件(PPT)，"扫一扫，测一测"，模拟试卷等，为学习者提供了新的学习平台和更多的学习参考。

本教材适合于中医学、针灸推拿学、中西医临床医学、康复治疗学、护理学等专业学生使用，也可供从事中医药工作者学习研究之用。

本次编写不仅是全体编委会成员凝心聚力的结果，也得到了人民卫生出版社、各参编院校的大力支持。天津中医药大学周桂桐教授和上海中医药大学余小萍教授作为本版教材的主审，为教材的编写给予了热情的指导，提出了许多宝贵的意见和建议，在此一并表示衷心感谢！

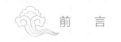

本教材虽经编委会多次论证,达成共识,但因时间仓促、创新内容较多,仍存在不完善之处。希望各院校在使用过程中,随时提出宝贵意见,加强沟通,便于本教材今后进一步修订提高。

《医患沟通学》编委会

2023 年 8 月

◇◇◇ 目 录 ◇◇◇

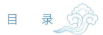

第一章

绪　论

> **学习目标**
>
> 知识目标：了解医患沟通的基本概念、功能与意义、不同医学模式下的医患关系、中医学对医患关系和医患沟通问题的认识以及医患沟通学的重要性。
>
> 能力目标：为进一步学习和掌握医患沟通的基础理论和临床沟通技能奠定基础，加强医患沟通和交流，构建和谐医患关系。
>
> 素质目标：坚持人民至上、生命至上，弘扬医务人员"敬佑生命、救死扶伤、甘于奉献、大爱无疆"的崇高精神。

第一节　医患沟通学概论

一、医患沟通与医患沟通学的基本概念

(一) 医患沟通的含义

1. 医患关系　医患关系是在医疗卫生保健活动中，医方和患方之间形成的一种最基本和最重要的关系，是医务人员与患者在医疗实践过程中产生的特定信托关系，是医疗过程中最主要的契约关系。就"医""患"的不同概念，可以分成狭义和广义两种。狭义的"医"是指医疗机构中的医务人员；广义上是指医疗机构和全体医务工作者，包括卫生管理人员、医学科研及教育工作者。狭义的"患"是指患者和家属亲友及利益相关者；广义上是指除"医"以外的社会人群。在我国社会环境下，特别是在现代网络信息平台迅速发展的背景下，医疗机构处理医患关系不仅需要面对患方、人民调解组织、第三方鉴定机构以及司法部门，还常常需要面对社会舆论，因此使用广义的患者概念更有利于医患关系和谐。

2. 医患沟通　医患沟通是指在医疗卫生保健活动中，医患双方围绕诊疗、服务、健康及社会等相关因素，以患者为中心，以医方为主导，将医学与人文相结合，通过医患双方全方位信息的多途径交流，使医患双方达成共识并建立信任合作关系；同时引导医务人员为患者提供优质的医疗服务，达到维护健康、促进医学发展的目的。医患沟通不仅是医疗卫生领域中的重要实践活动，也是当代经济社会发展过程中凸显出来的医学学术范畴问题。

由于"医"和"患"有狭义和广义的区分，因此医患沟通也分别有狭义与广义的内涵。狭义的医患沟通，是指医疗机构医务人员在日常诊疗过程中与患者及亲友就诊疗、服务、健康及社会相关因素，主要以医疗服务的方式进行的沟通交流。它构成了单纯医学科技与医疗综合服务实践中的基础环节，发生在所有医疗机构每次医疗服务活动中，是医患沟通活动

笔记栏

的主要构成。它的重要价值在于科学地引导医务人员诊疗患者伤病,提高医疗卫生服务整体水平,使患者和社会满意。广义的医患沟通,是指医学和医疗卫生行业人员,主要围绕医疗卫生和健康服务的法律法规、政策制度、伦理道德、医疗技术与服务规范等方面,以非诊疗服务的各种方式与社会各界进行的沟通交流。广义的医患沟通产生的社会效益和现实意义是巨大且长久的,它不仅有利于医患双方的信任、合作及关系融洽,更重要的是它能推动医学发展和社会进步。

(二) 医患沟通学的含义

医患沟通学是在医学学科、人文学科和社会学科的基本理论和原理指导下,研究有效交流医患信息、建立医患互信关系、优化疾病诊疗方案、提高疾病防治效果、探索现代医学模式的一门新兴应用型学科。以《黄帝内经》为代表的中医基础理论体系形成于两千多年前,其是在中国传统哲学的孕育下产生的,不仅涉及医学,而且包罗天文学、地理学、人类学、社会学、军事学、数学、生态学等学科所获得的科学成就。《黄帝内经》提出,医者须具备"上知天文,下知地理,中知人事"的素质和能力,这是能够进行良好医患沟通的基础。

1. 学科的产生与发展 医患沟通学是特定历史条件下孕育而出的新兴学科。一方面,在医学几千年发展的过程中,随着医学模式的改变,医患沟通学的内涵也在适应新时代的发展而逐渐丰富。它是医学结合多门人文社会学科而形成的综合学问,是一种蕴含着当下的科学技术发展水平、伦理、情感、法律法规等因素的综合型学科;另一方面,医患沟通学在内容编写上有一定的技巧性,它是从思想观念、知识结构、机制制度上整体构建的应用型学科。它旨在树立医学生、医务工作者及卫生管理者的现代人文精神,与时俱进地提升医德水平,强化心理素质、文化素质和法治观念,掌握医患沟通的客观规律和应用方法,实现医学模式的彻底转变。

2. 研究对象及内容 医患沟通学的研究对象首先是医生与患者的关系以及双方如何达到有效沟通;其次还要研究广义上的医务人员、医疗机构、卫生管理机构等与广义患方的沟通关系,此外,医患沟通学的研究对象还涉及人际关系、人的心理以及与医学相关的伦理、法律等问题。医患沟通学的主要研究任务是在现代医学模式及中国医疗改革形势下,探究医患沟通在医学发展中的地位与作用、医患关系、医患沟通理论基础、医患沟通的技巧和方法、临床接诊的基本技能及临床医疗服务中的沟通问题及对策等,并重点研究医方和患方不同角色、不同利益的两个主体的个性特征。此种研究旨在建立医学实践的思维方式和行为准则,寻找医患双方的共同利益点,以达到双方和谐互动,使之良性循环。

二、医患沟通的功能和意义

1. 促进医学科学发展 英国教育学家约翰·亨利·纽曼(John Henry Newman)在《大学的理念》(*The Idea of a University*)一书中提出,大学不应只进行专业教育,"这样做会助长片面追求某种知识的倾向,从而限制学生心智的发展",认为人文教育虽然不能给学生以功利价值和实用价值,但它能使人得到一种精神、理智和成长的教育。细胞病理学创始人魏尔啸(Rudolf Virchow)认为"医学本质上是社会科学"。虽然这句话当时让人不太理解,但是随着医学的发展,此话的深刻含义正越来越多地被印证。近年来,医学与人文科学的结合已成为一种趋势,包括医患沟通学在内的社会医学、行为医学、医学伦理学、医学心理学等一系列医文结合的交叉学科或带有明显人文社会科学特征的医学分支学科不断出现,在很大程度上促进了医学科学的发展。

2. 提高疾病诊疗效果 全面、准确地收集患者信息是做出正确诊断的基础,但前提是医患之间必须进行有效的沟通。医学诊断是一个包括医患双方在内的多方协作的过程,其中最重要的是医生与患者之间的密切配合。在互信、互动中,患者才能把自己的疾病信息完整地告知医生,医生才能全面、准确地收集各种疾病信息,做出正确的分析与判断并提出正确的治疗方案。而一些治疗方案也必须与患方进行充分的沟通,征得他们的理解、支持与配合,才能取得良好的治疗效果。不仅如此,医生对患者的尊重、体贴和关爱,本身就是对患者战胜疾病信心的鼓励。因此,医患沟通作为提高疾病治疗效果的重要措施之一,受到了越来越多医生的认可和重视。

3. 提升全民健康认知 在生物医学模式影响下的医生,更多的是以疾病为中心,检查、诊断、处方与手术成为主要的医疗程式,医生在诊疗过程中主动与患者沟通的意识不强,较少与患者进行交流,也较少对患者进行健康生活与行为方式的指导。随着医学模式的变化,生物 - 心理 - 社会医学模式促使医生在接诊过程中更多地了解患者的婚姻、家庭、教育程度、文化背景等基本情况以及心理状况、生活习惯与行为方式等,更多地与患者交流,疏导患者心理,并说明对疾病产生影响的不良因素,指导健康的生活与行为方式,告知自我察知身体不适信号和"治未病"的方法等。这种建立在医患良好沟通基础上的治疗方式,在治疗疾病的同时,也提高了患者对健康的认识。

4. 推动医学教育 改革随着社会的发展,公众对自身权益的保护意识不断提高,人文教育越来越受到重视,医学与人文的结合成为医学发展的需要,医学模式正在发生变化。在此背景下,医学教育者开始反思以往"重知识,轻态度;重技术,轻人文"的教育模式,在医学教育目标、医学人文课程体系建设、执业医师资格考试等方面进行了一系列改革。其中,设置医患沟通学课程、加强医学生医患沟通能力培养已经成为医学教育者的共识。

第二节 不同医学模式下的医患关系

医学模式即医学观,是人类在抵御疾病和认知生命的实践过程中对医学的总的看法。医学模式决定着人类对生命、生理、病理、预防、治疗、康复等问题的基本观点,从根本上指导着人类的医疗实践活动。在人类历史中,医学模式经历了多次转变,从远古的神灵医学模式到古代的自然哲学医学模式,再到19世纪诞生的生物医学模式。当今,生物 - 心理 - 社会医学模式正逐渐成为现代医患关系发展的标志。作为医学活动的直接当事人,医患之间的关系必然受到医学观的影响,不可避免地随着医学模式的演进而发生变迁。分析不同医学模式下的医患关系特点,理清医学模式与医患关系的内在联系,有助于对医患关系进行深入研究。

一、神灵主义医学模式下的医患关系

中国最早的医学模式是"巫医同源"的神灵主义。巫是中国医学的起源之一。远古时期,人类的智力和认知能力有限,对生命现象以及自然的认识和理解处于蒙昧的状态,于是将生老病死归为是超自然神力的影响。人们相信神灵的存在,并认为神灵创造了生命,疾病是鬼、神、妖所致或是由于个人的恶行所遭受的惩罚,因此只有神灵可以治疗疾病和挽救生命,人们依靠祈祷或者巫术来将身体内的魔鬼驱逐出去。

在神灵主义医学模式下,医生还没有成为专门的职业。专管祈祷和祭祀的"巫"以"神"的代言人身份出现,通过与鬼神相通、占卜、祈祷、诅咒等方式为人治病。因此,医生的早期形象,也就是神的形象,医患之间的关系是神与人的关系。这一时期,不存在医患间的

相互沟通,巫医是神的代言人,病人绝对服从,绝无怀疑。巫医对病人的说教,并无对病人的尊重与安慰,强调的是病者对圣者的绝对服从。

二、自然哲学医学模式下的医患关系

中古时期,随着生产力的发展和社会的进步,人类智力在劳动、生活、改造环境以及与恐惧、死亡斗争中得到提高,对自然、社会、自身以及疾病的认知能力有了很大提升。随着生产力的提高和医药经验的积累,人们逐渐发现部分疾病并非神秘莫测,而是有一定规律可循,于是对鬼神致病的观念产生了怀疑。一些人开始对自然现象进行思考,模糊地、肤浅地认识到心理及自然环境对健康和疾病的影响,形成了朴素的整体医学观。这一时期,自然哲学成为人类认知世界和自身的主要依据,医学开始从巫术中分离出来,社会上出现了专职医生,标志着自然哲学医学模式的建立。自然哲学医学模式对医学走上科学道路发挥了重要作用。

此医学模式下,医者有一定的社会地位,医疗的决策权是属于医者的,医者有拒绝施救的权力,也有决定治疗方式的权力。一些技艺高超的医生为了区别于庸医,以各种形式建立了较为详尽的医德规范,形成了较为理想的医患关系,主要表现在以下几个方面:

1. 交往直接,医患关系稳定　由于还没有形成严密的医学分科,整个诊疗过程都由医生直接进行,一般不借助器械设备,无第三者参与。患者往往把自己的生命和健康托付给医生,而医生也就承担起诊治患者的全部医疗责任,形成了相对单一和稳定的医患关系。

2. 注重交流,医患合作密切　《黄帝内经》中有"病为本,工为标,标本不得,邪气不服"的论述,认为医生的治疗必须通过患者的配合才能起作用。希波克拉底也指出:"了解什么样的人得了病,比了解一个人得了什么病更重要。"认为医生要主动关心和了解患者的整体情况,而不仅仅是疾病本身。

3. 以仁为怀,医患相处和谐　在我国,儒家的"仁爱"思想成为处理医患关系的指导思想,要求医生以仁为怀,把"治病救人"作为自己的责任。这一时期医德高尚的医生较为注重对患者的人文关怀,例如扁鹊的"四诊"已开始了解病人的主诉与病痛。根据病人不同的情况与感受制订个性化的治疗方案,容易赢得患者的信任和尊重,这样医患关系就会较为和谐。

4. 地位不同,医患关系迥异　尽管医生从"绝地通天"的"巫"降为一般的手艺人,但口碑较好的医生仍有较高的社会地位。百姓看病就医,医疗决策权都在医者一方,病人是服从一方。但医生们在给皇家贵族治病时则处于"仆人"地位,"君饮药臣先尝之",治愈疾病可得赏赐,稍有差池,便罪责加身,甚至祸及九族。

三、生物医学模式下的医患关系

从 18 到 19 世纪,随着细胞学说、进化论、能量守恒定律的发现以及细菌学的发展,人类对健康和疾病有了较为正确的理解,认为疾病是可以用生物学的变量来测定的,化学和物理的语言最终可以解释生物现象,从而形成了生物医学模式,这使医学研究真正步入科学的轨道。在这一阶段,新技术、新仪器的大量使用,让人们对疾病的诊断和治疗更加便捷和准确有效,为增进人类健康作出了不可磨灭的贡献。但是,这种单一的技术物质关系忽视了对患者的人文关怀,使医患关系呈现出倒退的现象,主要表现在以下几个方面:

1. 医患交往的稳定性下降　表面上看,患者集中于医院进行治疗,医患双方的交往似乎密切了。但实际上,现代生物技术的飞速发展使得医院分科越来越精细,分工越来越明确,患者的身体被划分,由不同的专科负责。以往医患之间一对一的关系不复存在,出现了一医对多患或一患对多医的多头关系,医患交往的稳定性大大降低,导致了医患关系的淡化和疏远。

2. 医患关系物化的趋势 随着诊疗设备和"修补工具"的不断更新,医生们越来越依赖各种仪器设备和检查报告来诊断疾病,热衷于运用各种高新技术进行治疗,使得与患者直接接触和交谈的机会大大减少,医患之间的关系从"人 - 人"的直接关系变成了"人 - 物 - 人"的间接关系,双方的心理距离加大,情感交流减少,变成了一种"操作与被操作""修补与被修补"的关系。

3. 患者与疾病分离的倾向 为了找出病原体及关键的生物学变量资料,医生往往把某种疾病的特定因素从患者整体中分离出来,单纯从生物学角度研究病因。在医生看来,患者只是试管里、显微镜下的血液、尿液、细胞和各种形态的标本,活生生的完整人的形象似乎已经完全消失了。一些医务人员把医疗服务片面地理解为药物、手术或其他技术手段的实施,忽略了对人的情感、社会、环境等人文因素的关注,"治病不治人"的现象较为突出。

四、生物 - 心理 - 社会医学模式下的医患关系

20 世纪 50 年代以来,人们的健康观进一步转变,认为"健康不仅是没有疾病或虚弱,而是躯体上、心理上和社会适应上的完好状态"。同时,心脑血管疾病、恶性肿瘤和意外伤亡等取代传染性疾病成为威胁人类健康的重要因素,从而使社会、心理和环境因素的作用日益显露出来。1977 年美国学者恩格尔(George L.Engel)提出了生物 - 心理 - 社会医学模式的概念,认为人的心理与生理、精神与躯体、机体内外环境是一个完整的统一体,在考察人类的健康和疾病时,也要重视心理、社会因素的影响。这一模式是生物医学模式的发展和完善,体现了技术主义与人文关怀的统一。它使医学从纯自然科学回归为自然科学与社会科学相结合、相交叉的应用型学科,对医疗卫生事业的各个方面乃至医患关系都带来了重大影响,主要表现为以下几个方面:

1. 医患关系的人文性 人是生物、心理、社会的综合体。这一模式体现了对人的尊重,是人性的复归。医生眼里的患者不再是被分割的机体组织、送检物、病原体或数据,而是一个有尊严、自由和情感需求的完整的人。医生在诊疗时,更加重视人的整体性,给予患者更多的人文关怀,更加理解和重视患者的心理需求。患者眼里的医生不再是冰冷的技术使用者和设备操作者,而是有血有肉和富有同情心的人,这有助于医患关系从戒备、对峙走向理解、和谐。

2. 医患关系的平等性 这一模式强调医患双方在诊疗过程中的共同参与和协商,因而医患之间是平等的关系,双方都有独立的人格。医者在诊疗中不能唯我独尊,而应尊重患者的生命价值、人格和自主权利,平等地对待每一位患者,认真听取患者的意见,以赤诚之心换取患者的信任和理解,从而建立平等参与、互敬互爱的医患关系。

3. 医患关系的互动性 传统医学的医患关系是单向的,即医者对患者的诊疗决策权力。而现代医学关系强调人的权利,患者不再处于被动接受的地位,而是享有知晓病情、参与整个医疗过程的权利的人。通过与医生协商共同制订诊疗方案,从而使医患关系由单向诊疗转变为双向互动。现代医务工作不仅包括传统医患关系中医者诊疗决策权,还包括患者应该享有的基本权利。这种现代医学中双向的医患关系,更有利于患者的健康。

4. 医患关系的多元性 生物 - 心理 - 社会医学模式深化了人们对于健康和医学的认识,扩大了医学的职能和范围,使医学的服务对象从患者扩大到可能得病者,即"治已病"和"治未病",服务的内容从生理服务扩大到心理服务,从单纯的治疗扩大到预防、康复、保健等,这使得医患关系的内涵进一步扩大,医患关系向多元化发展。

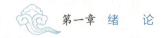

医患关系基本原理

自古以来,医生们就认识到患者的健康与生存依赖于医生与患者之间的合作努力。患者与医生一起承担起他们自己卫生健康的责任。患者及时地反映自己的医疗问题,提供自身的医疗信息,提请医生注意并发挥其最大的才干。这种与医生一起建立起来的互相信任、合作的医患关系,对患者是最大的利益。医生作为患者的看护者,应尽最大努力投入这一合作。

——美国医学会专业规范与法律委员会《医患关系基本原理》

第三节 中医学对医患关系及医患沟通问题的认识

一、中国古代医生的角色变迁

角色,最初源于戏剧,主要是指演员扮演的剧中人物。后来,人们把它借用到社会学领域,角色理论就成为阐释社会关系对人们行为影响的社会学基本理论之一。社会角色,是人们对群体或社会中具有某一特定身份的人的行为期待,即人们为某种特定身份的人所设置的一整套有关权利和义务的规范及行为模式。医生角色,是指处于特定的医患关系中,具有一定医学知识和医疗技能,以对病人进行检查、诊断、治疗工作为己任的从事医生职业活动的医务工作者。

在我国,"医生"一词最早是对医学生的称呼,在《唐六典·太医署》中记载有"医生四十人,典学二人",后逐渐演变成对从事医疗工作的人的通称。此外,还有医师、医士、医家、大夫、郎中等多种称呼。如《周礼·天官冢宰》记载:"医师,掌医之政令,聚毒药以共医事。"在中国古代社会的不同历史阶段,经济、政治、文化、思想以及医学发展水平不同,统治者对医学和医生的态度也存在很大差异,医生的社会角色和地位亦随之变迁。

1. 夏商西周时期 上古先秦时期,由于科学技术不发达,人们对自然力量不了解,甚至充满恐惧,人们的生死存亡被自然条件所左右,导致许多疾病无法被解释,不能被医治。最初的医药知识在很长时期内与原始宗教结合在一起,医学与巫术就有着不可分割的关系。这一阶段以神灵为中心,凡事都要请巫师开占问卜,没有明确的医生角色,一些专管祈祷、祭祀的巫师兼任着医生的职责。《说文解字》注曰:"治病工也……古者巫彭初作医。"巫师凭借其社会地位和所掌握的文化知识,汲取人民群众长期积累的医药经验,将最初的医疗活动和知识加以记录和整理,如我国迄今为止发现最早的医学方书长沙马王堆出土的《五十二病方》中就有不少巫祝(巫医)治病的方子。陈邦贤在《中国医学史》中写道:"中国医学的演进,始而巫,继而巫和医混合,再进而巫和医分立。以巫术治病,为世界各民族在文化低级时代的普遍现象。"在当时没有专职医生的条件下,巫医在整个社会的医疗活动中起着主导作用,此时的巫医在国家权力以及社会中都有很高的地位,具有权威性,如《汲冢周书·大聚解》载:"乡立巫医,具百药,以备疾灾。"

2. 春秋战国秦汉时期 春秋战国时期学术界百家争鸣,我国政治、经济和文化都发生了重要的变革,由于社会生产力水平的提高,自然科学迅速发展,医学也开始逐渐摆脱巫术的束缚,走上独立发展的道路。人们开始以更加理性的眼光来看待疾病和医疗,以传统文化特别是古代哲学为主要思维方式,以医药实践为基础,以《黄帝内经》《难经》《伤寒杂病论》和《神农本草经》等医学典籍的问世为标志,中医学逐渐形成了理法方药为一体的独特的医学理论体系。在这一时期,专门为人们诊治疾病的医生也褪去了巫师的神秘外衣,人们不再求神问卜,医生凭借其所掌握的专门医学知识和技术救死扶伤、悬壶济世,出现了专职的医生队伍,如医缓、医和、扁鹊及其弟子子阳和子豹等都是当时著名的职业医生。在河南、山东等地考古发掘出的战国古玺(钵)上刻有"事疡""事疠""事痈"等医事分工,医生的社会角色初步形成。

3. 魏晋隋唐时期 魏晋隋唐时期是中国医学发展承前启后的重要时期。魏晋南北朝时期战事连绵,分裂动荡,北方少数民族进入中原,逐步实现民族间的大融合,医药学理论、药物学著作发展很快,出现了继承、汇集和编著方书的风气。隋唐五代时期是我国君主集权专制社会的上升时期,尤其是隋唐时期,国家统一、国力强盛、文化繁荣,中医学在这一时期得到了全面发展。但受限于封建社会"罢黜百家,独尊儒术"的文化专制政策,封建社会的"士农工商"四民之序已经定型,相对于儒士来说,医生由于医学知识的技术性质被以"工"视之,社会地位低下,如韩愈在《师说》中曾言:"巫医乐师,百工之人,君子不齿。"

4. 宋金元时期 宋金元时期随着社会经济和科学技术的发展,尤其是印刷术的发展,国家建立了较为完善的医疗卫生机构,组织编撰本草及方书,大量校勘古医籍,发展医学教育,基础理论和临床各科均得到了快速发展。特别是北宋历朝统治者对医学都颇为重视与提倡,在他们影响下,文人知医、通医成为风尚,大批儒士涌入医学领域,"儒医"之名更是在这一时期出现。儒医之中,因对医学的参与程度不同,其社会角色又存在一定的差别。有人终身行医,成为真正的职业医生;有人以著书立说为主,重在整理、编次、研究古代医学文献;另有业儒而兼医者,边做官边研究医学或者行医。儒医的出现,使医生的职业素质明显得到提高,加强了医生职业道德的自我约束,也在一定程度上使医生的社会地位得到改善。

5. 明清时期 明清时期是我国封建社会的后期,社会处于变革的前夜,中医学呈现出一个比较错综复杂的局面。一方面,中医学传统的理论和实践经过长期的历史检验和积淀,至此已臻完善和成熟,且随着西学东渐对外交流的发展,中医学被注入新的元素,出现综合汇通和深化发展的新形势。另一方面,封建社会逐渐走向没落,封建专制统治空前加强并极端化,尤其是清朝中期以后的闭关锁国政策越来越严重,也阻碍了西方文化的东渐和交流。这一时期,医生的社会地位空前下降,很多医家并非主动或自愿从医,大多是因走仕途之路受挫转而习医。

19世纪初,西医学传入了中国,广开诊所,兴建医院、学校,加速了西方医学在中国的传播,中西医汇通思潮和学派逐渐形成。国民政府在1920—1940年期间采取了排斥抵制中医的措施,在很大程度上阻碍了中医学的发展。中华人民共和国成立以后,在党的"中西医并重""中西医结合"等政策支持下,中医学脱离了原来以"个人""家庭"为主的行医模式,建立了各种正规独立的中医医院,各综合性医院中也都成立了中医科、针灸科和推拿科等。医院接诊成为医生主要的行医方式,社会分工进一步专业化,有关医疗的组织、制度逐步发展起来,医生对病人的身心也有了更大的关爱,医生的社会地位也得以巩固,社会角色也趋于成熟。

二、古代医家医患沟通情况

医患沟通是建立在患者就医与医生诊疗关系上的医事活动。中医学在数千年的发展史

笔记栏

中,以整体观念和辨证论治为指导,医生获取病情,做出诊断,继而加以施治,这都是以医生直接接触病人为前提的,因此,古代医家尤其重视医患之间的交流沟通。

1. 医德为先 中医学根源于中国传统文化,在"医乃仁术""德医并重"的价值取向指导下,古代医家历来重视与患者之间建立友好和谐的医患关系,把平等待人,尊重、关爱患者,相互信任,以诚相待等作为医义不容辞的责任与义务,从而明确了医生在医患沟通中应当遵守的基本道德规范。如清代喻昌《医门法律》曰:"医,仁术也,仁人君子,必笃于情。笃于情,则视人犹己,问其所苦,自无不到之处。"传统伦理道德规范对古代医患关系的确立和维系发挥着重要的作用,医家没有旁人监督,也没有公认的法律法规约束,全凭"见彼苦恼,若己有之"的仁爱之心的自律。

2. 行医方式 在以自给自足农耕经济为主体的中国古代,"坐堂"与"游方"是医生行医的主要方式。医生在药店应诊的行医方式,称为"坐堂"。凡有病家延请,即"赴人之急,百里外,中夜叩门,无不应者。既老,犹杖以往"。游方,也称为"走方",医生周游四方,身背药箱,手持串铃,走街串巷为他人治病,没有固定的行医场所,流动性较大。不论是坐堂还是游方,这种个体出诊的行医方式下,医生主动接触病人及家属,与患者有了更多的交流机会,能够全面、真实地获取病情资料,更多地了解患者的基本情况、生活习惯、居处环境、家庭背景等,从而为患者提供个体化的诊治方案。另外,也有利于更多地了解患者及其家属的意愿,并耐心、详尽地将治疗方案向他们进行解释,以争取理解与合作,进而确保治疗得以顺利进行,有利于医患关系融洽。

3. 诊疗技术 望、闻、问、切是中医诊察病情、获取病情资料的主要方法,《难经·六十一难》曰:"望而知之谓之神,闻而知之谓之圣,问而知之谓之工,切脉而知之谓之巧。"四诊合参不仅是中医诊断病证的基本原则,同时也是医患沟通的重要手段。

望诊与闻诊:望诊是医生运用视觉通过观察患者全身神、色、形、态和头面、五官、躯体、四肢等局部表现,舌象及排出物等,以收集病情资料的诊察方法。闻诊是医生运用听觉与嗅觉,辨别患者发声、语言等声音及异常气味,从而获得病情资料的方法。医生在通过望诊、闻诊获取病患信息的同时,所表现出的体态、神态都传达着尊重患者与专注病情的信息,患者从医生望诊的眼神中还可以得到鼓励与同情,这些都为医患之间建立信任与交流关系打下了良好的基础。

问诊:是医生接诊中了解病患信息的重要方法,也是医患沟通中最常用的有效手段。《素问·征四失论》言:"诊病不问其始,忧患饮食之失节,起居之过度,或伤于毒,不先言此,卒持寸口,何病能中。"说明了问诊的重要意义。明代张景岳也认为问诊是"诊病之要领,临证之首务",并在《景岳全书·十问篇》中对问诊的内容及其辨证意义作了详细的阐述。医生对患者主诉、现病史、既往史、家族史、过敏史以及职业情况、生活习惯、居处环境、教育程度、经济情况等进行有序的问答,使医患之间在语言环节上建立了信息沟通渠道,为正确诊断疾病奠定了很好的基础。

切诊:是医生运用手切按患者的脉搏和肌肤、手足、胸腹、腧穴等部位,以诊察脉象和其他部位的状况,从而获取病情资料的方法。医生在脉诊、腹诊、穴位诊断的过程中,与患者的接触时间较长,并且这些方法都会通过触摸患者的皮肤而使患者放松,产生精神上的安心感。这种与患者非语言形式的沟通与交流方式,非常有利于医生与患者建立信任关系,从而有利于医患之间交流。另外,医生在诊察过程中的姿态、神态与洁净、温暖的手指也在向患者传达着尊重与专注的态度。

案例分析

　　引言：中医望、闻、问、切四诊，不仅是中医获取病情资料的重要途径，也是临床医患沟通的主要方法，医生只有熟练地掌握四诊技术，做到诸法参用，才能让患者对医生产生极大的信任感，从而更加有利于医患之间的信息沟通。

朱丹溪治泄一则

　　族叔祖，年七十，禀甚壮，形甚瘦，夏末患泄利至深秋，百方不应。予视之曰：病虽久而神不悴，小便涩少而不赤，两手脉俱涩而颇弦。自言膈微闷，食亦减，因悟曰：此必多年沉积，僻在胃肠。询其平生喜食何物，曰：我喜食鲤鱼，三年无一日缺。予曰：积痰在肺，肺为大肠之脏，宜大肠之本不固也，当与澄其源而流自清。以茱萸、陈皮、青葱、蒌苜根、生姜煎浓汤，和以砂糖，饮一碗许，自以指探喉中。至半时辰，吐痰半升许，如胶，是夜减半。次早又饮，又吐半升而利止。又与平胃散加白术、黄连，旬日而安。

　　分析：本案摘自《格致余论·治病必求其本论》。本案患者年七十，夏末患泄利至深秋，百方不应，朱丹溪望其神，切其脉，问其饮食喜恶，四诊合参；病人则及时给予配合，"自言膈微闷，食亦减"，且"喜食鲤鱼，三年无一日缺"，医患之间建立起一种互相信任的关系，医患之间的沟通更加有效，故能治病求本、效如桴鼓。从这则医案可知，"医乃仁术"，医生精湛的医术是医患有效沟通的前提和基础。

三、中医古代医家戒律名篇

　　中国古代医事法规散见于各种律令之中，并无专门的法律去规范医生的职业行为。但由于中华传统文化对医学的深远影响，尤其是业儒者从医，更将儒家的人文伦理思想融入中医"人命至贵"的生命观，建立了以生命为本位的医德观，对医者的行为加以规范，对整个传统医生群体产生了较强的约束力。其中，许多耳熟能详的医家名篇，更是告诫后来者不仅要有广博的知识、精湛的医术，还要有高尚的医德。

　　1.《黄帝内经》　成书于秦汉时期的《黄帝内经》是我国现存最早的一部医学典籍，它不仅是研究人的生理学、病理学、诊断学、治疗原则和药物学的医学巨著，还是我国传统医德之源，指导着后世医家的言行。其中，《疏五过论》和《征四失论》作为阐述医德的专门篇章，指出医理深奥，医生诊治疾病时应当力避"五过""四失"，遵从"四德"，故"圣人之治病也，必知天地阴阳，四时经纪，五脏六腑，雌雄表里，刺灸砭石，毒药所主。从容人事，以明经道，贵贱贫富，各异品理，问年少长，勇怯之理，审于分部，知病本始，八正九候，诊必副矣。治病之道，气内为宝，循求其理。求之不得，过在表里。守数据治，无失俞理，能行此术，终身不殆。不知俞理，五脏菀熟（热），痈发六腑。诊病不审，是谓失常。谨守此治，与经相明。《上经》《下经》，揆度阴阳，奇恒五中，决以明堂，审于终始，可以横行"。

　　2.《伤寒杂病论·自序》　东汉张仲景作为一代医圣，在学术上将病、脉、证、治结合起来，以"六经"为纲辨伤寒，以脏腑为纲辨杂病，为历代医家树立了典范。同时，他的医德思想也被后人奉为楷模。在仲景所著《伤寒杂病论·自序》中，开篇就对当时的士子只顾追逐名利而不求务实的社会风气加以抨击，言："怪当今居世之士，曾不留神医药，精究方术，上以疗君亲之疾，下以救贫贱之厄，中以保身长全，以养其生。但竞逐荣势，企踵权豪，孜孜汲汲，惟名利是务；崇饰其末，忽弃其本，华其外而悴其内。皮之不存，毛将安附焉？"并对当时一些医生不认真钻研医术，因循守旧，不负责任的恶劣风气给予批判，"观今之医，不念思求经旨,以演其所知;各承家技,终始顺旧。省疾问病,务在口给,相对斯须,便处汤药。按寸不及尺,握手不及足;人迎、趺阳,三部不参;动数发息,不满五十。短期未知,决诊九候。曾无仿佛;明堂阙庭,尽不见察,所谓窥管而已。夫欲视死别生,实为难矣!"仲景所倡导的"勤求古训,博采众方"的治学精神对后医家具有深远的启发意义。

3.《备急千金要方·大医精诚》 唐代孙思邈《备急千金要方》中曾言:"人命至重,有贵千金,一方济之,德逾于此。"书中"大医精诚"篇是我国论述传统医德思想最为著名的文献资料,文中指出,作为一个医生应当做到"精""诚"二字。"精"即医术要精深,必须"博极医源,精勤不倦";"诚"即品德要高尚。作者从"心""体""法"三个方面对医生提出要求,"凡大医治病,必当安神定志,无欲无求,先发大慈恻隐之心,誓愿普救含灵之苦",要心存仁爱之心,对待患者一视同仁。"大医之体,欲得澄神内视,望之俨然,宽裕汪汪,不皎不昧",诊察疾病要认真仔细,安神定志。"为医之法,不得多语调笑,谈谑喧哗,道说是非,议论人物,炫耀声名,訾毁诸医,自矜己德",不可贪图名利,损人利己。这些对于今天从事临床工作的医生仍具有积极的教育意义。

4.《万病回春》 明代龚廷贤《万病回春》中的"医家十要",言简意赅,字斟句酌,乃为后世行医之金玉良言。"一存仁心,乃是良箴;博施济众,惠泽斯深。二通儒道,儒医世宝;道理贵明,群书当考。三精脉理,宜分表里;指下既明,沉疴可起。四识病原,生死敢言;医家至此,始至专门。五知气运,以明岁序;补泻温凉,按时处治。六明经络,认病不错;脏腑洞然,今之扁鹊。七识药性,立方应病;不辨温凉,恐伤性命。八会炮制,火候详细;太过不及,安危所系。九莫嫉妒,因人好恶;天理昭然,速当悔晤。十匆重利,当存仁义;贫富虽殊,药施无二。"

5.《外科正宗·医家五戒十要》 明代陈实功在《外科正宗》中概括的"医家五戒十要"被美国1978年出版的《生命伦理学百科全书》列为世界古典医药道德文献之一。作者就医生的思想修养、言行举止、工作态度、专业知识、为人处世等方面提出了严格要求,建立了较为系统的医德规范体系。

6.《医门法律》 清代喻昌晚年博览群书,在继承传统医德思想的基础上,结合自身的临床经验,撰成医学著作《医门法律》,这是我国第一部全面探讨医德规范的专著。作者认为:"医之为道大矣,医之为任重矣,"然当时医者"浅者售;伪者售;圆滑者售;而以其身命为尝试。医者苦病之毫厘千里,动辄颠踬。方难凭;脉难凭;师传难凭;而以人之身命为尝试"。"医以心之不明,术之不明,习为格套,牢笼病者。"书中援"佛"入"医",借鉴佛教的戒律思想进一步阐述了他的"以律戒医"的医德规范。

四、传统文化对中医医患关系的影响

什么样的文化就会产生什么样的医学,什么样的医学就会产生什么样的医患关系。中医学作为世界医学的重要组成部分,是在中国传统文化的熏陶与影响下,经历了数千年临床实践形成的。在我国几千年的医学发展史中,医患之间整体上一直维持基本和谐的状态。作为中国传统文化重要组成部分的佛教、道教和儒家思想,都对传统医患关系产生了深远的影响。

1. 儒家 儒家思想在中国传统文化中占有重要地位,其核心思想是"仁","仁"字从人从二,集中体现出人与人之间互存、互助、互爱的关系,孔子以"爱人"定义"仁",把"仁"作为最高的道德标准。其中"孝悌"是仁的基础,是仁学思想体系的基本支柱之一,《论语·学而》曰:"孝悌也者,其仁之本与。"古代儒学与中医学几千年来相互融合、相互渗透,儒家所提倡的仁爱和孝道精神,对中医医患关系的影响最为深远。尤其是在汉代董仲舒"罢黜百

家,独尊儒术"之后,儒学成为文化正统,此后医术又被称为"仁术",如《本草纲目》夏良心序曰:"夫医之为道,君子用之以卫生,而推之以济世,故称仁术。"儒生们"不为良相,便为良医",这种"推己及人"的仁爱观念,体现在医患关系上就成为医生对病人的关爱与同情,如唐孙思邈所言"见彼苦恼,若己有之,深心凄怆"。儒学思想对于从医人员在道德方面也有明确的准入要求:"夫医者,非仁爱之士不可托也,非聪明理达不可任也,非廉洁淳良不可信也。"

2. 佛教　佛教自汉代传入中国,对中国文化产生了广泛的影响。佛教传入之时,正是中医理论形成之际,故佛教医学中的一些理论与观念也融入中医理论之中。如佛教医学中"四大说"对中医五行学说起到了丰富、补充作用,在药物、按摩、医疗技艺等方面,佛经中的记载更是不胜枚举,大大丰富了中医药学的内容。另外,佛教提倡"众生平等"的思想,把"慈悲为本""乐善好施"作为道德的出发点和个人的行为准则,对完善与提升医德医风发挥着重要的作用。如孙思邈将这种伦理观引入中医学,提出医生治病应"先发大慈恻隐之心,誓愿普救含灵之苦"。清代喻昌更是将佛门戒律引入医门之中,以律戒医,提倡医德自律,著《医门法律》一书。

3. 道教　道教以"生道合一,长生久视"为基本信仰,追求长生不老,得道成仙,是根植于中国本土的宗教。医道同源,道家思想在理论与实践方面都与中医学相通,有着更为广泛的联系。许多道教人物同时也是著名的中医药学家,如晋代的葛洪、南北朝的陶弘景等。道家认为"人法地、地法天、天法道、道法自然",崇尚自然,主张无为而治,以"气""太极阴阳"等为基础,这种哲学观点和理论对中医的养生学和预防医学都产生了积极的影响。道家以尊"道"重"德"为要义,有着尊重生命、济世救民的人文关怀,葛洪在《抱朴子·内篇》中指出:"为道者以救人危使免祸,护人疾病,令不枉死,为上功也。"

中国传统的医患关系是在多元文化的交汇融合过程中形成的,中国古代的宗教、哲学体系对中国医学伦理思想的形成和发展均有着重要影响。儒家提倡医学的仁爱与孝道精神,道教和佛教也大力宣传行医施药可行善积德,将仁慈、行善视为基本的道德原则。然而儒家传统的重要地位决定了医学伦理价值是以儒家思想为核心,儒道佛互补的建构。尽管在中国医学史上,许多医家提出过诸多伦理准则和规范,但并未形成一个普遍认同的医学伦理准则。

五、中国医患关系类型及中医对医患沟通的理解

1. 中国医患关系类型　自从医学产生和医生作为一种职业形成以来,就存在医生与患者的关系。实际上,医患关系是一种复杂和多层次的人际关系,其性质是由患者的社会地位以及所患疾病、对医疗服务的需求程度和医生的社会地位及医术状况等方面来决定的,尤其是医患双方的社会地位起着主要的作用。根据医患之间不同的情况,中国医患关系的模式可大致分为以下几种类型:

(1) 父子型:中国传统家国一体和伦理本位的社会模式,决定了父爱主义思想在数千年的传统医学中占据着医疗行为的主导地位。如《孟子·尽心上》"亲亲仁也;敬长,义也",受儒家"仁"学的影响,"父子君臣"的等级思想也渗入医患关系。父子型的医患关系要求"医者父母心",一方面为医者须怀着父母疼爱孩子般的心去关爱患者,正如喻昌《医门法律·问病论》所言"仁人君子,必笃于情",另一方面,也赋予了医者父母般的权力,医患之间是以医生为中心的"主动-被动"型模式。

(2) 平等型:平等型医患关系是建立在医患双方平等自愿的基础上,医生与患者为了治愈疾病这一共同目标,互相信任、配合,平等交往。中国古代医生常常一心只为患者治病,不

笔记栏

怀私心,患者对医生充满感激与感恩。如《医门法律》中记载:"古人闭户塞牖,系之病者,数问其情,以从其意,诚以得其欢心。则问者不觉烦,病者不觉厌,庶可详求本末,而治无误也。"医者重视患者的隐私,以平等的姿态,获取患者的信息,建立起一种平等的医患关系。

(3)共同参与型:共同参与型医患关系是医患双方具有大体相同的主动性,双方相互配合,共同参与医疗决定和实施。当代的中国医患关系主要是医患共同参与型的互动伙伴关系,这就决定了医生应该更加重视医患关系,更加重视医患沟通在诊断、治疗与预防保健中的作用。

2. 中医对医患沟通的理解　在中国传统文化背景以及中医学丰富的人文精神与整体观念、辨证论治思想指导下,中医医患沟通除了一般医患沟通的作用与特点外,还具有很多自己独特的理解,主要表现在以下几个方面:

(1)整体观念:整体观念是中医学理论体系的指导思想,认为人体自身首先是一个有机的整体,组成人体的各个部分在结构和功能上紧密联系,各个脏腑器官之间相互作用、相互影响,不可分割。整体观念还认为人体与外界也是一个有机整体,相互协调、相互为用。同理,医患双方也紧密相连,融为一体,互相联系,互相影响,二者结成统一整体,共同抗御疾病,并贯穿于整个医疗过程的始终。若将二者割裂开来甚至对立起来,医患关系就会出现问题。这种在医患沟通过程中,沟通双方互为沟通主体和客体的沟通方式称为双向医患沟通,这是在新型医学模式下提倡的最好医患沟通模式。

(2)阴阳平衡:阴阳的对立统一是天地万物运动变化的根本规律,《周易》曰:"一阴一阳之谓道。"《黄帝内经》云:"阴平阳秘,精神乃治。"中医特别强调人体阴阳双方以对立制约和互根互用为基础,在一定限度内消长和在一定条件下转化的运动变化,以维持阴阳平衡状态。医患矛盾双方犹如一阴一阳,二者之间既互根互用,又对立制约,如此维持医患关系的动态平衡,医患关系才会和谐而不至于出现问题。要构建和谐的医患关系,必须以医方为主导,医患双方各自发挥自己应有的作用。医方要以高尚的医德,精湛的医术,周到的服务,优雅的环境来营造一个良好的就医氛围,为患者提供一整套高质量的医疗服务。患方也应提高自身综合素质,特别是健康素养,并积极预防疾病,配合医方诊治疾病。

(3)因人制宜:因人制宜是根据患者的年龄、性别、体质、生活习惯等不同特点,制定适宜治法的原则。中医特别强调,人与自然和社会环境息息相关,凡与人相关的事物都可以成为致病因素,所以无论养生还是治病,均是一人一策,其充分体现了"以人为本"的思想。中医这种治病思想用来改善医患关系同样适用。正如世界上没有两片完全相同的叶子,同样也没有两个完全相同的患者。那种千篇一律一刀切,缺乏人文关怀,把患者当机器,只看病不看人,缺乏人文关怀的医疗方式,常常使医患双方矛盾激化,造成医患关系紧张的局面。因此,中医"因人制宜"的原则就十分适合时代的发展和患者的需求,坚持做到以人为本,因人而异,尊重患者,尽量满足其各种合理需求,让患者痛苦而来,满意而归,这对构建和谐医患关系至关重要。

第四节　学习医患沟通学的必要性与意义

一、医患沟通学是医学高等教育体系的组成部分

随着现代医学疾病谱、死因谱的改变,医学模式从生物医学模式逐渐转变为生物 - 心理 - 社会医学模式,这种转变对医学教育提出了新的要求,医务人员需具备适应新的医学模

式下的知识结构和专业素养。医患沟通教育在一定程度上将弥补医学教育中人文知识和实践应用能力培养的不足,在医疗的现实环境中进行教育教学,填补医学技术与人文实践相结合课程的空白,这既符合教育规律,也符合医学的经验性特征,有助于培养创新型、复合型的医学人才。

二、学好医患沟通学是构建和谐医患关系的有效途径

医患沟通是日常医疗服务工作中不可或缺的重要环节。为达到科学的治疗和满意的效果,除了考虑患者本身及其所处的社会环境因素外,还需考虑卫生健康制度和医务人员的影响。良好的医患沟通可以让医生全面了解患者病情,保证医生所掌握病情的全面性与准确性,以及治疗手段的科学性,这有助于正确诊断和合理治疗,是医学科学发展的基本前提。因此,良好的沟通,对于缓解医患矛盾、减少医疗纠纷、构建和谐医患关系具有重要的现实意义。

三、学好医患沟通学是促进医疗安全管理的重要措施

从医患关系的权利与义务出发,医务人员应针对病情、治疗方案作出解释和说明,在得到患者及其家属的同意后施行诊疗行为,在与患者的沟通过程中,能够促进医疗安全管理质量,提高医务人员风险意识、证据意识和安全意识。同时,提高医务人员的服务意识和"以患者为中心"的服务理念,使其具备良好的职业素养,可不断提高医疗服务质量。

四、学好医患沟通学是奠定继续医学教育的重要基础

医学科学的人文性、经验性和实践性决定了医学教育不可能一次性完成,它必须是终身的教育,继续医学教育制度是医生终身教育的基本保证。但目前继续医学教育的内容仍然注重医疗业务范围,忽视了医学人文教育。医患沟通教育综合了医学与人文,它成为继续医学教育的重要内容是顺理成章和大势所趋的。

知识链接

医学教育的目标

医学教育的目标是培养促进全体人民健康的医生。病人理应指望把医生培养成一个专心的倾听者、仔细的观察者、敏锐的交谈者和有效的临床医师,而不再满足于仅仅治疗某些疾病。
——世界医学教育联合会 (World Federation for Medical Education, WFME) 1988 年,英国爱丁堡

（王文妲 杜彩凤 徐 凯）

复习思考题

1. 简述不同医学模式下医患沟通的特点。
2. 联系实际,简述医患沟通在构建和谐社会中的作用。

0102

扫一扫
测一测

PPT 课件

第二章
医患沟通主要理论基础

学习目标

知识目标:学习心理学、伦理学和法律相关知识,包括医患关系中的心理、伦理和法律问题;学习人际关系的形成和发展过程、人际关系的理论和人际关系改善的常用方法。

能力目标:能够分析医患关系中的心理、伦理和法律问题,并提出合理解决方案;能够评价人际关系的形成和发展过程,并根据不同情境采取相应的交往方式;能够运用人际关系的理论与技巧来改善自身的交往能力。

素质目标:具备较高的心理素质、道德素养和法律意识;具备友善、平等、尊重他人和有效沟通的良好人际交往素质;具备自我认知、情感调控、自我管理的个人品质;具备以人为本、敬佑生命的医学职业精神和医学人文素养。

第一节 医患沟通的心理学基础

一、需要理论

(一)需要的定义

需要是有机体内部的一种不平衡状态,表现为有机体对内外环境的欲求。与一切思想上、意识上的因素一样,需要是客观要求的反映,有其物质性和生理性基础。

人的每种需要一般都包含两种成分:一种是定性的、方向性的成分。它反映了需要对特定目标的指向性,所指向的目标又可称为诱导因素,它是能使一定的需要获得满足的外在事物或条件。另一种是定量的、活性的成分,它代表着指向特定目标的意愿的强烈程度。人类的需要,除了极少数具有先天性、本能性和无意识的固有倾向,大多数都是后天性的,是由外界环境诱发的,从实践和学习中领悟来的。需要虽然是客观上存在的某种要求的反映,但并非完全消极被动的,而是人与客观环境之间相互作用和交往过程的产物。正如马克思所说"需要的数量和满足这些需要的方式,在很大程度上取决于社会文明状况,这就是说,它们本身就是历史的产物"。

(二)需要的分类

人的需要是丰富多彩、多种多样的。随着社会文明的发展,人的需要的层次、种类会越来越多,越来越复杂。多种多样的需要互相联系,构成了一个庞大的需要系统,以下从不同的角度对需要进行分类。

1. 自然需要和社会需要　根据需要的起源,可以将需要分为自然需要和社会需要。

(1)自然需要:自然需要与维持个体生存与种族繁衍相联系,是一种本能的需要。例如,摄食、运动、休息、睡眠、排泄等需要就是人的自然需要。在马克思的著作中,有时也把这一需要称为直接需要。自然需要是人和动物都有的一类需要,但人和动物自然需要的具体内容不同,满足需要的手段也不一样。人生活在社会中,自然需要不但可以通过自然界的物体得到满足,还可以通过使用社会的产品得到满足。例如,人需要防寒避暑,这种需要就可以使用暖气和空调等现代技术手段来满足。人与动物自然需要的本质不同在于,人的自然需要受社会生活条件的制约。

(2)社会需要:社会需要与个体的社会生活相联系,是后天习得的需要。例如,人对劳动、交往、学习、审美、威信、道德等的需要属于社会需要。社会需要是人类所特有的一类需要。它常常是从社会要求转化而来的。人们在社会生活中,社会不断向个体提出各种要求,当个体认识到接受这些要求的必要性时,社会的要求就会转化为个体的需要。社会需要反映了人类社会的要求,对维系人类社会生活、推动社会进步有重要的作用。例如,劳动的需要表现为热爱劳动,向往劳动。如果暂时丧失了劳动机会,就会感到不安和难受。在我们的社会里,劳动不仅是为了个人生活,也是为了社会的公共福利,劳动使人们获得幸福、欢乐和光荣。交往的需要表现为不愿意被孤立、被隔离,需要友谊,需要爱情,需要别人的关心,需要别人的认可和接受,需要别人的支持和合作等。只有当这种需要得到满足时,才能增强一个人的安全感。

2. 物质需要和精神需要　按照需要对象的性质,可以将需要分为物质需要和精神需要。

(1)物质需要:物质需要是以物的使用价值来满足人的需要。这里所说的物,不仅包括解决人们衣、食、住、行的各种物品,也包括大自然赋予我们的得以维持生命的物质,例如空气、阳光等。在物质需要中,既包括自然需要,又包括社会需要。随着社会的进步和社会生产力的发展,人的物质需要不断地发展起来。在现代社会,人类的物质需要越来越多地通过人化的自然物来得到满足,而不简单地局限于对纯自然物的需要。

(2)精神需要:精神需要是人对通过物质所派生出来精神产品的直接依赖而产生的需要,是通过人与物、人与人之间的联系,以及人的各种活动而形成的情感或某种心理状态来满足的需要,主要是指对艺术和美的享受的需要、探求文化科学知识和真理的需要、创造发明的需要等。这是人所特有的需要,是人的需要与动物的需要的重要区别。

物质需要和精神需要密不可分地联系在一起,是相互影响、相互促进的。物质需要是精神需要的基础,为了满足精神需要,必然要有相应的物质基础。例如,为了满足求知的精神需要就离不开对书、笔等学习工具的物质需要。只有在基本的物质需要得到一定程度的满足之后,才会产生一定的精神需要。物质需要的满足和发展又会促使新的精神需要产生,精神需要的满足和发展也刺激物质需要的发展。例如,人们欣赏歌舞音乐、陶冶情操是精神需要,这就产生了对歌舞剧院、电脑、手机等的物质需求。

(三)需要的特征

人的需要具有以下几个特征:

1. 需要具有对象性　需要总是与一定的对象相联系,总是指向客观现实中所能提供的对象,不存在没有对象的需要。离开对具体事物和对象的需要,就无从了解、掌握和研究人的需要。一般而言,需要越强烈,指向越单一,对象也就越明确;而对象越醒目,对需要的刺激就越深,人的行为效率就可能越高。

2. 需要具有多样性　人的生命活动是积极的、主动的、全面的和多样性的,所以人的需要对象也是复杂多样的。根据需要的起源,可把需要分为自然性需要和社会性需要;根据需要对象的性质,可以将需要分为物质需要和精神需要。随着社会生产力的发展,需要变得越来越复杂,除了不断增长的物质需要,还产生了多种多样的精神需要。

3. 需要具有阶段性 人的需要是随着年龄、时期的不同而发展变化的。也就是说个体在发展的不同时期,需要的特点也不同。例如,婴幼儿主要是生理需要,即需要吃、喝、睡;少年时代开始发展到对知识、安全的需要;到青年时期又发展到对恋爱、婚姻的需要;到成年时,又发展到对名誉、地位、尊重的需要等。

4. 需要具有可控性 需要的这种可控制性表现为多种需要之间的相互竞争和相互制约。现实中人们可能同时产生多种需要,但由于种种条件的限制,并不是所有的需要都能在同一时间得到满足。其结果往往是当时最强烈渴望得到满足的主导需要首先支配人的行为。所以,人能克制某些需要,甚至能暂时抑制某些需要。

5. 需要具有可变性 人的需要的发展是随着经济的发展、生产力水平的提高、社会关系的发展而发展变化的。一个人在不同的成长和发展阶段,在不同的环境中会产生不同的需要。需要的可变性,不仅表现在内容的变化上,还表现在量的变化上。

6. 需要具有紧张性 需要是个体在生活中感到某种欠缺而形成的某种心理状态。当某种需要产生后,总会形成一种紧张感与不适感,甚至烦躁。如学生因渴求在竞赛场上获得成功而感到焦虑不安、心烦等都是这种紧张的表现。

(四) 需要的理论

关于需要的理论有很多,这些理论解释了需要是怎么产生的,有哪些类型,需要对人的行为、活动有何影响等。目前被认可的需要理论有:默里的显性需要与隐性需要理论、马斯洛的需要层次理论、奥尔德弗的 ERG 理论、麦克利兰的成就需要理论、赫茨伯格的双因素理论。下面择其主要者加以介绍。

1. 马斯洛的需要层次理论 1943 年,美国心理学家马斯洛(Abraham Maslow)出版了《人类激励理论》,首次提出了需要层次理论,随后不断发展完善。目前,该理论已经成为比较有影响的需要的理论。马斯洛认为,人的需要是有层次的,按照它们的重要程度和发生顺序,呈梯形状态由低级向高级发展。人的需要主要包括:生理需要、安全需要、社会需要、自尊需要和自我实现的需要。需要总是由低到高逐步上升。通常情况下,当低级的需要获得满足以后,就失去了对行为的刺激作用,这时追求更高一级的需要就成为驱使行为的动力。由于个人的动机结构发展情况不同,这五种需要在个体内所形成的优势动机也不相同。当人们进入高级的精神需要阶段以后,往往会降低对低级需要的要求。当然,这并不是说当需要发展到高层次之后,低层次的需要就消失了,很多时候低层次的需要仍将继续存在。为了更好地促进医患双方的有效沟通,了解人的需要和需要层次是必要且必需的。

马斯洛提出的五个需要层次,具体说明如下:

(1)生理需要:生理需要是人最原始、最基本的需要,它包括衣、食、住、行和性等方面的生理要求,是人类赖以生存和繁衍的基本需要,这类需要如果不能满足,人类就不能生存。

(2)安全需要:当一个人的生理需要获得满足以后,就希望满足安全需要。例如,人们要求摆脱失业的威胁,解除对年老、生病、职业危害、意外事故等的担心,以及希望摆脱严酷的监督和避免不公正的待遇等。

(3)社会需要:社会需要主要包括社交的需要、归属的需要以及对情感和爱的需要。社会需要也叫联系动机,是说一个人在前面两种需要基本满足之后,社会需要便开始成为强烈的动机。

(4)尊重需要:尊重的需要,即自尊和受人尊重的需要。例如,人们总是对个人的名誉、地位、人格、成就和利益抱有一定的欲望,并希望得到社会的承认和尊重。这类需要主要可以分为两个方面:①内部需要,就是个体在各种不同的情境下,总是希望自己有实力、能独立自主,对自己的知识、能力和成就充满自豪和自信;②外部需要,就是一个人希望自己有权力、地位和威望,希望被别人和社会看得起,能够受到别人的尊重、信赖和高度评价。马斯洛认为,尊重需要得到满足,能使人对自己充满信心,对社会满腔热情,体会到自己生活在世界上的用处和价值。

(5)自我实现的需要:自我实现的需要也叫自我成就需要。它是指一个人希望充分发挥个人的潜力,实现个人的理想和抱负。这是一种高级的精神需要,这种需要可以分为两个方面:①胜任感,表现为人总是希望干称职的工作,喜欢带有挑战性的工作,把工作当成一种创造性活动,为出色地完成任务而废寝忘食地工作;②成就感,表现为希望进行创造性的活动并取得成功。

关于马斯洛理论的价值,目前国内外尚有各种不同的说法。我们认为,绝对肯定或绝对否定都是不恰当的,因为这个理论既有其积极因素,也有其消极因素。

(1)积极因素:马斯洛理论的基础是人本主义心理学,认为人的内在力量不同于动物的本能,人要求内在价值和内在潜能的实现乃是人的本性,人的行为是受意识支配的,人的行为是有目的性和创造性的。马斯洛提出人的需要有一个从低级向高级发展的过程,这在某种程度上是符合人类需要发展一般规律的。一个人从出生到成年,其需要的发展过程,基本上是按照马斯洛提出的需要层次进行的。当然,关于自我实现是否能作为每个人的最高需要,目前尚有争议,但他提出的需要是由低级向高级发展的趋势是无可置疑的。他指出了人在每一个时期,都有一种需要占主导地位,而其他需要处于从属地位,这一点对于管理工作具有启发意义。

(2)消极因素:马斯洛理论过分地强调了遗传在人的发展中的作用,认为人的价值就是一种先天的潜能,而人的自我实现就是这种先天潜能的自然成熟过程,社会的影响反而束缚了一个人的自我实现。这种观点,过分强调了遗传的影响,忽视了社会生活条件对先天潜能的制约作用。需要层次理论带有一定的机械主义色彩。一方面,提出了人类需要发展的一般趋势;另一方面,又在一定程度上,把这种需要层次看成是固定的程序,看成是一种机械的上升运动,忽视了人的主观能动性,忽视了通过思想教育可以改变需要层次的主次关系。马斯洛理论只注意了一个人各种需要之间存在的纵向联系,忽视了一个人在同一时间内往往存在多种需要,而这些需要又会互相矛盾,进而导致动机的斗争。

2. 奥尔德弗的生存、关系、成长理论　美国心理学家奥尔德弗(Clayton Alderfer),在大量调查研究的基础上,提出一个人的需要可以分为以下三种:存在(existence)需要、关系(relatedness)需要和成长(growth)需要。奥尔德弗把这三种基本需要称为"生存、关系、成长理论",简称为 ERG 理论。

(1)生存的需要:是指人在衣、食、住、行等物质方面的需要,是人们最基本的需要。这种需要包括了马斯洛的生理需要和安全需要,它只能通过金钱和物质才能满足。

(2)关系的需要:即要求与人们交往及维持人与人之间和谐关系的愿望。它包括马斯洛的社会需要和部分尊重需要。

(3)成长的需要:即人们要求在事业、前途等方面得到发展的内在愿望。它包括马斯洛的部分尊重需要和自我实现的需要。

奥尔德弗认为,作为一个管理者,应该了解员工的真实需要。因为不同的需要会导致员工不同的工作行为,进而决定他们不同的工作结果,而这些结果,可能满足他们的需要,也可能满足不了他们的需要。管理人员要想控制员工的工作行为,必须在了解员工真实需要的基础上,通过控制员工的工作结果,让员工获得能满足需要的报酬,来达到控制员工行为的目的。

3. 麦克利兰的成就需要理论 20 世纪 50 年代,美国心理学家戴维·麦克利兰(David McClelland),通过心理投射的方法对人的成就动机进行了大量的研究,并在此基础上提出,在一个组织中,人们最重要的需要是成就需要,其次是权力需要和合群需要。

(1)成就需要:麦克利兰认为,成就欲望很高的人认为成就比报酬更重要。他发现,具有强烈成就需要的人,往往明显地表现出以下三个特点:

第一,喜欢接受挑战性的任务,希望独立地完成工作。如果不是靠自己的能力独立地解决某一问题,或是在解决问题时碰巧得到了外界的帮助,都会感到不满足。因此,组织在安排这些人的工作时,要注意提供能够满足他们成就需要的工作环境,给予挑战性的工作,并让他们有一定的自主权。

第二,总是具有明确的行动目标,并富有一定的冒险精神。这种人对成功有一种强烈的要求,同样也非常担心失败。他们愿意接受挑战,为自己树立一定难度的目标。一件事情成功概率在 50% 的时候,他们干得最好。工作过分容易或难度太大,或任务成功的概率很小,都会使他们的成就感得不到满足。

第三,希望个人负责解决问题,并经常注意对自己工作成就的反馈。如果他们能够从上级那里得到嘉奖、晋级、增加工资,就会有一种莫大的成就感。

(2)权力需要:权力需要就是影响和控制别人的愿望。这种愿望强的人,喜欢"负责",追求社会地位,追求对别人的影响,喜欢使别人的行动合乎自己的愿望。权力欲又称为操纵欲。这种人希望支配别人和受到社会的尊重,较少关心别人的有效行为。

(3)合群需要:合群需要即为一种相互交往、相互支持、相互尊重的欲望。这种人以自己作为群体的一员而感到满足。富有理智的人往往追求人与人之间的友谊和信赖。

麦克利兰认为,了解和掌握这三种需要,对于管理人员的培养、使用和提拔均具有重要意义。高明的领导者,要善于培养具有高成就感的人才,这种人才对于企业、国家都有重要作用。一个企业拥有这样的人才越多,它的发展就越快,利润就越多。一个国家拥有这样的人越多,就越兴旺发达。

(五) 医务人员的需要

1. 人身安全的需要 近年来,患者或患者家属与医务人员发生肢体冲突,甚至暴力伤害医务人员的事件时有发生,这让医务人员感到人身安全得不到保障,医务人员的积极性也受到严重打击,这需要引起社会的高度重视。有些医务人员由于感到心理压力太大辞职,甚至自杀,医务人员保护不了自己,如何服务他人? 最终损害的还是群众的利益。医疗服务中最重要的是医务人员提供的个人服务,受个体影响较大,如果医务人员人人自危,就不能提供很好的服务,也就不能对患者进行用心的诊治。

2. 理解与尊重的需要 医务人员需要获得患者和家属及社会的理解与尊重。医务人员每天工作的对象是患者及其家属,为了诊疗工作更有效更顺利,需要患者和家属尊重医务人员的人格和工作,并与医务人员密切合作,共同战胜疾病。医生理解患者希望进了医院就能把病治好的心情,但事实并不一定如此。很多医学难题目前仍在攻克中,患者应该了解和理解,并积极配合医务人员的治疗。自古以来,医生们就认识到患者的健康与生存依赖于医生与患者之间的合作努力。患者与医生共同承担起患者自身卫生健康的责任。患者及时反映自己的医疗问题,提供自身的医疗信息,提醒医生注意治疗并发挥其最大的才干。这种与医生一起建立起来的互相信任、合作的医患关系,对患者才是最大的利益。

3. 提高经济收入的需要 医院要发展,医务人员的收入要改善都需要经济的支持。在现代社会生活中,任何人都希望不断增加收入,提高生活水平,医务人员也不例外。分析原因有二:一是社会心理。自古至今,国内和国外医务人员的社会地位与收入水平一般成正比,在各行业中都属较高一类。二是价值回报心理。医务人员的劳动是脑力和体力综合应用的过程,属高技术、高付出(学习与成熟周期长并且成本高、工作辛苦)、高风险(精神压力大)的职业,需要通过合理的经济收入以吸引社会中的精英来加入医务人员行列,否则医疗治疗水平低下将可能造成社会效益低下,从而造成更大的经济损失。

4. 实现自我的需要　成功诊疗患者是医务人员价值的体现。大多数医务人员都需要通过治疗疾病来证明自己的能力,实现自我满足。医学的特征是实践性、经验性和循证性。医学伴随着人类的进化、社会的进步和自然的演变而不断发展。因此,医学需要终身学习和实践探索,医务人员在从业过程中需要不断提高业务水平,更大程度上解决患者的疾患,更好地服务社会。

"以医疗技术和综合能力为病人解除病痛、维护健康,为社会的文明、安康承担责任,具有较高的社会地位和自身价值。"医务人员群体都本着这样的价值观进行职业活动,这是他们的精神动力。所以,医务人员自我实现,即个人成就的需要是他们高层次需要中最重要的。显然,医务人员的这种需要是积极进取、健康向上的,与社会价值观高度一致。

📖 知识链接

期 望 理 论

期望理论(expectancy theory),又称作"效价 - 手段 - 期望理论",北美著名心理学家和行为科学家维克托·弗鲁姆(Victor Vroom)于 1964 年在《工作与激励》中提出来的激励理论。期望理论是以三个因素反映需要与目标之间的关系的,要激励员工,就必须让员工明确:①工作能提供给他们真正需要的东西;②他们欲求的东西是和绩效联系在一起的;③只要努力工作就能提高他们的绩效。激励(motivation)取决于行动结果的价值评价(即"效价"valence)和其对应的期望值(expectancy)的乘积:$M=V·E$。期望效果的偏好影响,也受这些结果可能实现的程度影响。

(六) 患者及其家属的需要

1. 维护生命、恢复健康的需要　人患病后,疾病或损伤直接威胁到生命安全,安全需要就成为患者的第一需要。"病来如山倒,病去如抽丝",战胜伤病是一个过程,患者特别需要医务人员的积极治疗。言语上的鼓励对于脆弱的患者同样具有治疗作用,正如医学之父希波克拉底所言,医者有"三大法宝",分别是语言、药物和手术刀。语言是三者中最重要的,医者一句鼓励的话,可以使患者转忧为喜,精神倍增,病情立见起色。

2. 对病情知晓的需要　对于患者及其家属来说,不知晓伤病相关的准确信息是让人非常担忧和焦虑的。因此,患者和家属非常迫切地需要知道伤病的诊断结论、治疗方案、预后结果、康复指导、医疗费用等详实信息,以做好充分的心理和相关准备。及时、准确地告知患者和家属这些信息,既是对患者知情同意权的尊重,也有利于医疗工作,避免医患纠纷。

3. 保守隐私的需要　患者由于诊疗疾病的需要,在向医务人员诉说病情的同时,有时要说出躯体的秘密、心灵的痛苦包括隐私,医务人员应该珍惜这份信任,尊重患者人格,遵守职业操守,承诺为患者保守秘密。对于患者暂时不愿透露与医疗密切相关的隐私,医生应耐心等待、劝导。至于与医疗无关或关系不大的隐私,医生不能随便干预,不可出于好奇而去探问。

4. 尊重和关爱的需要　一个现实社会的人,对尊重的需要始终是强烈的,这是他人生价值最重要的体现。人患病后,在身体上、心理上,特别是社会形象上,人的价值意识都有严重受挫的感觉,本能地有维护尊重的需要。因此,患者既需要来自亲友和同事的尊重,还需要来自医务人员的尊重,后者尊重的意义更大,这是医患建立合作信任关系的前提和基础。

身体的伤病往往伴随着心理的脆弱或异常,患者从原本自主自立的强势状态跌入身不由己的弱势中,特别需要获得亲友和别人的体贴、同情及关心,还需要在医院有归属感,渴望得到医护人员和病友的认同、友谊及情感,建立融洽的人际关系,以更好地诊治伤病,患者对这些心理需要相当敏感。

随着社会的进步,人在不断丰富的需要中强化了健康生存需要。患者和家属已不满足医生仅仅一般治愈或控制疾病,而是需要愈后能够高质量地生活,能参加社会交往和活动,或能显著减轻疾病造成的痛苦等,要求医务人员把治疗、预防、康复及保健有机地结合起来。

5. 合理医疗支出的需要　医疗行为具有一定的消费性和选择性,同时还有很强的专业性。同样一种疾病,可能因为种种原因产生的医疗费用相差甚多。患者需要能够在医务人员的指导和帮助下,根据自身伤病情况、经济能力、预后等因素进行综合判断,做出适合自己的选择,支付合理的医疗费用,减少不必要的开支,节约社会资源。

二、相关心理学知识

(一) 心理学概述

心理学是研究人和动物心理现象发生、发展和活动规律的一门科学。目的在于揭示心理现象发生、发展的客观规律,用以指导人们的实践活动。心理现象的产生既有赖于机体尤其是大脑的生理生化为基础,又受到社会环境、社会条件的影响。心理现象是心理活动的表现形式,一般把心理现象分为心理过程和人格两个统一的不可分割的方面。

心理学就其学科性质而言,既有自然科学性质,又具有人文、社会学科性质,是一门中间科学或者边缘科学。如果将心理活动及行为特点应用于不同的领域、不同的专业,就产生了各种不同类别的应用学科。属于基础学科的有普通心理学、发展心理学、生理心理学、社会心理学等;属于应用学科的有教育心理学、医学心理学、消费心理学、军事心理学等。

医学心理学是医学和心理学相结合的一门交叉学科,是将心理学的理论、方法和技术应用于医学领域,研究心理现象与健康、疾病关系的学科。它不仅研究心理社会因素在健康和疾病中的作用,也解决医学领域中有关健康和疾病的心理与行为问题。医学心理学研究和服务的对象是人,人是既有躯体生理活动,又有复杂心理活动的统一体。人的心身活动始终是相互作用、相互制约、相互影响的,所以人类的健康与疾病是个体的生理现象和心理现象共同活动的结果。医学心理学研究医学中的心理或行为问题,包括各类患者的心理和行为特点,各种疾病或疾病不同阶段的心理和行为变化等。

(二) 心理过程

心理过程是指人心理活动的发生、发展的过程。具体地说,是指在客观事物的作用下,在一定的时间内,大脑反映客观现实的过程,包括认知过程、情绪情感和意志过程。它们之间不是彼此孤立的,而是相互联系、相互渗透、相互制约的。人们通过对客观事物的认识而产生了态度体验并引发了相应的意志行为,与此同时,人们的感情和意志也将使认知活动得到进一步的深化。

1. 认知过程　认知过程是人对客观世界的认识和察觉,是人脑对客观事物的反映和把感知到的、变化着的信息进行加工的过程。包括感觉、知觉、记忆、思维、想象、注意等心理活动。

（1）感觉：感觉是人脑对直接作用于感觉器官的客观事物个别属性的反映,我们对客观事物的认识往往是从事物的个别属性开始的。如:我们面前放一个苹果,它红色、圆形、清香、脆甜的属性,作用于人的眼睛、鼻子、舌头等感觉器官,可以产生视觉、嗅觉、味觉。另外,通过人体内部感觉,还可以了解自身的状态,如身体的平衡、疼痛、饥饿等。感觉是最简单的心理活动,是对客观世界认识的开始,它为一切认识提供了原始材料,是较高级、较复杂的心理现象产生的基础。感觉也是人们正常生存的基础,著名的"感觉剥夺"实验证明了这一点。由此可见,如果没有刺激,没有感觉,人不仅不能进行正常的认识活动,而且正常的生理功能也会受到破坏。

（2）知觉：知觉是人脑对直接作用于感觉器官的客观事物整体属性的反映。仍以苹果为例,我们既可以看到苹果的颜色和形状,同时又可以闻到它的气味,尝到它的滋味,所以我们头脑中形成一个苹果的整体形象。这个整体形象是它的个别属性相互联系,综合地反映在大脑中所形成的,这就是知觉。知觉是建立在感觉基础之上的,离开了事物对感官的直接作用,没有感觉,也不会有知觉。知觉活动包含了觉察、分辨和确认三个主要功能。通过觉察,发现事物的存在;通过分辨,把不同事物区别开来;通过确认,将已有的知识和经验与当前获得的信息,得出知觉对象的总体印象,并把它归纳到某一具体范畴之中。如接触到不同的患者,可将他们区分成多种类型:易沟通型患者、刁蛮型患者、理智型患者和情绪型患者等,这些都是知觉。

（3）记忆：记忆是过去的经验在头脑中的反映。所谓过去的经验是指过去对事物的感知,对问题的思考,对某个事件引起的情绪体验,以及进行过的动作操作。这些经验以印象的形式储存在大脑中,在一定条件下,又可以从大脑中提取出来,这个过程就是记忆。所以,记忆不像感、知觉那样反映当前作用于感觉器官的事物,而是对过去经验的反映。

（4）思维：思维是人脑对客观事物间接的、概括的反映。思维和感觉、知觉、记忆一样,都是人脑对客观现实的反映。但思维是通过间接的、概括的方式,反映的是事物的本质属性、内在联系和发展规律,是认识过程中的高级形式。思维主要的特征是间接性和概括性。①思维的间接性,是指人脑对客观事物的反映不是直接的,而是借助于其他事物或已有的经验为媒介,来认识那些没有被直接感知或不可能被直接感知的事物。如,医生通过"望、闻、问、切"的观察和各种临床检验指标来确诊疾病,物理学家通过实验认识到原子核的内部结构,天文学家根据天体运行规律精确预报发生月食或日食的时间;②思维的概括性,是指在大量感性材料的基础上,把一类事物共同的、本质的特征和事物的内在联系、规律抽取出来加以概括。如,在临床上,红、肿、热、痛是炎症典型的表现。正是因为思维具有间接性和概括性,人的思维才能超出感性认识范围,才能认识事物的内在规律。

（5）意识：意识是在觉醒状态下的觉知,它既包括对外界事物的觉知（看到美丽的风景,听到优美的音乐）,也包括对自身内部状态的觉知（感到饥饿、眩晕、疼痛）。意识具有重要的心理功能,它对人的身心系统起着统合、管理和调节的作用。由于意识的调节作用,我们的心理活动得以集中、有效。也可以利用过去的经验,对现在输入的信息做出最佳的判断和解释,从而指导行为,使人能更好地适应环境。

（6）注意：注意是心理活动或意识活动对一定对象的指向和集中。①指向性,由于感觉器官容量的限制,心理活动不能同时指向所有作用于感觉器官的对象,而只能选择某些对象,舍弃另一些对象;②集中性,是指心理活动能全神贯注地聚焦在所选择的对象上,使被反映的对象更清晰和更完善。当人们的注意集中于某一事物或活动时,经常出现对无关事物"视而不见""听而不闻""食而无味"等现象。如,外科医生在做手术时,也会出现类似的现象,医生的注意力高度集中在病患部位和手术动作上,其他的事物都被排除在外。

2. 情绪情感过程　喜、怒、哀、乐,人皆有之。在日常生活中,我们时而欣喜若狂,时而暴跳如雷,时而悲伤忧愁,时而焦躁抑郁,时而惊恐不安,这些复杂丰富的情绪情感,使我们的生活丰富多彩。从人体的健康活动而言,这些情绪情感的活动也会给人的身心健康带来影响。古代《黄帝内经》中就有"喜伤心""怒伤肝""思伤脾""恐伤肾"的描述,中医"内伤七情"学说把情绪因素列为疾病的内因,医学心理学的研究也证明了情绪具有致病作用。

3. 意志过程　即有意识地确立目的、调节和支配行动,并通过克服困难和挫折,实现预定目的的心理过程。受意志支配的行动叫意志行动。意志行动的过程包括对行为目的的确立和对行动计划的制订,以及采取保证达到目的的行动两个阶段,即准备阶段和执行决定阶段。在准备阶段,个体在确立目标的过程中,往往会遇到动机的冲突,因为人想要达到的目的有时并不只是一个,所谓"鱼和熊掌不可兼得"就是一种动机冲突。而在执行阶段,个体既要坚定地执行既定的计划,又要克制那些妨碍达到既定目标的动机和行动,还要不断地审视自己的计划,及时修正不适合形势发展要求的计划,以保证实现既定目标。

(三) 人格

人格是各种心理特性的总和,也是各种心理特性的一个相对稳定的组织结构。在不同的时间和不同的地点,它都影响着一个人的思想、情感和行为,使他具有区别于他人的、独特的心理品质。

1. 人格的特征　主要表现在以下四个方面:

(1)独特性:个体的人格是在遗传、环境、教育等因素的交互作用下形成的。每个人都有不同的遗传素质,又是在不同的环境条件下发育成长起来的,因此每个人都有自己独特的心理特点,这就构成了人格的独特性。即使同胞兄弟、孪生姐妹的心理及面貌也不可能完全相同。从这个意义上讲,世界上的每个人都是独一无二的。

(2)稳定性和可塑性:人格是在遗传的基础上,通过环境的影响,在社会实践活动中逐步形成的,是比较稳定的。它对人的行为的影响是一贯的,不受时间和地点的限制。但人格的稳定性并不意味着一成不变的。由于社会生活条件的变化、知识经验的不断丰富、年龄的不断增长以及刻意的自我调节,个体的人格特点也会发生改变。正所谓"未成之性可成,已成之性可改"。

(3)整体性:在每个人的人格世界里,各种特征并非简单堆积,而是如同宇宙世界一样,是依据一定的内容、秩序与规则有机组合起来的动力系统。人格的有机结构具有内在一致性,受自我意识的调控。当个体人格结构的各方面彼此和谐一致时,就会表现出健康的人格特征;否则就会出现各种心理冲突,导致"人格分裂"。

(4)自然性和社会性:人格是在一定的社会环境中形成的,因此个体的人格必然会反映其所处的社会文化的特点,这是人格的社会性。但是,个体的心理,包括人格,又是大脑的功能,人格的形成必然要以神经系统的成熟为基础。因此,人格又是个体自然性和社会性的统一。

2. 人格的结构　人格是一个复杂的结构系统,通常包括气质、性格和自我意识等方面。

(1)气质:气质是心理活动表现在强度、速度、灵活性与指向性等方面的一种稳定的心理特征,即我们平时所说的脾气、秉性或性情。

(2)性格:性格是个体对客观现实稳定的态度以及与之相适应的习惯化的行为方式中,表现出来的人格特征。性格是人格的核心部分,人的性格是在个体的社会实践活动中形成和发展起来的,一经形成便比较稳定。但是,性格具有稳定性并不是说它一成不变的,是可塑的,生活环境的重大变化也会带来个体性格特征的变化。

（3）自我意识：自我意识是指人对自己以及自身与客观世界关系的意识。自我意识的基本内容包括三个方面：生理自我是指个人对自己生理属性的认识，如相貌、身材、性别以及自身的生理状况等。社会自我是指个体对自己社会属性的认识，包括个人对自己在各种社会关系中角色、地位、权利、义务等的认识。心理自我是指个人对自己的感知、记忆、思维、性格等的认识。

（四）心理问题与心理障碍

1. 心理问题　心理问题指由于各种心理社会因素引发的内心冲突，而致心理活动失衡的状态。根据心理问题的严重程度，可划分为一般心理问题和严重心理问题。

（1）一般心理问题：由一般现实生活刺激引发的情绪失衡状态。当事人为此而感到痛苦，常常表现出厌烦、后悔、懊丧、自责等。一般心理问题持续存在的负性情绪可达 1 个月，逐渐引发或间断出现的负性情绪可达 2 个月，个体虽然情绪失衡但能够在理智的控制下，保持行为不失常态，基本维持日常生活、工作学习、社会交往等功能的正常状态，但效率有所下降。

（2）严重心理问题：由强烈的、创伤性的、或对个体威胁较大的现实刺激引发，当事人常常沉浸在严重现实刺激的痛苦中，表现为悔恨、冤屈、失落、恼怒、悲哀等，甚至对刺激相关的其他事件也出现强烈反应而表现出轻度的泛化。痛苦情绪的体验常常持续 2 个月以上，但不超过半年。情绪和行为有时会暂时地失去理性控制而冲动，对生活、工作和社会交往有一定程度的影响，造成暂时的社会功能轻度缺损。

2. 心理障碍　心理障碍指个体因各种生理、心理或社会因素引发的心理功能失调和行为异常现象。心理障碍常给个体造成不同程度的精神痛苦、社会功能损害，即任何因素导致个体的心理行为显著偏离常态，出现精神痛苦或不能适应社会生活的异常状态，称为精神障碍或心理行为障碍。

思政元素

健康中国，重视心理健康

世界卫生组织对健康的定义是：健康不仅是没有疾病，而且包括躯体健康、心理健康、社会适应良好和道德健康。为推进健康中国建设，提高人民健康水平，中共中央、国务院于 2016 年 10 月 25 日印发并实施《"健康中国 2030"规划纲要》。纲要中明确提出："加强心理健康服务体系建设和规范化管理。加大全民心理健康科普宣传力度，提升心理健康素养。加强对抑郁症、焦虑症等常见精神障碍和心理行为问题的干预，加大对重点人群心理问题早期发现和及时干预力度。加强严重精神障碍患者报告登记和救治救助管理。全面推进精神障碍社区康复服务。提高突发事件心理危机的干预能力和水平。到 2030 年，常见精神障碍防治和心理行为问题识别干预水平显著提高。"

2019 年 7 月，健康中国行动推进委员会发布《健康中国行动（2019—2030 年）》，专门提出了"心理健康促进行动"。其行动目标："到 2022 年和 2030 年，居民心理健康素养水平提升到 20% 和 30%；失眠现患率、焦虑障碍患病率、抑郁症患病率上升趋势减缓；每 10 万人口精神科执业（助理）医师达到 3.3 名和 4.5 名；抑郁症治疗率在现有基础上提高 30% 和 80%；登记在册的精神分裂症治疗率达到 80% 和 85%；登记在册的严重精神障碍患者规范管理率达到 80% 和 85%；建立精神卫生医疗机构、社区康复机构及社会组织、家庭相互衔接的精神障碍社区康复服务体系，建立和完善心理健康教育、心理热线服务、心理评估、心理咨询、心理治疗、精神科治疗等衔接合作的心理危机干预和心理援助服务模式。"同时,心理健康促进行动也对个人和家庭维护心理健康倡导了九项行动措施:"提高心理健康意识,追求心身共同健康;使用科学的方法缓解压力;重视睡眠健康;培养科学运动的习惯;正确认识抑郁、焦虑等常见情绪问题;出现心理行为问题要及时求助;精神疾病治疗要遵医嘱;关怀和理解精神疾病患者,减少歧视;关注家庭成员心理状况。"

健康中国行动体现了中国共产党以人民为中心,人民至上的健康观念,体现了中国共产党全心全意为人民服务的初心和宗旨,其中对心理健康的重视,更是体现了中国共产党始终把人民的幸福生活作为奋斗目标。

(五) 患者心理分析

患者在疾病状态下出现一些和健康人有所不同的心理现象,被称为患者的心理反应。其原因如下:一是疾病本身的影响,如疼痛与不适;二是源于医疗活动,如医疗环境、治疗手段和医疗知识等;三是疾病带来的心理社会问题。由于疾病的性质、病程、预后和痛苦程度不同,患者的年龄、性别、教育、经历、社会经济状况、文化背景和心理特征各异,患者的心理变化千差万别。

1. 患者的一般心理特征分析

(1)患者的认知活动特征:①感知觉异常,在感知方面,患者主观感觉异常、敏感度增强。对自然环境的变化特别敏感,稍有声响就紧张不安。对躯体反应的感受性增强,尤其对呼吸、血压、心跳、胃肠蠕动等感觉都异常敏感,对症状的敏感度增强。由于主观感觉异常,患者还会出现时间知觉和空间知觉异常,甚至会出现味觉异常等现象。②记忆和思维能力受损,在记忆方面,患者存在着不同程度的记忆力异常。一些躯体疾病伴有明显的记忆减退,如某些脑器质性病变、慢性肾衰竭等。另外,患者的思维活动也受到一定的影响,判断能力下降,猜疑明显,常常影响对客观事物的正确判断。

(2)患者的情绪特征:患者常常坐立不安,陷入危险和恐惧的困扰之中,尤其是疾病的开始期、慢性病、危重病和预后不良的患者。不稳定是患者的另一情绪特征,常因较小的刺激而产生明显的情绪波动,变得易激惹、情感脆弱,易受医务人员的消极语言暗示。临床常见的患者有焦虑、恐惧、抑郁及愤怒等情绪问题。

(3)患者的意志行为特点:治疗疾病的过程对患者来说也是一个以恢复健康为目的的意志活动。患病后患者主要表现为意志行为的主动性降低,对他人的依赖性增加。如有的患者意志力减退,不能按医生的要求完成治疗,使疗效受到影响。部分患者有行为退化的现象,如躯体不适时发出呻吟、哭泣,甚至喊叫,以引起周围人注意,获得关心与同情。

(4)患者的个性改变:一般来说个性是比较稳定的,通常不会随环境的变化而改变,但在患病的情况下,部分患者会出现个性的改变。患者可表现为独立性降低而依赖性增强,被动、顺从、缺乏自尊等。尤其一些慢性迁延疾病或疾病导致的体像改变,疾病对患者的生活影响很大,以致改变了患者原有的一些思维模式和行为方式,使个性发生了改变。如截肢患者可能会变得自卑、冷漠。

2. 各类患者的心理特征分析　临床各科疾病种类繁多,病因复杂,病情轻重不一,病程长短各异。有些疾病呈急性起病,病情危重,如外科创伤、脑出血等;另一些疾病起病隐匿,病情呈慢性经过,如恶性肿瘤、糖尿病等,不同患者的心理变化有不同特点。

（1）不同病期患者的心理分析

1）急性期患者的心理分析：急性期患者大多病情危重，需要紧急处理，患者的心理反应往往非常强烈。常见的主要为情绪反应和相应的行为反应。①焦虑，由于起病急骤，患者对突如其来的疾病缺乏足够的心理准备，加上疾病本身带来的痛苦，导致患者产生严重的焦虑；②恐惧，绝大多数急、重症患者需进入抢救室接受治疗，神志清醒患者目睹了紧张的抢救过程或死亡情景；同时，对抢救室的各种医疗设备也会产生恐惧心理；有些疾病本身已对患者产生了心理压力，如心肌梗死，患者可因持续性剧痛而产生濒死的恐惧心理。

2）慢性病患者的心理分析：慢性病患者的心理特征主要有以下几个方面。①体感不适；②情绪抑郁；③敏感多疑；④患者角色强化；⑤药物依赖和拒药心理。

3）康复期心理分析：病残使患者在上学、就业、婚姻和经济等方面遇到重重困难和障碍，同时患者还面临周围人态度的改变，导致产生一系列心理行为问题。①错误认知；②不良情绪；③人格改变。

（2）手术患者的心理分析：手术对于患者是种严重的心理应激，不仅有身体的创伤性刺激，而且会产生一定的心理反应，严重的消极心理反应可直接影响手术效果并增加并发症的发生率。①手术前心理反应，手术焦虑和躯体反应是最常见的术前反应，主要表现为对手术的担心和恐惧，躯体反应表现为心悸、胸闷、尿频、腹痛及睡眠障碍等。②手术后患者心理反应，一些手术可能引起部分生理功能丧失和体像改变，容易出现心理问题，如自卑、焦虑及人际关系障碍等，严重者还会出现心理障碍。

（3）癌症患者心理分析：癌症患者心理反应大致分为以下四期，①休克-恐惧期，发生于突然听到诊断癌症消息的患者。反应剧烈，表现为震惊和恐惧，同时会出现一些躯体反应，如心慌、眩晕及晕厥，甚至木僵状态。最常见的心理反应是恐惧。②否认-怀疑期，当患者从剧烈的情绪震荡中冷静下来时，怀疑诊断的准确性，到处求医，希望能够否定诊断的结果。③愤怒-沮丧期，当患者确认自己患有癌症时，情绪变得易激惹、愤怒。有时还会有攻击行为，迁怒于人或物，甚至拒绝治疗。同时，悲哀与沮丧的情绪油然而生，患者常常感到绝望，有的甚至会产生轻生念头或自杀行为。④接受-适应期，病情的事实无法改变，患者只能接受和适应，情绪逐渐平静下来。但多数患者很难恢复到患病前的心境，常进入慢性病的抑郁和痛苦中。

（4）临终患者的心理分析：医学将人的死亡过程划分为三期：濒死期、临床死亡期、生物学死亡期。"临终"是指死亡过程中的濒死期，对患者来说，这是一个充满痛苦、遗憾和恐惧的过程。所以医护人员应了解临终患者的心理特征，满足患者的心理需要，尽可能地减轻临终患者躯体和心理上的痛苦，提高临终患者的生活质量，维护临终患者的尊严，让患者平静安详地面对死亡，帮助他们安然地度过生命的最后时刻。

（六）患者家属的心理分析

家属既包括那些与患者有血缘、姻缘和养育关系的人，也包括与患者有重要关联的其他重要的人。家庭是抵抗疾病重要来源，是患者的第一个社会性支持力量。亲人在精神上、物质上的支持，有助于增强患者战胜疾病的信心。

1. 急诊患者家属的心理特点　急诊患者一般因急性病或者慢性病急性发作，急性中毒和意外伤害等入院进行抢救治疗。急诊患者起病急、病情重，家属对此缺乏心理准备。同时，对医疗环境、医护人员都很陌生，对就诊和治疗过程不熟悉，为此感到焦虑和无助。

2. 慢性病患者家属的心理特点　慢性病患者长期患病，经受着病情的折磨，其家属也与患者经历着同样的过程，备受困扰。他们希望患者早日康复，恢复到正常的生活里。往往这些家庭的成员，都有或轻或重的心理问题，有些家属的抑郁和焦虑程度甚至高于患者。

第二节　医患沟通的伦理学基础

医患之间的有效沟通是协调医患关系、缓解医患矛盾的重要途径和手段，医患沟通水平直接影响到医疗服务的质量和医患关系的和谐。医患关系作为医疗实践中人与人之间最基本的关系，具有普遍的伦理特征。医患沟通必须以伦理道德为基础，才具有正当合理性，伦理道德不仅为医患沟通确立价值导向，也为其提供行为规范和处事准则。当代医学和社会不断地进步和发展，使得医患关系日益多元化，对医患沟通提出了伦理学方面的内容和要求。

一、医学伦理学概述

（一）伦理学概述

1. 伦理与道德的关系

（1）伦理："伦""理"二字，早在中国先秦时期的《尚书》《诗经》《易经》等著作中就已分别出现，开始是作为两个不同的概念使用的。"伦"，即人伦，引申为人与人之间的关系；"理"意为事理、道理、规则。"伦理"一词最早见于《礼记·乐记》中，"乐者，通伦理者也"。"伦理"顾名思义就是"人与人之间关系的原理"，即处理人与人之间的关系应遵守的基本行为准则。

（2）道德："道德"两个字在中国古代典籍中最早是分开使用的，是中国古代哲学、伦理思想中的一个基本范畴。在中国古代思想史上，"道"一般指事物运动变化的规律，引申为人们必须遵守的社会行为准则、规范。按照这些规律、规范去做而有所得即为"德"。"德"的实质是得道于心，外施于人，落实于行。在我国最先将"道""德"连接成一词的是荀子的《劝学》篇，曰："故学至乎礼而止矣，夫是之谓道德之极。"荀子认为人们学了"礼"，按照"礼"的要求去处理人与人之间的关系，就达到了最高的道德境界。当今，学术界对道德的含义比较一致的看法是所谓道德是指在人类社会现实生活中，由一定的社会经济关系决定的，以善恶为评价标准，依靠社会舆论、传统习惯和人们内心信念的力量，调整人与人、人与社会、人与自然之间相互关系的行为准则、行为意识和行为活动的总和。

（3）"伦理"和"道德"的关系：无论在中国还是在西方，两者概念的基本意义大体相同，都是指调整和约束人们相互关系和行为的社会准则。但是，从严格的意义上讲，"伦理"与"道德"既相互联系又有所区别。伦理偏向于道德现象的系统化和理论化，道德更侧重于个体行为和道德实践；伦理强调的和谐是客观的事实要求，道德所强调的和谐则是主观的价值追求；伦理更注重人类事实关系的建设及其规律，道德更注重人类行为规范的建立及其内化；伦理突出的是人类和谐的客观制约因素，道德则突出了人类和谐的主观制约因素。与此同时，道德所要求的行为规范，也是人类和谐相处、和谐发展的客观原理所要求的规则之一，即道德规范亦是伦理准则之一。

2. 伦理学的概念　伦理学最早产生于公元前 4 世纪，由古希腊著名思想家亚里士多德创立，《论语》是我国思想史上第一部伦理学著作。

伦理学经过几千年的发展演变，形成了三大类型，即描述伦理学、元伦理学和规范伦理学。描述伦理学又称记述伦理学，是从社会、心理、文化、民俗等角度反映社会的道德状况。元伦理学又称为分析伦理学，主要研究道德体系的逻辑结构和道德语言，如对"善""责任"进行逻辑分析。规范伦理学主要研究人们的行为准则，制定规范，建构价值体系。规范伦理

笔记栏

学是伦理学体系的主体和核心,元伦理学和描述伦理学必须依靠它提供的理论指导才能存在发展;反过来规范伦理学也从元伦理学和描述伦理学吸收营养,三者相得益彰,共同构成完整的伦理学体系。

伦理学是以人们的行为为对象,研究人们行为的是与非、好与坏、善与恶、正义与非正义标准,而人们的这些行为规范的总和就是道德。所以说,伦理学是研究道德的,是关于道德的科学。伦理学既要研究道德意识现象,以揭示道德的产生和发展、道德的本质、道德的社会作用和道德的发展规律等;又要研究道德的规范体系,以揭示道德原则、道德规范和道德范畴的形成和作用,从而明确人们行为的标准。另外,还要研究道德实践活动,以揭示道德评价、道德教育和道德修养等规律。因此,伦理学作为道德哲学,是全面研究道德现象及其发展规律的科学。

伦理学的基本问题是道德和利益的关系问题。首先道德调整的关系主要是利益关系。其次,道德原则在实际生活中运用的程度是由它所体现的社会整体利益的程度决定的。最后,对待利益的态度是检验道德水准的试金石。对这些问题的不同回答,决定着各种道德体系的理论、原则和规范,也决定着各种道德活动的标准、方向和方法。

(二)医学伦理学概述

1. 医学与伦理的关系　医学是真、善、美的统一。医学的"真",体现于它的科学性。医学的"美"体现于它的艺术性,医学的"善"体现于它的道德性。医学的真、善、美是相互映衬的,缺乏"善和美"的"真"是虚妄的,没有"真和善"难以成就"美",而达到"善"是要以"真和美"为前提的。

医学的道德性集中体现在医德之中,体现在医务人员的思想、行为、态度、作风、品格之中。医学生誓言开宗明义地宣告:"健康所系,性命相托……"医学之父希波克拉底的《誓言》、中国古代药王孙思邈的《备急千金要方·大医精诚》,以及一系列国际医德法典——《日内瓦宣言》《国际医德守则》《国际护士守则》等,是医务界对人类生命庄严的医德承诺。医务人员要"医人病",必先"正己德",只有将医学技术与医学人文有效结合,做到德才兼备,才能适应和促进当代医学的进一步发展,建立和谐医患关系,确保人民群众的身体健康。大医之道在于人文与技术的融合,医学因为其"伦理性"而获得崇高的声誉和地位,伦理道德是医学通往人类未来的桥梁。

思政元素

吴孟超——坚守肝胆事业的医者

吴孟超(1922—2021年),福建闽清人,著名肝胆外科专家,中国科学院院士。他曾是世界上90岁高龄仍然工作在手术台前的唯一一位医生。他不仅是一位优秀的肝脏科临床医生,更是一位杰出的医学研究者,我国肝脏外科医学奠基人。60年间,吴孟超推动中国的肝脏医学从无到有,从有到精,他的成就令全球同行瞩目、敬佩。

年近90岁时,他依然坚守在一线。据统计,吴孟超做了1.4万余例肝脏手术,完成的肝癌切除手术9 300多例,成功率达到98.5%。吴孟超是医院院长,平时不但忙于院务,还要经常外出主持学术会议。即便如此,他仍然坚持每个星期二的上午看门诊。若是出差错过了,回来也要补上。

从医近70载,吴孟超始终认为医德比医术重要,"德"是他挑选弟子的首要标准。他总是设身处地为患者着想,他这90多岁的科学家亦坚持用手工缝合。吴孟超定下规矩,在确保诊疗效果的前提下,尽量给患者用便宜的药,尽量减少重复检查,要求本院医生想方设法为患者减轻负担。他心中始终装满着病人,出差前总要到病房走一遍;到了外地第一件事就是打电话询问病人情况;回家后要先查看病人来信。凡是经过他做过手术的病人,多年后再见,往往仍能叫出名字。他曾说:"我不怕手术失败,晚节不保,想方设法为病人解决问题才是我的晚节!""任何时候也不要怠慢我的病人。"

吴孟超总以无尽赤忱善待病人,以赤子之心对待肝胆外科事业。医者仁心,一个伟大的医者,不仅凭医术,更凭仁爱感动世人。吴孟超先生,是当之无愧的医学泰斗。

2. 医学伦理学概念 医学伦理学是伦理学的一个分支,是医学科学和社会科学(伦理学)交叉的边缘学科。医学伦理学不同于医德但又包括医德,它是一般伦理学原理在医学实践中的具体运用,是运用一般伦理学的道德原则,来解决医疗实践和医学科学发展中人与人之间、医学与社会之间的关系问题而形成的一门科学。

3. 医学伦理学的研究对象 医学伦理学以医学领域中的道德现象和道德关系作为自己的研究对象。简单说,医学伦理学就是研究医学道德的科学。

(1)医务人员与病人及其家属的关系即医患关系:这是传统医学伦理学的主要研究对象。现实中,医患之间有着共同的健康利益和目标。医务人员的最高职责是帮助病人早日恢复健康,这是正确处理医患关系的基本原则。

(2)医务人员相互之间的关系即医际关系:在一所医院内,各级人员之间既有分工的区别,又有职责的差别。如何协调同行间分工合作的关系,同行间怎样才能正确对待彼此间的医疗行为,如何正确对待转诊、会诊等问题,都是医学伦理学面临的需要研究和解决的重要问题。

(3)医务人员和社会的关系:医疗卫生活动不仅关系着病人及其家属的利益,而且关系着全社会的利益,如卫生预防、传染病控制等等问题。如果不从整个社会利益着眼,医务人员就很难做出正确的选择,很难确定其行为是否符合道德。此外,有限的医药卫生资源的分配和使用等问题同样需要医者的伦理决策。

(4)医学科研领域中的医德现象:其一是医务人员在从事科学研究工作时,同其他领域的科研人员一样都要面临和解决的共性科研问题,如,能否坚持求实精神、培养合作品格、合理分配荣誉等;其二是医务人员在科研实践中必然要遇到、要解决的特殊伦理问题或难题,如,进行人体实验时需要有什么样的特殊伦理原则和审查要点等。归结起来,其基本精神是如何坚持医学人道主义,坚持受试者健康利益与医学发展利益的合理统一。

4. 医学伦理学的研究内容

(1)医德的基本理论:主要包括医德的产生、发展规律;医德的本质、特点及社会作用;医德的演变及其理论基础;医德与医学科学、医学模式转变、卫生事业发展的关系、医学伦理学的发展趋势等。

(2)医德的规范体系:包括医德的基本原则和具体原则、医德规范和医德范畴。其中医德规范又包括基本的医德规范、不同领域(医疗、教学、科研、预防、管理)的医德规范、不同科室的具体医德规范等。

(3)医德的基本实践:包括医学道德教育和修养、医德评价的标准和方法,医学临床、医学科研、卫生保健、医学研究、医学发展中问题的道德实践研究。

5. 医学伦理学的发展历程 从医学道德历史发展来看,医学伦理学可分为医德学、近现代医学伦理学和生命伦理学,反映了医学伦理学发展的不同阶段。

笔记栏

（1）医德学：又称传统医学伦理学，是医学伦理学的初级阶段。我国古代和西方中世纪以前的医学伦理学都属于医德学。医德学主要指"医生道德学"，是以个体医务活动为主体，以医患关系为重点的医疗职业道德，但没有形成完整的理论体系。

（2）近现代医学伦理学：英国著名医生托马斯·帕茨瓦尔《医学伦理学》的出版，标志着近、现代医学伦理学的产生。随着社会的进步和医学技术的发展，医学正逐渐摆脱个体劳动的范围，成为一种集体活动和社会性事业。医患关系已不局限于医生和患者之间，而是以医生为主体的人群和以患者为中心的群体之间的关系。

（3）生命伦理学：1971年美国的波特在《生命伦理学：通向未来的桥梁》一书中首次使用"生命伦理学"一词。生命伦理学是对传统医学伦理学的继承和发展，已成为医学伦理学发展的新阶段。它是研究生命体和生命过程的科学，研究内容比较广泛，包括临床决策和行为的伦理原则、病人及医生的权利与义务、医患及医际关系、医务人员的道德修养等；生命科学研究的伦理问题、人体受试者的权益保护、高新生命科学技术应用中的伦理问题、脑死亡、临终关怀、生命质量和安乐死等；卫生经济伦理问题、医疗改革、保险与医院工作、医院伦理委员会、卫生政策与法治建设等；生态与环境保护、动物权利保护等等。

二、医患关系中的伦理问题

医患关系是伴随着医疗服务而诞生的。医疗服务的质量和水平是衡量医患关系的重要指标。大医精诚、杏林春暖、橘井泉香，一代代名医留给后人无数医学佳话。

（一）医患关系的伦理特征

医患关系首先是一种人与人之间的关系，医患关系的伦理性是医患关系最基本的内涵。

1. 一致性和相容性　首先医患双方的目标是一致的。都是为了战胜人类共同的敌人——疾病，患者求医，医生施治，医生和患者是一对最好的协同体。其次，医患双方的利益是相互依存的。没有了患者，医生就失去了存在的价值；离开了医生，患者的健康就无法得到实现。再次，医疗的过程是相互的。医患双方互动、互利、互补、互助，促进了医学科学的进步。

2. 不平衡性和矛盾性　医患双方人格平等，患者有权利参与和决定自身的医疗活动，但由于医学的专业性和权威性，双方地位并不平衡，医生往往处于主导的、支配的、决定的地位，而患者处于被动的、依赖的、受人支配的地位。加上医患双方信息不对称、对医学专业认知上的差异等，都可能造成医患关系的矛盾冲突。

（二）医患沟通的伦理原则

1. 人本原则　现代社会的发展以人为核心，以满足人的需求为价值取向。医学之父希波克拉底曾说："关心病人比关心疾病本身更重要。"南丁格尔说："护士的工作对象不是冷冰的石块、木头和纸片，而是有热血的生命的人类。"医务人员要把患者当人看待，而不是当作生物机器。以人为本的理念反映在医疗领域就是一切以患者为中心，强化医务人员的责任意识，在救治中尽最大努力，选择最佳诊疗方案，把对患者的可控伤害降到最低。

2. 诚信原则　诚信是一个社会赖以生存和发展的基石，也是医患沟通的基础和根本。当前医务界存在一些不诚信现象如过度医疗、滥施检查、盲目手术、夸大病情、违规收费、虚假广告等现象，严重降低了患者对医院、医生的信任度，增加了医患沟通的难度。因此，医务人员要加强对患者的人文关怀，主动真诚地赢得患者的信任。作为患者也应真诚地信赖医生，这既是对医生的尊重，也是良好医疗质量的保障。

3. 平等原则　人格平等是医患双方沟通的前提。传统的医患关系以医生为主导，医方以"恩赐者"自居，有凌驾于患者之上的优越感，对患者颐指气使，严重影响医患之间的良好沟通。有学者提出"医生既是病人的老师,又是病人的学生,既是病人的亲人,又是病人的知音"的观点,值得学习。实践证明,随着医学模式的转变,平等合作的医患关系越来越得到认可和推广。

4. 公正原则 在医疗服务中公平、公正地对待每一位患者。在医疗资源分配中要以公平优先,兼顾效益为基本原则,同时根据患者的病情需要、治疗价值及社会价值分配使用医疗资源。

(三) 医患沟通的伦理规范

1. 救死扶伤,忠于职守 救死扶伤是医者的神圣天职和最高宗旨,忠于职守是医者应有的敬业精神和职业操守。救死扶伤、忠于职守是医者正确对待医学事业的基本准则,是医疗卫生事业和人民健康利益的根本保证。它要求医务人员正确认识医学职业的人道性、神圣性,从而培养医务人员的职业责任心和敬业、勤业精神。

2. 钻研医术,精益求精 这是医务人员在学风方面必须遵循的伦理准则。它要求医务人员充分发扬科学的求实精神、进取精神、创新精神,学好学精业务本领,做好做精本职工作。医务人员精湛的医术、优质的服务、可靠的医疗质量,是医患沟通的前提和保障。

3. 平等交往,一视同仁 平等交往是指医患双方平等相处。一视同仁是指医务人员平等对待患者。患者在权利、利益、人格上享有平等权,医务人员在诊疗中应做到不论年龄、性别、种族、国别、地位高低、权力大小、知识多少、关系亲疏,都要平等相待,尽职尽责。以平等的态度,尊重并尽一切努力满足患者的正当合理要求。在医学面前,即使是对战俘和囚犯也不得进行侮辱与残害。

4. 举止端庄,语言文明 医务人员的言谈举止,也会对患者的情绪、心理状态产生影响,从而影响患者对医务人员的信任度。举止端庄要求医务人员仪表、谈吐要合乎文明礼貌,在与患者的交往中态度温和、礼貌、亲切、适度,语言文明,要求使用文明用语。医务人员的语言,一是要讲求科学性,做到规范表述、通俗易懂、实事求是;二是要注意艺术性,言语的方式、内容、场景要应因人而异。对性格内向的患者多用同情体贴的话语,对重危患者多用鼓励和解释的语言。用礼貌性语言维护患者的自尊,用保密性的语言保护患者的隐私。

5. 知情同意,保守医密 知情同意是指患者对自己的医疗状况拥有知情权和选择权。它要求医务人员详细而真实地向患者告知有关诊断结论、病情预后、治疗目的、方法,可供选择的治疗方案及其利弊、费用开支等,让患者在不受任何干涉、暗示、引诱的情况下,自主地选择诊疗方案。临床上的手术谈话、签字制度等就是这项伦理规范的实践应用,保守医密是一项传统的医德规范。在医疗实践中,出于保护性医疗要求,允许医生说些"善意的谎言"。例如一些心理承受能力较差的患者若知道自己病情的真相,往往会心理压力过大,丧失治疗信心。对这样的患者,在其家属知晓病情的前提下实行保密治疗是有益的。另外,医务人员对有关患者的隐私如生理缺陷、变态行为、不良生活方式、不道德行为等,在不损害社会公众利益的前提下,应为患者严守秘密。

三、建立新型医患关系的伦理要求

(一) 加强人文素养培养,把握医学科学的发展动向

医学技术只有在医学人文精神的指导下,与医学人文相融通,才能脱离唯技术论的束缚。医患之间的信息不对称,是诱发医患矛盾的一个重要因素。因此,开展医学知识的健康宣传教育,可以在一定程度上通过弱化信息不对称性以减少医患矛盾的发生。对于医务人员,一方面要培养他们伦理学思维,引导他们正确认识和看待技术应用对患者和社会的双重

影响,通过宣传教育,让他们准确掌握医疗技术的适应证,提高医疗决策的科学性、针对性和有效性;另一方面还要提高医务人员医患沟通的技能,使医患关系从机器的"物化"中解脱出来,注入人性的关怀和温度。

(二)增强社会责任意识,坚持患者利益至上

医院要以适度医疗、绿色医疗为标准,积极配合国家医改政策,在解决"看病难、看病贵"的问题上勇担社会责任,关注患者的利益和需求。对医务人员要加强教育和管理,防止因利益驱动而过度检查、过度医疗,引导他们合理利用高新技术造福患者。

(三)强化职业道德,促进医患互信

生物-心理-社会医学模式的提出和整体医学理念的兴起,充分显示医学已经立体化、多维度地审视健康和疾病问题。医务人员不仅要尊重患者的生命价值,平等对待每位患者,积极调动和发挥患者的主观能动性,还要具备崇高的职业精神,以救死扶伤为己任,主动钻研医学,不断总结经验教训,提高技术水平,努力做到医方诚、患方信。只有这样,医患关系才能和谐发展。

(四)促进医患情感交流,构建和谐医患关系

医患之间的情感交流是一种特殊的情感交流,在这种交流中要为开展医疗活动营造有利的氛围。医生在处理医患情感交流时,首先要重视病人,尊重病人,让病人真实体验到医生是把他的需求摆在首位。同时医生应以病人乐于接受为前提,要尽量改善病人的心境,使他们逐步从痛苦的感受中解脱出来。最终通过在医疗服务过程中的情感交流,用语言、治疗措施、适宜的动作等调动患者的积极情绪,使患者心情逐步开朗起来,使患者身心康复得到同步发展。医务人员的艺术表达,对构建和谐的医患关系具有极其重要的作用。

(五)建立健全法规体系,合理配置医疗资源

医疗资源是社会的共同财富,满足社会对医疗服务的需求一方面需要政府加大对医疗资源的投入,另一方面还要合理配置医疗资源,尤其是要加强对高精尖医疗资源的管理。建立健全相关的政策和法律体系,可以让更多的人接受医学人道主义的救助,使医学高新技术得到科学化、规范化、系统化和法治化的管理,实现医疗卫生资源的公平和正义。

第三节　医患沟通的法律基础

一、医患沟通相关法律知识

随着国家法治建设的整体推进,我国医药卫生领域法制也不断得到完善。近年来,我国出台了《中华人民共和国民法典》《中华人民共和国医师法》《中华人民共和国中医药法》等法律法规。其中,涉及医患关系的法律法规比较多,是我国当前进行医患沟通的主要法律依据。

(一)相关法律依据

1. 相关法律条文　主要有《中华人民共和国医师法》《中华人民共和国药品管理法》《中华人民共和国民法典》《中华人民共和国中医药法》《中华人民共和国社会保险法》等。

(1)医师法:《中华人民共和国医师法》,2021年8月20日第十三届全国人民代表大会常务委员会第三十次会议通过,自2022年3月1日起施行。

《中华人民共和国医师法》共七章六十七条,界定了医师的范围和类别,规定了医师的考试与注册、执业规则、考核与培训,以及医师的法律责任等内容。该法关于医师的

执业资格、权利义务及法律责任的规定,是在医患关系中规范医方行为的重要法律依据之一。

(2)药品管理法:《中华人民共和国药品管理法》,1984年9月20日第六届全国人民代表大会常务委员会第七次会议通过,2001年2月28日第九届全国人民代表大会常务委员会第二十次会议第一次修订,根据2013年12月28日第十二届全国人民代表大会常务委员会第六次会议《关于修改〈中华人民共和国海洋环境保护法〉等七部法律的决定》第一次修正,根据2015年4月24日第十二届全国人民代表大会常务委员会第十四次会议《关于修改〈中华人民共和国药品管理法〉的决定》第二次修正。2019年8月26日,新修订的《中华人民共和国药品管理法》经第十三届全国人民代表大会常务委员会第十二次会议表决通过,于2019年12月1日起施行。

《中华人民共和国药品管理法》共十二章一百五十五条,与医患关系相关的主要是其第六章中关于医疗机构药事管理的规定:医疗机构应当坚持安全有效、经济合理的用药原则,遵循药品临床应用指导原则、临床诊疗指南和药品说明书等合理用药,对医师处方、用药医嘱的适宜性进行审核。

(3)民法典:2020年5月28日,十三届全国人民代表大会第三次会议表决通过了《中华人民共和国民法典》,自2021年1月1日起施行。

《中华人民共和国民法典》中,与医患关系相关的主要是其第七编第六章关于医疗损害责任的规定。明确规定,患者在诊疗活动中受到损害,医疗机构或者其医务人员有过错的,由医疗机构承担赔偿责任。同时,《中华人民共和国民法典》还对医疗机构侵犯患者的知情同意权、隐私权应承担损害赔偿责任等内容作出了明确的规定。

(4)中医药法:《中华人民共和国中医药法》由中华人民共和国第十二届全国人民代表大会常务委员会第二十五次会议于2016年12月25日通过,自2017年7月1日起施行。

《中华人民共和国中医药法》共九章六十三条,建立了一套符合中医药特点的管理制度。与医患关系相关的主要在第二章关于中医药服务和第四章关于中医药人才培养的规定。规范了对中医药服务的监督检查,并且为提升中医药人才的素质等内容提供了法律依据,为减少医疗事故,缓和医患关系提供了新的保障。

(5)社会保险法:《中华人民共和国社会保险法》于2010年10月28日第十一届全国人民代表大会常务委员会第十七次会议通过,根据2018年12月29日第十三届全国人民代表大会常务委员会第七次会议《关于修改〈中华人民共和国社会保险法〉的决定》修正。

基本医疗保险制度是与医疗费用负担密切相关的法律制度,虽然它不属于医患沟通的主要内容,但医患双方都应该掌握必要的基本医疗保险法律知识,以促进医患之间的沟通与协调。与医患沟通相关的基本医疗保险内容主要与医疗费用的支付问题有关。符合基本医疗保险药品目录、诊疗项目、医疗服务设施标准以及急诊、抢救的医疗费用,按照国家规定从基本医疗保险基金中支付。参保人员医疗费用中应当由基本医疗保险基金支付的部分,由社会保险经办机构与医疗机构、药品经营单位直接结算。社会保险经办机构根据管理服务的需要,可以与医疗机构、药品经营单位签订服务协议,规范医疗服务行为。医疗机构应当为参保人员提供合理、必要的医疗服务。

2. 相关行政法规 行政法规在我国法律体系中占据着重要地位,在医患关系领域内行政法规也是调整医患双方行为的重要法律依据。

(1)医疗事故处理条例:《医疗事故处理条例》,2002年4月由国务院颁布,并于当年9月开始实施,共七章六十三条。该条例对医疗事故的分级、预防与处置、技术鉴定、行政处理与监督以及医疗事故赔偿等问题作出了较为明确的规定,是指导医患双方就医疗事故的认定和处理等问题进行沟通协调的基础性法规。

（2）医疗机构管理条例：《医疗机构管理条例》由国务院于 1994 年 2 月 26 日发布，自 1994 年 9 月 1 日起施行。2016 年 2 月 6 日国务院令第 666 号修改施行，2022 年国务院令第 752 号《国务院关于修改和废止部分行政法规的决定》对《医疗机构管理条例》的部分条款予以修改，决定自 2022 年 5 月 1 日起施行。该条例对医疗机构的设置、登记、执业、监督管理以及法律责任等问题作出了规定，是规范医疗机构执业活动的基础性法规。

（3）护士条例：《护士条例》2008 年 1 月由国务院颁布，并于当年 5 月起实施，共六章三十五条。根据 2020 年 3 月 27 日《国务院关于修改和废止部分行政法规的决定》修订。该条例对护士的执业注册、权利义务、医疗卫生机构的职责及其法律责任等问题作出了规定。该条例的实施使得护士这一在医患关系中占据重要地位的主体的执业活动有了法律依据。

此外，还有《血液制品管理条例》《医疗用毒性药品管理办法》《医疗器械监督管理条例》《人体器官移植条例》《医疗纠纷预防和处理条例》等行政法规，都涉及对医患关系的协调与处理。

3. 部门规章及其他规范性文件　除法律、法规外，原卫生部、国家卫生健康委员会、国家中医药管理局等卫生行政和行业主管部门还颁布了一批部门规章及其他规范性文件，如《放射诊疗管理规定》《医师外出会诊管理暂行规定》《医疗技术临床应用管理办法》等。这些规范性文件大都从不同的角度对医疗机构和医疗行为进行规范，也是处理和协调医患关系过程中具有一定法律效力的重要依据。

近年来，随着互联网医疗的兴起，国家卫生健康委员会、国家中医药管理局颁布了一批规范性文件，如《互联网诊疗管理办法（试行）》《互联网医院管理办法（试行）》《远程医疗服务管理规范（试行）》《互联网诊疗监管细则（试行）》等。这些规范性文件从不同角度为规范互联网医疗提供了依据。

知识链接

医生执业活动中的义务

医师在执业活动中履行下列义务：

1. 树立敬业精神，恪守职业道德，履行医师职责，尽职尽责救治患者，执行疫情防控等公共卫生措施；

2. 遵循临床诊疗指南，遵守临床技术操作规范和医学伦理规范等；

3. 尊重、关心、爱护患者，依法保护患者隐私和个人信息；

4. 努力钻研业务，更新知识，提高医学专业技术能力和水平，提升医疗卫生服务质量；

5. 宣传推广与岗位相适应的健康科普知识，对患者及公众进行健康教育和健康指导；

6. 法律、法规规定的其他义务。

——《中华人民共和国医师法》第二十三条

医疗机构及其医务人员在医疗活动中，必须严格遵守医疗卫生管理法律、行政法规、部门规章和诊疗护理规范、常规，恪守医疗服务职业道德。

——《医疗事故处理条例》第二章第五条

(二)医患关系中易于引发纠纷的法律问题

沟通与协调涉及医患关系的各个方面,双方在沟通过程中尤其应该关注比较容易引发纠纷的关键点,从而避免和减少纠纷的出现。实践中,容易引发医患纠纷的法律问题主要有以下几个方面:

1. 患者认为自己的知情同意权没有实现　患者的知情同意权包括获取和查阅病历资料的权利。医务人员在诊疗活动中应当向患者说明病情和医疗措施。有很多医患纠纷的出现都是由于医患双方沟通不够彻底,患方认为医方没有尽到充分的告知义务,一旦医疗活动难以取得积极结果,就容易出现误解和纠纷。

2. 医务人员执业资格或医疗机构的执业范围存在瑕疵　医务人员和医疗机构都需要具备特定资质并且经登记注册后才可以开展相应的执业活动。医疗机构中不能允许不具备执业资质的人员(包括医学见习生、实习生、规培生等)独立开展诊疗活动,否则极易引发医患纠纷。

3. 患者认为自身隐私权没有得到尊重　患者因认为隐私权受到侵犯而与医疗机构发生纠纷的案件也时有发生。尤其是承担有教学任务的医疗机构,见习生或实习生观摩诊疗活动的情况较为常见,也比较容易出现侵犯患者隐私的情况。此外,医疗机构及其医务人员泄露患者隐私或者未经患者同意公开其病历资料,造成患者损害的,应当承担侵权责任。

4. 因患方认为存在过度医疗而引发纠纷　社会上确实存在一些医疗机构为追逐利润而明显对患者进行过度医疗,但此类纠纷比较多的原因还是医患双方没有进行有效的沟通。医方应注意将诊疗方案的必要性和实施的成本向患方充分告知,在充分沟通的基础上让患方确实理解、接受诊疗方案和治疗成本。

5. 因药品、医疗器械或其他医疗用品的质量问题引发纠纷　因药品、消毒药剂、医疗器械的缺陷,或者输入不合格的血液造成患者损害的,患者可以向生产者或者血液提供机构请求赔偿,也可以向医疗机构请求赔偿。患者向医疗机构请求赔偿的,医疗机构赔偿后,有权向负有责任的生产者或者血液提供机构追偿。

6. 因医疗事故引发医患纠纷　医疗事故是指医疗机构及其医务人员在医疗活动中,违反医疗卫生管理法律、行政法规、部门规章和诊疗护理规范、常规,过失造成患者人身损害的事故。如果患方认为存在医疗事故而引发纠纷,可以申请进行医疗事故鉴定。在存在医疗事故的前提下,医患双方仍应进行沟通和协调,努力通过协商化解纠纷。

案例分析

引言:本案例中,医师与患者之间进行了充分的沟通,形成了和谐的医患关系,提示我们需要重视医患沟通的重要性,建立了积极、和谐的关系。

积极的医患沟通

一名患者因胃痛到医院就诊。经过检查,医生发现是胃溃疡引起的。医生向患者解释了治疗方案,并建议他在家注意饮食和休息。但患者担心耽误工作,不愿意休息。医生意识到患者的顾虑,于是给他讲述了其他患者类似情况下的遭遇和后果,让患者理解休息的必要性。同时,医生向患者详细解释了药物的用法和注意事项,并告诉他如何在家自我监测病情。

该患者体会到医生对他的照顾和关心,消除了疑虑,他完全遵循了医生的建议并恢复了健康。他对医生充满感激之情,并主动向医生询问,如何保持健康饮食和生活方式。患者的积极与主动让医生觉得工作得到了认可与肯定,收获了心理上的满足。

这样,医患之间建立了积极、和谐的关系。

分析:这个案例展示了医患之间积极沟通的重要性。在这个案例中,医生和患者之间展现了以下几个关键点。首先,医生在向患者解释治疗方案时,能够充分倾听患者的顾虑和担忧,并且能够理解并回应患者的需求。其次,医生提供了具体的指导和信息,让患者可以自我监测病情并进行必要的处理。最后,患者在治疗过程中遵循医生的指导,对医生的关心和照顾感到非常感激,并主动传递医生的专业和善意给家人和朋友,他们有意识地促进了医患之间的积极互动。

这个案例中的积极沟通和相互理解,让医生和患者之间建立了积极而和谐的关系,促进了医疗质量的提升,并达到了医患皆大欢喜的结果。

二、医患法律关系

(一)医疗行为与医疗法律关系

1. 医疗行为　医疗行为的概念是随着医药科学的发展而发展,随着人们对医疗和健康观念的变化而变化的。我国法律中还没有将医疗行为作为一个法定概念进行过界定。在现代世界,多数国家都对医疗行为从事者的资质进行法律上的限定,即只有依法获取了医师资格的人所从事的诊疗活动才能够被法律上认定为属于医疗行为。据此,我们可以将医疗行为概括为:具备相应资质的医务人员以治疗、矫正或预防人体疾病、伤残或以保健为目的所开展的检查、诊断、处方、用药、手术等各种行为的总称。

2. 医疗法律关系　医疗法律关系是指医疗机构及其医务人员接受患者及其他相关主体的委托或是其他特定原因,而对患者进行医疗行为所形成的法律关系。医疗法律关系的法律属性和法律适用直接决定了医疗事故的归责和赔偿原则,也决定了医疗事故争议的处理模式,因此医疗法律关系的法律属性是一个重大问题。

(二)医疗法律关系的性质

关于医疗法律关系的性质,理论上一直存在争论,目前主要有四种观点:一是认为医患法律关系是一种民事法律关系;二是认为医患之间是一种行政法律关系;三是认为医患之间既不是民事法律关系也不是行政法律关系,而是一种独立的法律关系;四是认为在医疗事故争议中,医患关系存在侵权责任和违约责任竞合的情况,正常状态下的医患关系是一种契约关系,在发生损害的情况下,存在违约责任和侵权责任的竞合,此时请求权人只能选择其一而行使。这些观念都从一定程度上揭示了医疗法律关系某一方面的特征,在学界都具有一定的支持者,但也都存在一定的局限性。

自从《医疗事故处理条例》将医疗纠纷案件的诉讼模式由行政诉讼模式修改为民事诉讼模式,医疗法律关系是民法视野下的民事法律关系的观念逐步得到认同。我们认为,从部门法的角度来看,医疗法律关系本质上应是民事法律关系,但在特定的情况下又具有行政法的色彩,兼具私法和公法的性质。所以,医疗法律关系又是一种兼具公法与私法性质的特殊的法律关系。在大多数情况下,医患双方是平等的民事主体,具有平等的法律地位,都依法享有各自的权利,承担各自的义务,表现出契约性。但在特殊情况下,又表现出非契约性的特征。医方的强制诊疗义务、患者的强制治疗义务、医疗争议的行政处理以及医方的行政、刑事责任等很多带有国家干预的公法色彩的制度,使得医疗法律关系又具有公法关系的某些特点。例如,《中华人民共和国传染病防治法》第三十九条规定,医疗机构发现甲类传染病时,应当及时采取下列措施:对病人、病原携带者,予以隔离治疗,隔离期限根据医学检查结果确定;对疑似病人,确诊前在指定场所单独隔离治疗;对医疗机构内的病人、病原携带者、疑似病人的密切接触者,在指定场所进行医学观察和采取其他必要的预防措施。拒绝隔离治疗或者隔离期未满擅自脱离隔离治疗的,可以由公安机关协助医疗机构采取强制隔离治疗措施。

现实中,很多医疗纠纷的处理单纯用行政法的方式或是单纯用民法的方式来调整都难以达到最佳的效果。因此,有关单独的医事立法、建立卫生基本法的呼声很高。目前,同为大陆法系的日本、德国等国家纷纷采取医事的特别立法,参考医疗法律关系兼具公私法的性质构建独立的医事法律体系,这可能会成为卫生立法的发展方向。

(三) 医疗法律关系的类型

依据医疗法律关系形成原因的不同,我们可以把医疗法律关系分为医疗服务合同关系、无因管理关系、强制医疗关系等三种类型。

1. 医疗服务合同关系　医疗服务合同关系是最为常见的、也是常态下的医疗法律关系。通常情况下,医疗法律关系是患者与医疗机构之间基于诊断、治疗患者的疾病或身体伤害的目的而达成的合意。这个合意的主要内容是医疗机构向患者提供医疗服务,患者向医疗机构支付医疗费用。医疗服务合同与其他合同一样是基于当事人的自由意思表示而成立的。

2. 无因管理关系　民法上的无因管理是指没有法定或约定义务的情况下,为使他人利益免受损失,自愿管理他人事务或为他人提供服务的行为。在现实生活中,存在着医疗机构及医务人员没有约定义务和法定义务,为了避免患者的生命健康受到损害而自愿为患者提供医疗服务的情形,这就是医疗法律关系当中的无因管理关系。

3. 强制医疗关系　强制医疗关系是指国家为维护国民生命健康和社会公共利益,强制性地要求某些患者必须接受治疗,从而形成的患者与医疗机构及医务人员的医疗关系。强制医疗关系的建立实质是国家公权力运行的结果,一般都是国家针对一些恶性传染病所采取的强制性的控制传播措施。对于医疗机构来讲,国家赋予了其在此种情形下的强制诊治的权利,而患者要承担的则是强制受诊义务。

(四) 医患双方的权利与义务

在医患双方的沟通过程中,明确双方的权利和义务至关重要。只有双方都清楚地知悉各自的权利和义务,并且尊重对方的权利,认真履行己方的义务,医患双方才能够很好的沟通,真正建立起和谐的医患关系。

我国目前还没有一部以医患双方的权利义务为核心内容的法律或法规,关于医患双方的权利和义务内容应该以《中华人民共和国民法典》等基本法律精神为依据,也有些具体内容散见于《中华人民共和国医师法》和《医疗事故处理条例》等法律法规中。

1. 患者的权利与义务

(1)患者的权利

1)生命健康权:生命健康权是自然人享有的基本权利,法律上可以分为生命权和健康权两项权利。自然人的生命健康权非经法律的明确规定,任何社会主体都不能剥夺。作为以"救死扶伤"为根本宗旨的医疗机构及医务人员,应该将患者的生命健康权置于至高无上的地位。

2)获得尊重权:医患关系往往是非对称的,从形式上来看总是患者在寻求医疗机构及医务人员的帮助。有些疾病或伤残还会使患者丧失一些身体功能甚至是意识和智力,这些因素都容易在现实中造成医患之间地位的失衡。但是,医患双方的法律地位是绝对平等的,无论患者的身体状况和其社会地位如何,患者都有权利获得医疗机构和医务人员在人格上的尊重。

3)知情同意权:知情同意权是由知情权和同意权两个密切联系的权利共同构成的。作为患者或没有完全民事行为能力的患者家属有权知悉医疗机构将对患者实施的治疗方案内容,尤其是可能对患者的生命健康产生较大风险的治疗措施。在此基础上,患者及其家属有权决定是否接受医疗机构的医疗措施。所以,知情同意权就是指患者及其家属知悉并同意医疗机构采取相应治疗措施的权利。

4)隐私权:隐私权是自然人享有的对其与公共利益无关的私人信息、私人活动和私人领域的支配权。在诊疗活动中,患者基于治疗病痛的目的和对医务人员的信赖会对医生如实陈述自己的相关信息及病史,医生也要对患者的身体甚至隐私部位进行必要的检查。医生在诊疗活动中所掌握到的患者的个人信息及病史、身体特征等都属于患者的隐私,患者有保护这些隐私不被社会公众或其他无关当事人知悉的权利。

(2)患者的义务

1)支付医疗费用:医疗费用是为患者实施诊疗行为所必然产生的经济成本,包括诊疗、药品、手术、住院、检查、检验等各类费用。从理论上讲,无论是哪一种类型的医疗法律关系,医疗费用都应该由患者承担。

2)维护医疗秩序:医疗机构属于承担着重大社会责任的公共场所,维护和保障良好的医疗秩序事关人民的生命健康利益,所有社会成员都有义务来维护医疗机构的医疗秩序。医患双方发生纠纷时,患者及其家属应依法按照程序解决医疗纠纷,不得寻衅滋事。

3)尊重医务人员:《中华人民共和国医师法》明确规定"医师依法执业,受法律保护。医师的人格尊严、人身安全不受侵犯"。患者是医患关系的当事人,也是医务人员直接的工作对象,无论医疗活动进展如何,也无论是否发生医患纠纷,患者及其家属都应该尊重医务人员的人格。

4)接受强制治疗:由于一些有恶性的传染病和严重的精神疾病患者可能会对他人和社会公共秩序构成危害,出于维护公众生命健康和公共利益的目的,法律要求有恶性传染病和严重精神病的患者必须接受特定的隔离和治疗措施。

5)配合医务人员诊疗活动:患者应该向医务人员如实陈述相关信息和自己的病史,以利于医生更好地确定诊治患者的病痛。医生确定的诊治方案以及用药、养护等方面的医嘱,患者都应尽力执行和配合。

2. 医师的权利与义务

(1)医师的权利

医师在执业活动中享有下列权利:

1)在注册的执业范围内,按照有关规范进行医学诊查、疾病调查、医学处置、出具相应的医学证明文件,选择合理的医疗、预防、保健方案;

2)获取劳动报酬,享受国家规定的福利待遇,按照规定参加社会保险并享受相应待遇;

3)获得符合国家规定标准的执业基本条件和职业防护装备;

4)从事医学教育、研究、学术交流;

5)参加专业培训,接受继续医学教育;

6)对所在医疗卫生机构和卫生健康主管部门的工作提出意见和建议,依法参与所在机构的民主管理;

7)法律、法规规定的其他权利。

(2)医师的义务

医师在执业活动中履行下列义务:

1)树立敬业精神,恪守职业道德,履行医师职责,尽职尽责救治患者,执行疫情防控等公共卫生措施;

2)遵循临床诊疗指南,遵守临床技术操作规范和医学伦理规范等;

3)尊重、关心、爱护患者,依法保护患者隐私和个人信息;

4)努力钻研业务,更新知识,提高医学专业技术能力和水平,提升医疗卫生服务质量;

5)宣传推广与岗位相适应的健康科普知识,对患者及公众进行健康教育和健康指导;

6)法律、法规规定的其他义务。

(五) 医患纠纷的解决途径

医患沟通是贯穿于整个医疗活动和医患纠纷的解决过程之中的。一旦医患之间出现了纠纷,就必然要寻求解决途径,双方应该进行有效的沟通。从某种意义上来说,医患纠纷的解决也是医患沟通的一种表现形式。

当前,我国解决医疗纠纷的途径包括当事人和解、人民调解委员会调解、行政调解、诉讼等,诉讼是其中最重要的一种方式。

1. 医患双方和解　根据《医疗事故处理条例》的规定,发生医疗事故的赔偿等民事责任争议,医患双方可以协商解决。

(1)协商的主体:医患双方协商的主体也就是医患关系的双方当事人,医方是指医疗机构,患方是指患者。如果患者已经死亡或欠缺民事行为能力,应为患者家属或其法定代理人。双方都可以委托代理人参加协商活动。

(2)协商的内容:要实现医患纠纷的和解,医患双方必须就是否存在民事责任以及民事责任的承担进行协商并达成一致意见。医患双方如果对纠纷中是否存在医疗事故不能达成一致的,可以委托负责进行医疗事故鉴定工作的医学会组织鉴定。按照《医疗事故处理条例》的规定,如果医患双方能够达成一致的,也可以自行认定。

(3)和解协议:医患双方经协商,自行解决医患纠纷的,应当制作协议书。协议书应当载明双方当事人的基本情况和医疗事故的原因、双方当事人共同认定的医疗事故等级以及协商确定的赔偿数额等,并由双方当事人在协议书上签名。

2. 人民调解　2010年司法部、原卫生部和原保监会联合发布了《关于加强医疗纠纷人民调解工作的意见》,要求各地贯彻"调解优先"原则,引入人民调解工作机制,充分发挥人民调解工作预防和化解矛盾纠纷的功能,积极参与医疗纠纷的化解工作。

(1)调解机构:医疗纠纷人民调解委员会是专业性的人民调解组织。在各级司法行政部门、卫生行政部门指导下建立并开展工作。医疗纠纷人民调解委员会原则上在县(市、区)设立。

(2)调解程序:医疗纠纷调解的工作程序以《人民调解工作若干规定》和《人民调解委员会组织条例》为基本依据。由一名调解员担任调解主持人,根据需要可以有若干名调解员参加。调解成功的,应制定调解协议书,医患双方应在调解协议书上签字。

3. 行政调解　根据《医疗事故处理条例》的规定,发生医疗事故的赔偿等民事责任争议,医患双方当事人可以向卫生行政部门提出调解申请,请求卫生行政部门调解解决。

已确定为医疗事故的,卫生行政部门应医疗事故争议双方当事人请求,可以进行医疗事故赔偿调解。调解时,应当遵循当事人双方自愿原则,并应当依据《医疗事故处理条例》的规定计算赔偿数额。

经卫生行政部门调解,双方当事人就赔偿数额达成协议的,制作调解书,双方当事人应当履行;调解不成或者经调解达成协议后一方反悔的,卫生行政部门不再调解。

4. 医疗纠纷诉讼　医疗纠纷诉讼是民事诉讼的一种。公民认为医疗机构或其医务人员由于违法、违规或违约行为侵害了自己或与自己有直接利害关系的人的生命健康权,可以诉请法院对其进行审理并做出裁判。医疗纠纷诉讼是医疗纠纷解决的最重要的途径。

(六) 医患纠纷处理中的沟通

医患纠纷不仅恶化医患关系,影响医院的工作秩序,还严重干扰正常的社会秩序。所以,一旦产生医患纠纷要及时控制和解决,否则会愈演愈烈。处理医患纠纷时更需要十分注意医患间的沟通。

1. 医务人员处理医患纠纷中的沟通　在参与处理医疗纠纷的过程中发现,许多医疗纠纷的发生并非医疗技术问题的原因,偏差往往出现在医务人员的言谈举止上。这就要求医务人员要有诚信,对病人或家属要尊重,具有同情心和耐心。在处理纠纷过程中,谈话要有主题,要有针对性,要及时掌握病人的病情发展变化、医疗费用情况和病人的社会心理,以及对医疗、护理的特殊需求。要留意沟通对象的情绪、受教育程度和对沟通的感受,避免使用刺激性语言或词语、避免使用病人不懂的医学专业词汇、避免强求改变病人观点和避免压抑病人情绪。要理解患者目光、表情中所传达的信息,真正体会患者的需要,要灵活掌握和运用交流技巧。

2. 患者及家属在处理纠纷中的沟通　出现纠纷时患方切忌过于冲动而采取极端方式争取权利,应当学会运用法律手段申诉和维权。这就要求患方在处理纠纷时以法律为基础进行沟通,及时复印病历,掌握一定证据。必要时可以向医疗专家、法律专家咨询,以大致明确是否属于医疗事故以及医方有无过错责任。患方认为医方应承担责任而与医方有分歧的,目前有三个解决纠纷的基本途径:与医方协商解决并签订协议、申请卫生行政管理机关处理和到人民法院提起诉讼。每个过程的交流都应有理有据,这样才能最及时有效地维护应有的权利。

第四节　医患沟通和人际关系

人际关系是人们在人际交往过程中结成的心理关系。人一生的成功与失败、幸福与痛苦、快乐与悲伤、爱与恨等,都与人际关系有密切关联。没有同别人交往,也就没有人生的悲欢离合,没有文学、艺术,没有科学,没有一切。可以说,人际关系是生活的基础。人是社会动物,每个个体均有其独特的思想、背景、态度、个性、行为模式及价值观。人际关系不仅会影响个人的情绪、生活和工作,而且还会影响团队的氛围、沟通和效率。良好的人际关系可极大地提升工作成功率和个人主观幸福率,一个人获得成功的因素中,约 85% 取决于人际关系。

医患间是一种特殊的人际关系。根据疾病的性质和个体差异,医患双方在医患关系中发挥的作用有所差异,国际上广泛认可的医患关系模式是萨斯(Szase)和荷伦德(Hollender)提出的 3 种模式:主动 - 被动型、指导 - 合作型、共同参与型。

(1)主动 - 被动型:“主动 - 被动型” 模式(activity-passivity model)是指在医患关系中,医生完全处于主动地位,具有绝对的权威,而患者完全处于被动地位。这是一种不对等的医患关系,患者不能发挥积极主动作用。模式的原型属于 “父母 - 婴儿”。

(2)指导 - 合作型:“指导 - 合作型模式”(guidance-cooperation model)是以生物 - 心理 - 社会医学模式为指导思想,以疾病治疗为目的而建立的医患关系。在该模式下,医生和患者同处于主动地位,但医生仍然具有权威性。这种医患关系的特点是 “医生告诉患者做什么和怎么做”,模式的原型属于 “父母 - 儿童”。在医疗服务过程中,医生的权威性在医患关系

笔记栏

中发挥主要作用。这种模式较"主动 - 被动型"医患关系前进了一步,允许患者参与到自己疾病的治疗过程中,尊重了患者的主观能动性。这种模式适用于神志清醒,具有正常感知、情感、意志和行为能力的患者。

(3)共同参与型:"共同参与型"模式(mutual-participation model)是一种以生物 - 心理 - 社会医学模式为指导思想,以健康为中心而建立的医患关系。医生帮助患者"自我恢复",模式的原型属于"成人 - 成人"。在这种模式中,医生和患者都处于主动的地位,医患双方彼此相互依存,平等合作。在医疗活动中,患者不仅是积极的合作者,而且能够积极主动地参与到自身疾病的治疗过程中。这种模式的医患关系,更加重视尊重患者的自主权,给予患者充分的选择权。"共同参与型"模式要求医生和患者在知识、教育程度等方面接近,这种模式更适用于慢性疾病患者。在医疗活动中,医务工作者同特定患者之间的医患关系模式可能随着患者病情变化由一种模式转向另一种模式。只有医患关系的模式与患者的疾病性质、病程等相符合时,才能提供给患者优质的医疗服务。

医患沟通的目的是在医患间建立良好的医患关系,促进医患交流,使医患双方达成共识并建立信任合作关系。美国纽约东北部萨拉纳克湖畔,特鲁多(E.L.Trudeau)医生的墓志铭镌刻着"To cure sometimes, to relieve often, to comfort always"(即"有时,去治愈;常常,去帮助;总是,去安慰"),他的这句名言久久地广泛流传在世界各地,闪耀着人文关爱之光。医务工作者不仅需要使用医疗技术手段医治患者身体的病痛,还需要与患者进行积极沟通交流,关心帮助患者,尽最大可能为患者提供人文关爱。

研究医患双方的人际关系,可以使人们明确医患关系中的种种心理、行为发生的条件和情景,了解人与人之间心理上的关系和心理上的距离,有助于医患双方对医患交往甚至医患冲突中的人际事件进行预测、调控和疏导,也有利于医生和患者对自身心理活动的理解。人际关系和沟通密不可分,相互影响。良好的沟通能促进人际关系,沟通不良容易引起人际关系失调。可见,在医患沟通中,了解人际关系的一般规律和特点对于医患双方提高沟通效率是非常必要的。

一、人际关系概述

(一)人际关系的界定

人际关系是同人类起源同步产生的一种极其古老的社会现象,包括亲属关系、朋友关系、学友(同学)关系、亲子关系、师生关系、雇佣关系、战友关系、同事关系及领导与下属的关系等。人际关系受生产关系和政治关系的制约,是社会关系中较低层次的关系。同时,它又渗透到社会关系的各个层面,是社会关系的"横断面",因而又对社会关系具有反作用力。每个个体都必定生活在各种各样现实的、具体的人际关系之中。

案例分析

　　引言:俗话说"良言一句三冬暖,恶语伤人六月寒",和谐人际关系是我们幸福和快乐的源泉,反之,不良的人际关系影响人的身心健康、给人带来难以磨灭的伤害。

钉子的故事

　　有一个男孩脾气很坏,于是他的父亲给了他一袋钉子,并且告诉他,每当他发脾气的时候就钉一根钉子在后院的围篱上。第一天,男孩钉下了 37 根钉子。慢慢地他每天钉下的数量减少了,他发现控制自己的脾气要比钉下那些钉子来得容易些。终于有一天,这个男孩再也不会失去耐性乱发脾气。父亲告诉他,现在开始每当他能控制自己的脾气的时候,就拔出一根钉子。一天天过去了,最后男孩告诉他的父亲,他终于把所有钉子都拔出来了。父亲握着他的手来到后院说:"你做得很好,我的好孩子。但是看看那些围篱上的洞,这些围篱将永远不能恢复成从前的样子。你生气的时候说的话将像这些钉子一样留下痕迹。如果你伤害了别人,不管你说了多少次对不起,那个伤口将一直存在。话语的伤痛就像真实的伤痛一样令人无法承受。"

分析:人与人之间常常因为一些彼此无法释怀的执念和随意发泄的情绪造成永远的伤害。如果我们都能从自己做起,宽容地看待他人,相信一定能收到许多意想不到的结果。帮别人开启一扇窗,也能让自己看到更完整的天空。

人际关系是人们在人际交往过程中结成的心理关系、心理上的距离,它反映了个人寻求满足其社会需求的心理状态。这里包含三层含义:首先,人际关系表明了人与人相互交往过程中心理关系的亲密性、融洽性和协调性的程度。因此,人际关系属于社会心理学的范畴,主要指的是人与人之间的心理关系。其次,人际关系是由一系列心理成分构成的。它既有认知成分、情感成分,也有行为成分。最后,人际关系是在彼此交往活动的过程中建立和发展起来的。纷繁复杂的人类社会是人际关系偶合的网络系统,而交往正是联结社会之网中个人与他人、个人与群体、群体与群体的桥梁。没有人际交往,也就无所谓人际关系。不仅如此,人际关系建立之后,还需要通过不断的交往加以巩固和发展。

"人际关系"作为专用名词,是在20世纪初由美国人事管理协会率先提出来的。它作为早期的行为科学理论,也被称为人群关系论,1933年由美国哈佛大学教授梅奥(George Elton Mayo)创立。梅奥在著名的"霍桑实验"基础上,提出了与传统科学管理原理不同的新观点。这个观点强调生产中人的因素,其宗旨是为了提高劳动生产率。

由上述可以看出,人际关系具有以下几个方面的特征:

1. 个体性　人际关系的本质表现在具体个人的互动过程中。在人际关系中,"教师"与"学生","上司"与"下属"等角色因素退居到次要地位,而对方是不是自己所喜欢或愿意亲近的人成为主要问题。这就是人际关系的个体性特点的表现。

2. 直接性　人际关系是人们在面对面的交往过程中形成的,个体可切实感受到它的存在。没有直接的接触和交往不会产生人际关系,人际关系一经建立,一定会被人们直接体验到。人们在心理上的距离趋近,个体会感到心情舒畅,如若有矛盾和冲突,则会感到孤立和抑郁。

3. 情感性　人际关系的基础是人们彼此间的情感活动,情感因素是人际关系的主要成分。人际的情感倾向有两类:一类是使彼此接近和相互吸引的情感;另一类是使人们互相排斥分离的情感。

4. 互益性　人际交往是在两个及两个以上的个体之间相互作用的活动。一方发出的信息会引起另一方在心理和行为上的反应,这种反应反过来成为新的信息作用于前者,这种作用一般是互益的。

(二)人际交往的重要性

对任何人而言,没有人与人之间的关系,就没有生活基础。人际关系对人们的社会生活极为重要,正常的人际交往和良好的人际关系是人们心理正常发展、个性保持健康和生活具有幸福感的必要前提。

1. 人际交往是身心健康的需要　我国著名的医学心理学专家丁瓒教授曾指出"人类的心理适应,最主要的就是对人际关系的适应"。现代心理学研究表明,人类的心理病态大多是人际关系失调所致。

(1)长期不良的人际关系将会导致心身疾病:与人发生冲突会使人心灵蒙上阴影,导致精神紧张、抑郁,不仅会产生心理障碍,而且会刺激下丘脑,使内分泌功能紊乱,进一步引起一系列复杂的生理变化。许多心身疾病,如冠心病、消化性溃疡、甲状腺功能亢进、偏头痛、月经失调和癌症,都与长期不良情绪和心理遭受强烈的刺激有关。

(2)缺乏必要的交往会导致心理负荷过重:每个人都有快乐和忧愁,快乐与朋友分享会更快乐,忧愁向朋友倾诉就会减轻,倾诉的过程就是减轻心理压力、缓解心理紧张的过程。大量的研究证实,离群索居会使人孤独、忧虑,可能导致心理障碍。

(3)愉快、广泛和深刻的心理交往有助于个性发展与健康:心理学家研究发现,如果一个人长期缺乏与别人的积极交往,缺乏稳定而良好的人际关系,这个人往往就有明显的性格缺陷。如在青少年心理咨询中发现,绝大多数青少年的心理问题都与缺乏正常的人际交往和良好的人际关系相联系。健康的个性总是与健康的人际交往相伴随的,心理健康水平越高,与别人交往越积极,越符合社会的期望,与别人的关系也越深刻。心理学家通过专门研究,发现那些心理健康水平高者往往来自人际关系状况良好的幸福家庭,这从一个侧面提供了人际关系状况影响个性发展和健康的佐证。

2. 人际交往是获得安全感的需要

(1)人作为有机体要遵循生存第一的生存法则,因此需要安全感:自我保护是人最根本的原发性需要,社会心理学家所做的大量研究提示,与人交往是获得安全感的最有效途径。当人们面临危险的情境而感到恐惧时,与别人在一起可以直接而有效地减少恐惧感,从而感到安宁与舒适。

(2)人不仅有生物性的安全感需要,而且还有社会性的安全感需要:当人置身于自己不能把握或控制的社会情境时,也同样会缺乏安全感。如人来到一个新的环境,脱离了原来的人际关系支持,新的人际关系尚未建立,在自我稳定感和社会安全感方面就可能出现危机,在新的人际关系建立起来之前,会一直处于高度的自我防卫状态。心理学的研究发现,一个人要获得充分的社会安全感,仅有别人的陪伴或表面交往还很不够,社会安全感的本质是人与人之间的情感联系。只有通过交往,同别人建立了可靠的人际关系之后,人们的社会安全感才能得到确立。

3. 人际交往是确立自我价值感的需要　人是一种理性的动物。从一个人自我意识出现的那一天起,他就开始用一定的价值观来进行自我评判。当自我价值得到确立时,人在主观上就会产生一种自信、自尊和自我稳定的感受,这就是所谓的自我价值感。人的自我价值感一旦得到确立,生活就会富有意义,从而充满生活的热情。相反,如果一个人的自我价值感得不到确立,他就没有正常的自信、自尊和自我稳定感,此时,人就会自卑、自贬、自我厌恶、自我拒绝、自暴自弃。自我价值感完全丧失,人生不再有意义,人可能走上自毁、自绝的道路。

人的自我意识的保持和自我价值感的确立是通过社会比较过程来实现的。一个人只有将自身置于社会背景之中,通过将自己与别人进行比较才能确认自己的价值。所以,人需要了解别人,也需要通过别人来了解自己,需要同别人进行交往,建立并保持一定的人际关系。一个人必须不断地通过社会比较获得充分信息,相信自己是有价值的,才能保持其稳定的自我价值评判。如果社会比较的机会被长期剥夺,人就会因缺乏自我状况的社会反馈信息而导致个人价值感的危机,并产生高度的自我不稳定感。人是较难忍受自己的价值得不到肯定的。因此,自我不稳定感会引起人的高度焦虑,并促使人去同他人进行交流,进行有意无意的社会比较,以便获得有关自我状况的社会反馈,了解自我,使自己的行为具有明确的方向,并使自我价值感重新得到确立。

对社会比较现象的揭示和社会比较规律的发现,是社会心理学家近年来的杰出贡献。大量的科学研究揭示,人们对于自己的能力、性格与心理状态的评价,以及对人、对事、对物所持有的看法常常是不确定的。人们要想在这些方面做出明确的判断,必须通过将自身的状况与他人的状况进行比较,找到一个参照系,并确定了自己在这一参照系中的位置之后,才能形成明确的自我评价。

4. 人际交往是个人发展和人生幸福的需要　人际交往是个人社会化的起点和必经之路。社会化即个人学习社会知识、生存技能和文化,从而取得社会生活的资格,开始发展自己的过程。如果没有同其他个体的合作,个人是无法完成这个过程的。人只要活着,不管你是否愿意,都必须与人进行交往。人一生的成长、发展、成功,无不与同他人的交往相联系。从人际关系中得到信息、机遇、扶助可能助你走上一条成功之路。

在日常生活中,有些人往往认为,人的幸福是建立在金钱、成功、名誉和地位的基础之上的。西方心理学家克林格做了一个广泛的调查,结果发现,良好的人际关系对于生活的幸福具有首要意义。当人们被问到"什么使你的生活富有意义"的时候,几乎所有的人都回答,亲密的人际关系是首要的。自己的生活是否幸福取决于自己同生活中其他人的关系是否良好。如果同配偶、恋人、孩子、父母亲、朋友及同事关系良好,有深刻的情感联系,那就会感到生活幸福且富有意义。反之,则会感到生活缺乏目标、没有动力、不幸福。

(三) 人际关系的类型

人际关系的类型和形式比较复杂,可以从不同的角度对人际关系进行不同的分类。

从人际关系的内容来划分,可以把人际关系划分为经济关系、政治关系、法律关系、道德关系、信仰关系、文化关系等;从人际关系的状态来看,可以把人际关系划分为正常关系、竞争关系、协作关系、障碍与冲突关系以及封闭状态关系;从人际关系所产生的效应来看,可以分为三种,分别是有益的人际关系、有害的人际关系和中性的人际关系;按照人际关系的利益,又可以分为有利益的人际关系和无利益的人际关系;按照人际关系的情感,可以分为公事性的人际关系和私人性的人际关系。

从人际关系之间的人与人心理联结的不同性质上看,人际关系可以分为:①以感情为基础的人际关系。此类人际关系的特征是,存在于人与人之间的心理性连结是靠感情维系的,包括两种:一种为亲情关系,指亲子间与手足间的人际关系;另一种是友爱关系,指朋友间的友谊与爱人间的爱情关系。②以利害为基础的人际关系。此类人际关系的特征是,存在于人与人之间的心理性联结依据当事人经济、社会、权力、政治等各方面的利害得失转移。社会上一切"交易"式的活动,都是以利害关系为基础的。另外,社会心理学以其交往媒介为指标,将人际关系划分为如下四类:

1. 血缘人际关系　血缘人际关系是因血缘联系和姻亲联系结成的人际关系。这种人际关系以家庭为中心,成员间的交往构成祖孙、夫妻、婆媳、叔侄、甥舅、妯娌等。血缘人际关系,是人际关系中最直接、最普遍的关系。

2. 地缘人际关系　地缘人际关系,是由生活、活动于共同空间地理环境的人们形成的关系。地缘人际关系,常常以社会历史和文化为背景,使人际关系带有文化传统、心理纽带和乡土色彩,如:同胞、同乡、邻居等。地缘人际关系对于社会的作用和影响最为广泛。

3. 趣缘人际关系　趣缘人际关系,是人们在社会生活中因情趣相投而建立起来的人际关系。趣缘人际关系建立在共同的兴趣、爱好基础上,以人们之间的情感、趣味为媒介,如棋友、舞伴等朋友关系。

4. 业缘人际关系　业缘人际关系,是由共同的事业或志趣联结而成的人际关系。业缘人际关系打破了血缘人际关系和地缘人际关系的界限,以事业和志趣为纽带,这在人际关系中所占比例最大,对于社会最有影响。如师徒、师生、同事等以职业、行业、专业、事业为媒介建立的关系。

知识链接

叙 事 医 学

叙事医学(narrative medicine)的概念由美国哥伦比亚大学的丽塔·卡伦于2001年提出:"叙事医学在于建构临床医生的叙事能力,它是一种吸收、解释、回应故事和其他人类困境的能力,这种能力有助于临床医生在医疗活动中提升对患者的共情能力、职业精神、亲和力和自我行为的反思,其核心是共情和反思。"叙事医学的主要内容为"三焦点、三要素、两工具","三焦点"指的是人与人之间的关联性、人与人之间的共情、人类的情感特别是负面情感;"三要素"指的是关注、再现和归属;"两工具"指的是细读和反思性写作。"平行病历(也称叙事医学病历),是叙事医学的一种形式,平行病历记录疾病带给患者的主观感受,描摹诊治过程中医患双方的所思所悟,目的是使医生理解患者的经历和感受,达到与患者共情,并反思自己的临床实践"。叙事医学和中医学的学科特点有诸多相似之处,二者无论是从形式上还是理念上,都有异曲同工之妙。

二、人际关系理论

关于人际关系的理论有很多,本节将系统介绍人际关系的几种主要理论,并对这些理论进行简要的评述。

(一) 三维理论

美国社会心理学家舒茨(W.Schutz)以人际需要为主线提出人际关系的三维理论。首先,他提出了三种基本的人际需要;其次,他根据三种基本的人际需要,以及个体在表现这三种基本人际需要时的主动性和被动性,将人的社会行为划分为六种人际关系的行为模式。

舒茨认为,每一个个体在人际互动过程中,都有三种基本的需要,即包容需要、支配需要和情感需要。这三种基本的人际需要决定了个体在人际交往中所采用的行为,以及如何描述、解释和预测他人行为。三种基本需要的形成与个体的早期成长经验密切相关。

1. 个体都有三种基本的人际需要

(1)包容需要(inclusive need):指个体想要与人接触、交往、隶属于某个群体,与他人建立并维持一种满意的相互关系的需要。如果个体在早期能够与父母或他人进行有效的、适当的交往,就不会产生焦虑,就会形成理想的社会行为。这样的个体会依照具体的情境来决定自己的行为,形成适当的社会行为。反之,如果儿童的包容需要没有得到满足,就会与他人形成否定的相互关系,产生焦虑,倾向于形成低社会行为。在行为表现上倾向于内部言语,倾向于摆脱相互作用而与人保持距离,拒绝参加群体活动。

(2)支配需要(dominant need):指个体控制别人或被别人控制的需要,是个体在权力关系上与他人建立或维持满意人际关系的需要。个体在早期生活经历中,若是成长于既有要求又有自由度的民主气氛环境里,个体就会形成既乐于顺从又可以支配的民主型行为倾向,他们能够顺利解决人际关系中与控制有关的问题,能够根据实际情况适当地确定自己的地位和权力范围。而如果个体早期生活在高度控制或控制不充分的情境里,就倾向于形成专制型的或是服从型的行为方式,表现为倾向于控制别人或过分顺从、依赖别人。

(3)情感需要(need for affection):指个体爱别人或被别人爱的需要,是个体在人际交往中建立并维持与他人亲密的情感联系的需要。当个体在早期经验中没有获得爱的满足时,个体就会倾向于形成低个人行为,他们表面上对人友好,但在个人的情感世界深处,却与他人保持距离,总是避免亲密的人际关系。而在早期生活中经历了适当的关心和关爱的个体,他们总能适当地对待自己和他人,能恰当地表现自己的情感和接受别人的情感,又不会产生爱的缺失感。他们能够依据具体情况与别人保持一定的距离,也可以与他人建立亲密的关系。若个体在早期经历中被溺爱,这些个体会在任何方面都试图与他人建立和保持情感联系,会强烈地寻求爱,过分希望自己与别人有亲密的关系。

舒茨的三维理论在解释群体形成与群体分解中提出群体整合原则,即群体形成的过程开始是包容,而后是控制,最后是情感,这种循环不断发生。群体分解的原则是反其序,先是感情不和,继而失控,最后难以包容,导致群体分解。童年期的人际需要是否得以满足以及由此形成的行为方式,对其成年后的人际关系有决定性影响。

2. 人际关系的六种取向 舒茨认为,上述三种基本的人际需要都可以转化为行为动机,使个体产生行为倾向,而个体在表现三种基本人际需要时,又分为主动的和被动的两种情况,于是个体的人际行为倾向就可以被划分为六种,如表2-1所示。

表2-1 人际关系的六种取向

需要 \ 行为倾向	主动	被动
包容	主动与他人交往,积极参与社会生活	期待他人吸纳自己,往往退缩、孤独
支配	喜欢控制他人,能运用权力	期待他人引导,愿意追随他
情感	表现对他人喜爱、友善、同情、亲密	对他人显得冷淡,负性情绪较重,但期待他人对自己亲密

(二) 社会交换理论

社会学家霍曼斯(G.C.Homans)采用经济学的概念来解释人的社会行为,提出了社会交换理论。他认为人和动物都有寻求奖赏、快乐并尽少付出代价的倾向,在社会互动过程中,人的社会行为实际上就是一种商品交换。人们所付出的行为肯定是为了获得某种收获或者逃避某种惩罚,希望能够以最小的代价来获得最大的收益。人的行为服从社会交换规律,如果某一特定行为获得的奖赏越多,他就越会表现出这种行为,而某一行为付出的代价很大,获得的收益又不大,个体就不会继续从事这种行为。这就是社会交换理论。

霍曼斯指出,社会交换不仅是物质的交换,而且还包括了赞许、荣誉、地位、声望等非物质以及心理财富的交换。个体在进行社会交换时,付出的是代价,得到的是报偿,利润就是报偿与代价的差值。个体在社会交往中,如果给予别人的多,他就会试图从双方的交往中多得到回报,以达到平衡。如果他付出了很多,但得到的却很少,他就会产生不公平感,就会终止这种社会交往。只有当个体感到自己的付出与收益达到平衡时,或者自己在与他人进行社会交往时,自己的报偿与代价之比相对于对方的报偿与代价之比是同等的时候,个体才会产生满足感,并希望双方的社会交往继续保持下去。

(三) 公平理论

一些研究者指出社会交换理论忽视了关系中一个重要因素——公平。公平理论(equity

theory）认为，人们并非简单地以最小代价换取最大利益，他们还要考虑关系中的公平性，即关系双方贡献的成本和得到的回报基本是相同的，公平的关系才是最稳定、最快乐的关系。根据公平理论，过度受益和过度受损的关系中，交往双方都会对这种关系感到不安，且双方都有在关系中重建公平的动机。过度受损的一方会不开心很容易理解，但研究表明，过度受益的个体也会感到烦恼。研究者认为可能的原因是，公平是一个强有力的社会标准，因此利益不均衡会让人不舒服，甚至感到内疚。

在长期的亲密关系中，交换理论和公平理论都变得复杂起来。例如，你可能乐意帮同学记医患沟通学的笔记，但你显然希望他也会帮你记下英语笔记。相反，你和你最好的朋友在双方需要的时候可能经常帮忙，但谁也不会总记得付出了什么又得到了什么。为此，克拉克和米尔斯（Clark & Mills）区分了两种类型的关系：交换关系（exchange relationship）和共有关系（communal relationship）。在两种关系中，交换过程都在发生，但是规范利益的付出和回报的规则却有显著差异。在交换关系中，人们受公平原则支配，付出利益的同时期望能在不久的将来回收同等的利益。交换关系经常发生在陌生人或偶然认识的人之间或业务关系上，身处交换关系中的人不会觉得自己对对方的幸福有特别的责任。相反，在共有关系中，人们会切实感受到自己对对方的需要负有责任。人们最关注的是对他人需要做出回应，表明自己对对方的关心，并不期望不久就要得到对方同样的回报。共有关系通常发生在家庭成员、朋友和恋人之间。

三、人际关系的形成和发展

日常生活中我们常说，某某与某某无话不说、亲密无间，而某某与某某之间则形同陌路，这就是我们对人际关系程度的描述。人际关系发展的过程是由较窄范围内的表层交往，向较广范围的密切交往发展。人们根据对交换成本和回报的计算来决定是否增加对关系的投入。

（一）人际关系的形成

一般来说，良好人际关系的建立与发展，需要经历一个从注意表层接触到亲密融合的发展阶段。交往刚开始，彼此未意识到对方的存在，双方关系处于零接触阶段。只有当一方开始注意到另一方，或双方相互注意时，交往才开始确立，交往活动才开始全面展开。此时，如果彼此的情感不断卷入和融合，共同的心理领域就会不断扩大，一段时间后，良好的人际关系水到渠成。奥尔特曼和泰勒（I.Altman，D.A.Taylor）经过对人际关系的系统研究后认为，良好人际关系的形成和发展，一般需要经过定向、情感探索、情感交流和稳定交往4个阶段。这和莱文格等人的研究结论基本一致。说明人与人之间的关系从开始时的无关，到最后形成良好的人际关系，确实需要经过不断的积累和演化，彼此相互作用的水平由低级向高级发展，由弱逐渐变强。

1. 定向阶段　在此阶段，包括对交往对象的注意、选择及初步沟通等方面的心理活动。在人际交往中，人们对交往的对象具有很高的选择性。进入一个交往场合时，人们往往会选择性地注意某些人，而对另外一些人视而不见，或者只是礼貌性地打个招呼。对于注意到的对象，人们会进行初步的沟通，谈谈无关紧要的话题。这些活动，就是定向阶段的任务。

2. 情感探索阶段　如果在定向阶段双方有好感，产生了继续交往的兴趣，那么就可能有进一步的自我表露，例如工作中的体验、感受等，并开始探索在哪些方面双方可以进行更深的交往。这时，随着双方共同的情感领域的发现，彼此沟通越来越广泛，有一定程度的情感卷入，但是还不会涉及私密性的领域。双方的交往还会受到角色规范、社会礼仪等方面的制约，比较正式。

3. 情感交流阶段　如果在情感探索阶段双方能够谈得来,建立了基本的信任感,就可能发展到情感交流的阶段,彼此有比较深的情感卷入,谈论一些相对私人性的问题,例如相互诉说工作、生活中的烦恼,讨论家庭中的情况等。人际关系发展到这一阶段,双方关系的性质发生重要的变化。双方的信任感、安全感开始建立,彼此沟通的深度有所发展并有较深的情感卷入,双方会提供评价性的反馈信息,进行真诚的赞许或批评。

4. 稳定交往阶段　情感交流如果能够在一段时间内顺利进行,人们就有可能进入更加密切的阶段,双方成为亲密朋友,彼此在心理相容性方面进一步拓展。允许对方进入自己的私密性领域,自我暴露广泛而深刻,相互关心和情感卷入也更多,一旦分离或产生冲突,会出现某种焦虑、牵挂或烦躁的情绪。一般来说,能够达到这种境界的关系相当少,这也就是人们常说的"人生得一知己足矣""千古知音最难觅"。而真实的生活中,许多人都是在前三个阶段的同一水平上简单重复。

(二) 人际关系的恶化

如前所述,人际关系的发展过程同样也包含着反向(负向)发展,即人际关系的恶化。从日常生活中人们发现,人有一见如故成为知己的,也有瞬间反目成仇的,也有泛泛之交相熟而已的。大千世界,纷繁复杂,人际关系的恶化只是其中的一幕。

1. 人际关系恶化的原因　导致人际关系亲密程度减弱的主要原因有 10 个方面:

(1)空间上的分离:交往的一方迁徙到别的地方,虽然分离的双方可以通过电话、电子邮件、微信等形式保持联系,但是最现代的通信工具也取代不了面对面交往。

(2)新朋友代替了老朋友。

(3)逐渐不喜欢对方行为上或人格上的某些特点:一方面个人的喜好标准可能发生变化,另一方面交往中可能发现对方的一些新的特点,而这些特点恰恰是另一方不喜欢的。

(4)交换回报水平的变化:即一方没有按照另一方所期望的水平给予回报。

(5)妒忌或批评。

(6)对与第三方的关系不能容忍:在亲密关系中,这一点比较突出,因为亲密关系,尤其是异性之间的亲密关系往往有一定程度的排他性。

(7)泄密:即将两人之间的秘密透露给其他的人。

(8)对方需要时不主动帮忙。

(9)没表现出信任、积极肯定、情感支持等行为。

(10)一方的"喜好标准"发生了改变。

2. 人际关系破裂的过程　根据人际冲突和内耗的性质和程度,可以把人际关系的恶化过程划分为以下阶段:

(1)分歧:双方在观念上的不同点扩大、心理距离增加、接纳性下降。在知觉和理解上都朝不利于双方关系的方面倾斜,彼此都感到开始难以准确地判断对方。

(2)收敛:在此阶段,双方的自发沟通减少。谈话高度注意、高度选择,指向减少彼此的紧张和不一致。但还不足以明确表示对彼此的关系不再有兴趣,表面上仍试图维持关系状态良好的印象。

(3)冷漠:双方放弃增进沟通的努力,不太愿意直接谈话,多用缺乏热情的非言语方式。这一阶段会维持很长时间,原因一是期望关系仍然朝好的方向发展,二是考虑到自身的利益,很难马上适应突然失去某种关系的支持。如婚姻危机即是此种情况。

(4)逃避:双方关系恶化,相互回避,很难判断对方的情感状态和预言对方的行为反应。双方尽量避免直接的询问、提出要求。此时很容易发生纯粹主观的误解,有强烈的自我保护倾向,对本来正常的人际行为都会有过敏的反应。

(5)终止:在时间上,有的立即完成,有的时候拖延很久,在方式上也各种各样。明显的标志是,在先前关系恶化的基础上发生一次直接的、激烈的冲突,或前几个阶段关系恶化的自然延续。

3. 人际关系破裂的预防　认清人际冲突或分歧的本质,并学会建设性地处理分歧或冲突,可以有效地减少人际关系恶化和破裂的发生。我们必须懂得,由于每个人有其不同于任何其他人的经历、有自己独特的情感、理解和利益背景,因此,人与人之间出现不一致或冲突是不可避免的。无论什么样的关系,也无论关系有多么深刻、情感有多么融洽,都可能出现冲突。因此,在同任何人交往的过程中,都应该对可能出现的冲突有所准备。

预计冲突是正确了解冲突并建设性地处理冲突,避免在冲突中付出不必要的更大代价的最有效途径。人是情绪化的动物,过于激动的时候,思维会受到明显的干扰,很难保持对事情的正确判断。用移情的方式去体验别人为什么出现那样的言行,可以有效地帮助我们正确理解别人,避免判断的错误,也可以防止发生不恰当的体验和行为。

懂得上述必要的知识,在实际生活中,会发现很多的人际冲突都是可以避免的。解决人际冲突的有效步骤有:

(1)相信一切冲突都可以理性而建设性地获得解决。

(2)客观地了解冲突的原因。

(3)具体地描述冲突。

(4)向别人核对自己有关冲突的观念是否客观。

(5)提出可能的解决冲突的办法。

(6)对提出的办法逐一进行评价,筛选出最佳的解决途径,最佳方法必须对双方都最有益。

(7)尝试使用选择出的最佳方法。

(8)评估实现最佳方案的实际效应,并按照给双方带来最大利益和有利于良好人际关系维持的原则给予修正。

四、人际关系的改善

案例分析

引言:世界上没有一种长久的亲密关系是长期和平的。分歧、争吵、融合是一切令人满意的人际关系的恒定特征。人际关系双方应该懂得冲突是人际关系存在的一部分,为了维持双方融合的感情关系,双方必须学会一些改善人际关系的技能。

人际交往受挫引发的心身问题

小雪来自某经济发达的省会城市,从小生活条件优越,很受家人宠爱,上大学前从来没住过集体宿舍。上大学后,小雪总是以自我为中心,我行我素,看谁都不顺眼,生活自理能力很差,经常影响舍友休息……内向的她不擅长与人沟通,经常独来独往。她感到自己越来越孤独,不喜欢回宿舍,只有睡觉才回去。她开始失眠,情绪低落,食欲下降,精神状态越来越差,身体急剧消瘦,甚至连听课效率也变低,最后她终于病倒了。

分析:小雪在适应大学的人际关系环境中遇到了挫折,在人际交往中出现了人际关系问题,导致她产生心理、生理问题。小雪需加强人际交往基本知识的学习,完善自己个性,积极改变不良习惯,加强人际交往原则、人际交往能力学习,掌握人际交往的基本方法和技巧。

（一）人际关系的原则

1. 真诚原则 近年来的研究一致表明,真诚是最受欢迎的人格品质。人作为社会动物,需要自己在物理环境和社会环境中都处于一个安全的境地。真诚使人们对于与自己交往的人对自己会有怎样的行为有明确的预见性,因而更容易建立对其的安全感和信任感。而不真诚或欺骗则意味着对方对于自己究竟会做什么是不确定的,自己就有可能受到侵害。

2. 相互性原则 人际关系的基础是彼此间的相互重视与支持。任何个体都不会无缘无故地接纳他人。喜欢是有前提的,相互性就是前提,我们喜欢那些也喜欢我们的人。人际交往中的接近与疏远、喜欢与不喜欢是相互的。

3. 交换性原则 人际交往是一个社会交换过程。交换的原则是个体期待人际交往对自己是有价值的,即在交往过程中的得大于失,至少等于失。人际交往是双方根据自己的价值观进行选择的结果,人都有友爱和受人尊敬的需要,都希望得到别人的平等对待。人们之间的心理沟通,是主动的、相互的、有来有往的。

4. 自我价值保护原则 自我价值是个体对自身价值的意识与评价,自我价值保护是一种自我支持倾向的心理活动,其目的是防止自我价值受到否定和贬低。由于自我价值是通过他人评价而确立的,个体对他人评价极其敏感,对肯定自我价值的他人,个体对其认同和接纳,并反投以肯定与支持,而对否定自我价值的他人则予以疏离,此时可能激活个体的自我价值保护动机。

（二）人际交往能力的培养

人际交往的能力直接影响着良好人际关系的建立。培养自身人际交往能力,可以从以下4个方面着手。

1. 改善认知模式 首先,要求人们能充分认识人际关系的意义和重要性,对学会与人相处和协调人际关系采取积极的态度。其次,要正确认识自己和他人,平等地与人交往。现实生活中的每个人都有自己的长处和短处,与人交往时不要自傲自负,不要拿自己的长处比别人的短处。交往中也不要自卑,自卑是影响人际交往的障碍,是交往的大敌。自卑表现在人际交往活动中的缺乏自信,它直接阻碍一个人走向社会,危害个人发展和人际交往。自信是人生最好的财富,每个人都有自己的不足,正视自己的短处,勇于把自己的短处转化为长处,克服自卑就能成功交往。

2. 完善性格,增强人际吸引因素 确立较高的人格目标,学习别人的长处。不断充实自己,完善自己,增强自己的人际吸引因素,是培养交往能力,获得交往成功的前提,是搞好人际关系的根本所在。人际吸引是指交往对象之间彼此互相喜欢、尊敬、爱慕的心理倾向,与不满、厌恶、蔑视等人际排斥的心理倾向相反。增强人际吸引最好的办法就是完善自我人格。

人际吸引因素主要包括:

(1)正确的人生观:人生观决定一个人的思想倾向和精神面貌。人生观以理想、信念、动机、兴趣等具体形式表现在人际交往中,只有以无私奉献的精神对待周围的人和事,才会焕发出强大的吸引力和凝聚力,激发别人产生与之交往的愿望。

(2)高尚的品德修养:良好的品德修养可以给人以信任和安全感。人们都愿意与具有真诚守信、谦虚大度、虚怀若谷、宽容他人等良好品质的人交往,不欺诈,守信用,诚恳谦和,坦然为人,乐于助人的品格自然为人所喜欢,具备这种品质的人必然会有很强的人际吸引力。因此,努力塑造自己良好的道德品质,对增强人际吸引因素极为重要。

(3)良好的心理品质:心理品质是一个人的志向、意志、情绪、兴趣、气质、性格等的心理特征。志向宏伟,兴趣高雅广泛,意志坚定,情绪乐观,为人豁达、慷慨、幽默、风趣、热情开朗、稳重宽厚、善解人意以及富有同情心、正义感、办事认真等,都是人际交往必备的心理品质,在人际交往中具有极大的魅力。在社交场合中,那些善于调侃、富有幽默感和待人接物随和宽容的人,常常成为人们注意的中心和乐于交往的人,这样的人也更容易找到朋友,赢得大家的好感。

(4)智慧和才能:通常智慧和才能可以带给人以力量,也是人际吸引的重要因素。尤其在现代社会,科学技术成为第一生产力,个人的智力才能越来越成为其人格魅力的重要部分。因此掌握丰富的知识和锻炼培养自己各方面的能力,能大大地增强吸引力。当代的青年学生,在学习上的互相帮助,各种才能如书画、文艺、体育、组织管理等的锻炼提高,都是其全面发展的内在需求。

3. 掌握交往的艺术　在社会生活中,与人交往的基本方法和技巧主要有以下几点:

(1)注意自我形象:良好的个人形象和大方的仪表是人际交往的基础。在现代社会交往中,人们比以往更注重对方的外表和风度。容貌化妆、装束穿戴等,不仅要符合自己的年龄、身份,还要根据交往的对象、场合的不同而有所区别。

(2)正确运用语言技巧:交谈中要妥善地运用赞扬和批评。赞扬能释放出一个人身上的能量以调动其积极性,训斥会使一个人情绪低落、体力下降。赞美需要艺术,充分地、善意地看到他人的长处,因人、因时、因场合适当地赞美,不管是直率、朴实,还是含蓄、高雅,都可收到很好的效果。但赞美不能滥用,好心的赞美必须恰如其分,千万不能言过其实,否则过犹不及。

(3)注意动作行为:合理地运用礼节性行为。运用得当的礼节性行为有助于增进人际关系,礼节性行为使用得当会使人产生一种亲切感,在交往中采取恰当的身体姿态,有利于融洽人际关系。与人交谈时"洗耳恭听"是最基本的礼貌。交谈中要尊重对方,不要随意插言打断别人的谈话,学会虚心倾听别人的讲话,这样能赢得别人对自己的好感。

(4)把握对方心境:交往中善于体察对方的心境,适时恰当地予以心理满足,有利于良好人际关系的建立。不同心境下的人有不同的情感需要,交往中若能恰当地把握,根据不同心境下的不同情感的需要,适时地予以满足,往往会大大缩短交往双方的心理距离,有利于交往顺利进行,进一步交往程度的加深。

4. 培养真挚的友谊　现代生活中人与人之间需要真情和友谊,良好人际关系中离不开真挚的友谊。交往和友谊,皆源于人的情感生活,真正的友谊是人与人之间的亲密情谊,体现的是人与人之间的友爱,是相互间爱的给予。有的人常常不易接受别人的批评,却能接受朋友的规劝,正是由于知道友谊的体现者——朋友是爱护他尊重他的。真正的友谊是一种崇高的道德力量,是人类美德化为情感的无偿赐予,它能沟通心灵、美化生活、稳定和巩固社会。

在人际交往中要获得和发展友谊,要做到:

(1)与人为善,以心换心:现代社会生活中,人们要获得友谊,发展友谊,首先要与人为善。一个人虽然不能对每一个人都表达爱心,但却能对每一个接触或相处的人表达善意。与人为善就是在播种友谊,与人为善就能广交朋友。

(2)学会宽容,善于原谅:大千世界,芸芸众生,各种各样性格、爱好的人都有,不能只用一种标准去要求他人。原谅他人不是好坏不分、软弱可欺、有失体面的表现,而是磨炼了大度的性格,遇事讲涵养,能避免许多无谓的纠葛和争执,生活的路就会越走越宽。原谅决不是无原则的忍让,它是一种自身的不断完善。善于原谅是一种美德,一种教养。

(3)严于律己,谨慎择友:人与人的频繁交往中,要获得真挚的友谊,须严于律己,谨慎择友。严于律己就是要求自己具有较高的思想境界,品行端正,作风正派。谨慎择友是指交朋友一定要慎重,交朋友应有所选择。在相知程度上追求知心朋友与尽量扩大友谊圈广交一般的朋友是统一的,相辅相成的。

知识链接

佩皮劳(Peplau)人际关系理论

美国护理学家赫得嘉·佩皮劳(Hildegard Peplau)提出的人际关系理论以护患关系为核心,认为护理是一个治疗性的、有意义的人际交往过程,护士和患者双方在人际互动中都是受益者。提出护患互动关系的形成需要经历认识期、确认期、进展期和解决期4个阶段。认识期是护患处于陌生状态的阶段,护士帮助患者认识和理解疾病、明确患者需要解决的问题;确认期是护患建立治疗性关系的阶段,护患共同制订护理计划,护士为患者提供适当的专业性帮助;进展期是护患确定共同目标的阶段,护士作为资源提供者、教育者、领导者,运用专业知识技能解决患者多种问题,帮助患者朝目标前进;解决期是护患关系的解除阶段,患者治疗任务结束护患关系随之解除。4个连续阶段相互联系,贯穿于护患关系的整个时期,每个阶段明确了护患的任务,有利于护患双方达成共同目标,共同解决问题。

复习思考题

1. 请谈谈怎样提高自己的人际吸引力。
2. 谈谈学习马斯洛需要层次理论后的体会。
3. 简述建立新型医患关系的具体伦理要求。
4. 你认为应如何加强医患双方的法律意识从而更好构建和谐的医患关系?

●(王文烜　习春婷　王 力　吴红顺　张 樔)

0202
扫一扫
测一测

PPT 课件

第三章

医患沟通的原则与类型

学习目标

知识目标：知晓医患沟通的基本原则和具体原则；了解医患沟通的类型。

能力目标：具备在不同医患沟通类型中运用医患沟通具体原则的能力。

素质目标：通过模拟不同医患沟通情境和角色扮演等多种形式，可以将医患沟通基本原则与具体原则在未来医学之路中生动实践，努力实现医患双向奔赴。

第一节　医患沟通的原则

医患沟通关系生命和健康，应该遵循一定的基本原则和相关的具体原则。

一、医患沟通的基本原则

（一）以患为本原则

以患为本原则的实质是尊重患者，尊重生命。

唐代《备急千金要方》序言"以为人命至重，有贵千金，一方济之，德逾于此，故以为名也"。孙思邈认为人的生命最为重要，比千金还要贵重，一剂方药治好疾病，高尚品德莫过于此，因此以千金命名此书。

1948 年世界医学会《日内瓦宣言》提出"值此就医生职业之际，我庄严宣誓为服务于人类而献身……我一定把病人的健康和生命放在一切的首位……对于人的生命，自其孕育之始，就保持最高度的尊重"。

1988 年卫生部《医务人员医德规范及实施办法》："救死扶伤，实行社会主义的人道主义，时刻为病人着想，千方百计为病人解除病痛。"

2005 年卫生部和国家中医药管理局提出"牢固树立以'病人为中心'服务理念和为人民服务宗旨"。

2021 年《中华人民共和国民法典》提出人格权编，推动尊重生命的医患沟通。

2022 年《中华人民共和国医师法》："医师应当坚持人民至上、生命至上，发扬人道主义精神，弘扬敬佑生命、救死扶伤、甘于奉献、大爱无疆的崇高职业精神。"

思政元素

生 命 至 上

2020 年 8 月 11 日第十三届全国人民代表大会常务委员会第二十一次会议决定：授予钟南山"共和国勋章"，授予张伯礼、张定宇、陈薇（女）"人民英雄"国家荣誉称号。

钟南山，长期致力于重大呼吸道传染病及慢性呼吸系统疾病的研究，84 岁高龄的他，接到通知立即勇毅逆行武汉，矢志不渝战斗在人民需要的最前线。张伯礼，长期致力于中医药现代化研究，72 岁的他不顾急性胆囊炎发作，作为江夏方舱医院名誉院长带领"中医国家队"展示中医药魅力，中医药贯穿防治全过程。张定宇，武汉金银潭医院院长，作为渐冻症患者，他冲锋在前，身先士卒，团结带领全院干部职工始终坚守在急难险重岗位上，以实际行动书写了对党和人民的忠诚。陈薇，长期从事生物防御新型疫苗和生物新药研究，用自己的专业、拼搏与实干捍卫生命，全力攻坚克难，在基础研究、疫苗、防护药物研发方面取得重大成果，为疫情防控作出重大贡献。

广大医务人员白衣为甲，逆行出征，舍生忘死，挽救生命，诠释"生命至上"，这是医务人员以患为本，敬佑生命人文精神的时代印证。

（二）因患施言原则

因患施言原则的前提是认识患者，理解患者。

古希腊苏格拉底曾言："语言、药物、手术刀是医生的三大法宝。"语言居于首位，凸显对每一位从医者医患沟通素质的高标准、严要求；善判断、重分析；巧引导、可执行；有实效，解疾病；施暖语，进良言。

明代李中梓《医宗必读·不失人情论》有言："动静各有欣厌，饮食各有爱憎，性好吉者危言见非，意多忧者慰安云伪，未信者忠告难行，善疑者深言则忌，此好恶之不同也。"说明了医者需要认识患者：善于判断患者性格特点、情绪状态、表达方式、心理状况、人格特征，分析患者言语的表象和本质。

《灵枢·师传》："导之以其所便，开之以其所苦。"医者需要理解患者，相对于医者，患者或多或少存在对医学知识认识的不足和对疾病认识的误区。对于不同的患者如何引导、如何劝诫，使得适宜的医疗规程可以有序执行，是值得每一位医者认真思考的问题。

"良言一句三冬暖，恶语伤人六月寒。"医者需要对患者施暖语进良言：好话也需要医者有好的表达方式，忠言也可以不逆耳；不好的话医者也可以适宜方式表达，令患者易于接受。

即使同样一句话，不同的患者在不同的情境、不同的心情、不同的场合、不同的时间听；不同的医者以不同的语气、不同的语调、不同的音量、不同的音色说，本身医者传达的意思、患者理解的意思就可以如万花筒般形形色色。

（三）为患保密原则

为患保密原则的关键是依法保护患者合法权益。

1948 年世界医学会《日内瓦宣言》："病人吐露的一切秘密，我一定严加信守，绝不泄露。"

1988 年卫生部《医务人员医德规范及实施办法》："为病人保守医密，实行保护性医疗，不泄露病人隐私与秘密。"

2005 年卫生部和国家中医药管理局提出"提供私密性良好的诊疗环境"。

2021 年《中华人民共和国民法典》第 1226 条"医疗机构及其医务人员应当对患者的隐

私和个人信息保密。泄露患者的隐私和个人信息,或者未经患者同意公开其病历资料的,应当承担侵权责任"。

2021 年卫生健康委、医保局、中医药局制定《医疗机构工作人员廉洁从业九项准则》:"恪守保密准则,不泄露患者隐私。确保患者院内信息安全。严禁违规收集、使用、加工、传输、透露、买卖患者在医疗机构内所提供的个人资料、产生的医疗信息。"

2022 年《中华人民共和国医师法》:"依法保护患者隐私和个人信息。"

在医者病史采集、体格检查、辅助检查和治疗疾病过程中,常涉及患者隐私与身体秘密,如生理缺陷、不良生活方式、心理问题、怪癖行为等,在不损害社会公众权益前提下,医者应严守患者的秘密。如果患者的隐私涉及法律法规,则必须执行有关规定,如传染病需要在一定时限内上报卫生管理部门,某些传染病需要及时采取合理的隔离措施,以避免疾病传播危害其他人民群众的身体健康和生命安全。

(四) 与患同情原则

与患同情原则的内涵是真诚理智,同频共情。

《孟子·公孙丑上》:"恻隐之心,仁之端也。"

《本草纲目》夏良心序:"夫医之为道,君子用之以卫生,而推之以济世,故称仁术。"

明代龚廷贤《万病回春·医家十要》:"一存仁心。乃是良箴,博施济众,惠泽斯深。"

明代裴一中《裴子言医》:"医以活人为心,视人之病,犹己之病。"

清代喻昌在《医门法律》提到:"医,仁术也。仁人君子,必笃于情,笃于情,则视人犹己,问其所苦,自无不到之处。"同情之"同"是医者与患者同频共振,视人犹己。

1988 年卫生部《医务人员医德规范及实施办法》提出:"态度和蔼,同情、关心和体贴病人。"2005 年卫生部和国家中医药管理提出"温馨、细心、爱心、耐心,医疗服务更加贴近群众"。

2022 年《中华人民共和国医师法》提出"关心、爱护患者"。

2022 年中国医师协会《住院医师规范化培训内容与标准》明确指出"富有同情心、责任感与利他主义精神,履行'以病人为中心'的行医理念"。

与患同情之"情"是指医者与患者情感共享,真诚理智。与患同情是医患人际交往的需要,更是治疗疾病的需要。在此过程中一方面存在情感不足,需要加强医者与患者真诚情感交流,即医者应该而且必须在医患沟通中赋予情感,在口头语言、面部语言、肢体语言、书面语言中体现出视人之病,犹己之病。另一方面存在情感过度,需要医者和患者将自身情感调控在理智范畴,如医者应保持客观,不因某些患者疼痛叫喊而情绪紧张,心慌意乱,手足无措,动作变形;不因个别患者无礼行为而情绪激动,心情烦躁,拳脚相向,动作失控。与患同情"过"与"不及"均不可取。正如晋代杨泉《物理论·论医》所说:"夫医者,非仁爱之士,不可托也。"医者宜真诚理智,"存仁心、行仁术、为仁人",不负患者所托。

(五) 医患共同决策原则

医患共同决策原则的核心是具体、明确、全程、形式、主体。

1988 年卫生部《医务人员医德规范及实施办法》:"时刻为病人着想……实行保护性医疗。"

2005 年卫生部和国家中医药管理局提出"自觉维护病人的权利,充分尊重病人的知情权和选择权,主动加强与病人的交流,耐心向病人交待或解释病情"。

2021 年《中华人民共和国民法典》1219 条:"医务人员在诊疗活动中应当向患者说明病情和医疗措施。需要实施手术、特殊检查、特殊治疗的,医务人员应当及时向患者具体说明医疗风险、替代医疗方案等情况,并取得其明确同意;不能或者不宜向患者说明的,应当向患者的近亲属说明,并取得其明确同意。"

2021年卫生健康委、医保局、中医药局制定了《医疗机构工作人员廉洁从业九项准则》,其指出"依据规范行医,不实施过度诊疗。严格执行各项规章制度,在诊疗活动中应当向患者说明病情、医疗措施……客观公正合理地根据患者需要提供医学信息、运用医疗资源"。

2022年《中华人民共和国医师法》:"医师在诊疗活动中应当向患者说明病情、医疗措施和其他需要告知的事项。需要实施手术、特殊检查、特殊治疗的,医师应当及时向患者具体说明医疗风险、替代医疗方案等情况,并取得其明确同意;不能或者不宜向患者说明的,应当向患者的近亲属说明,并取得其明确同意。"

医患双向提升对知情同意的重视程度:临床使用的知情同意书是打印版,以往一般是患者或家属听了医者的讲述后签名字。然而,有的患者或家属可能并未仔细阅读知情同意书所有的内容,或虽已阅读,但有些内容自己还不清楚就签了字。现在医者都会告知患者或家属在明确并且没有任何不清楚的问题后,再在知情同意书上写明已了解病情、已同意手术方案等,并签名。

2022年中国医师协会《住院医师规范化培训内容与标准》明确指出"有效获取病人的病情信息或向病人(家属)传达病情信息;尊重病人(家属)的个体需求,通过充分沟通实现医患共同决策。"

医患共同决策需要做到具体说明、明确同意、全程沟通、主体合法。

具体说明:医者对病情判断和解释,应具体与患者沟通,具体告知患者诊断结果、治疗方案、干预措施;患者对医者讲述有不清楚之处或不同意见应与医者沟通。

明确同意:医者对病情判断和解释,应明确与患者沟通,明确告知患者诊断结果、治疗方案、干预措施;患者或家属不只是签个名字,更要明确表示对整个治疗内容已理解并同意。

全程沟通:诊疗过程需要医患双方全程沟通,医者与患者共同参与医疗过程和治疗协商决策。

主体合法:患者是知情同意权的权利主体,近亲属只是患者的代理人,医疗决策权属于患者。患者的同意或者拒绝才是医疗行为取得合法性的依据。"不能或者不宜向患者说明"的情况下,应当向患者的近亲属告知。《中华人民共和国民法典》第1045条第一款规定了近亲属范围:配偶、父母、子女、兄弟姐妹、祖父母、外祖父母、孙子女、外孙子女。

例如临床实践中,患者入院签署授权委托书,指定代理人作为其在特殊情况下接受告知的人。代理人只能在近亲属中指定,即使没有患者授权委托书,近亲属有法定的权利在特殊情况下接受告知。还有对一些自身选择困难、本人不能决定、年龄尚幼的儿童、精神障碍的患者等,与其家属的沟通有助于共同决策。在患者知情同意情况下,与患者家属保持沟通,有益于明确了解患者的家庭及生活情况,有益于具体准确地寻找出病因,有益于制定可行性干预措施,有益于医患共同决策的全面性。

二、医患沟通过程中的具体原则

(一)平等主体原则

1. 以患为本,平等对待所有患者

(1)唐代《备急千金要方·大医精诚》:"若有疾厄来求救者,不得问其贵贱贫富,长幼妍媸,怨亲善友,华夷愚智,普同一等,皆如至亲之想。"

(2)1948年世界医学会《日内瓦宣言》:"我决不让我对病人的义务受到种族、宗教、国籍、政党和政治或社会地位等方面的考虑的干扰。"

(3)1988年卫生部《医务人员医德规范及实施办法》:"对待病人,不分民族、性别、职业、地位、财产状况,都一视同仁。"

2. 以患为本,平等对待就医需求 2021 年卫生健康委、医保局、中医药局制定了《医疗机构工作人员廉洁从业九项准则》:"维护诊疗秩序,不破坏就医公平。坚持平等原则,共建公平就医环境。严禁利用号源、床源、紧缺药品耗材等医疗资源或者检查、手术等诊疗安排收受好处、损公肥私。"

3. 医患双方主体平等 既规范医疗服务,也规范患者就医。

一方面,《中华人民共和国民法典》促进医者重视患者基本民事权利。例如在临床实践中,某医者定期出门诊,很有可能临时出现一些情况无法按时出诊,规范的医疗服务行为应当是医疗机构努力为患者提供适宜办法以保障患者就医需求可以实现。如果患者不能等待,医方可以协助其转诊;患者愿意等待,医方可以协助安排等。

另一方面,《中华人民共和国医师法》保障医师合法权益,医师依法执业,受法律保护。例如临床实践中,某患者预约挂号后反复未按时就医,那么挂号平台就会依照爽约的规定予以后续挂号的一些限制,目的是规范患者就医行为,保障医者出诊秩序和其他患者就医合法权益。

(二)尊重人格原则

1. 以患为本,尊重患者人格 1948 年世界医学会《日内瓦宣言》提出"对于人的生命自其孕育之始就保持最高度尊重"。1988 年卫生部《医务人员医德规范及实施办法》指出"尊重病人的人格与权利"。

人格权益保障,决定每一个人在社会中是否受到尊重,这一点在医患沟通中愈加受到关注。

2. 尊重医者人格,不受侵犯 医者既担负保护人民健康神圣职责,同时和患者一样也是百姓。

2022 年《中华人民共和国医师法》指出全社会应当尊重医师,推动在全社会广泛形成尊医重卫的良好氛围。医师的人格尊严、人身安全不受侵犯。

3. 相互尊重人格 医患彼此尊重,医患良好沟通。

人格权独立成编是《中华人民共和国民法典》的亮点和创新,其实重视人格权应始终体现在医疗的每一个环节。《中华人民共和国民法典》对医者和患者人格权保护的完善是改善医患关系的重要一环。

(三)科学认知原则

1. 因患施语,科学认知患者 患者外在的特征:不同的性别和年龄;迥异的性格与脾气;有别的学识和职业;各自的家庭与单位;个体的躯体症状与心理感受。

患者内在的特征:不同的阅历和修养;迥异的心态与认知;有别的精神境界和价值取向;各自的情志与反馈。

2. 因患施语,科学认知疾病 疾病种类、病情、治疗难易程度不同;心理状态不同,对医疗语言敏感性不同。

3. 医者充分认识所接诊患者 针对不同患者和不同疾病选择适宜表达方式和表达内容,绘制每一位患者独有的医患沟通专属图案。

(四)严谨入微原则

1. 因患施语,谨慎表述 临床实践中,有时患者可能是竖着耳朵听医者和别人的谈话,对其中提到自己的只言片语都非常在意。医者语言会对患者心理有影响,患者会关注医者所说的有关自己疾病的病情分析、诊断结论、预后评估、治疗措施等。临床实践中,可能对医者来说很平常的病情,有时患者会特别恐慌。因此医者需要谨慎表述、准确表述,避免患者对疾病的诊治产生不必要的误解,甚至严重的不良后果。

笔记栏

2. 因患施语,严格表述　临床实践中,医者每下一次医嘱,每一种药名,每一个剂量数值,每一个剂量单位,每一种给药方式,每一种测量,每一个术前讨论,每一个手术部位,每一次术后监测等等都直接关系到患者生命安全与健康维护。一个小数点也必须点在应该出现的位置上。

3. 因患施语,入微表述　遇到老年患者,我们不妨减慢语速,让老人听清楚;遇到面带困惑的患者,我们不妨换个通俗易懂的说法;遇到口音较重的患者,我们不妨结合说和写,让他明白理解;遇到药物治疗剂量与毒性剂量相近的情况,我们不妨多说几次剂量和注意事项;遇到病情较重或较难治愈的患者,我们不妨多加鼓励,树立其战胜疾病的信心。

(五) 保护合法原则

1. 为患保密,保护患者隐私　临床实践中,各级各类医疗机构依法保护患者隐私,"为患保密" 升级优化。例如疫情防控发布会公布感染者流行病学史时,可以看到 "只有地名没有人名、地名只有汇总流线没有个人流线、人名只有代号没有具体名字"。

2. 保护医者合法权益　保障医者人格权益,妨碍医务人员工作、生活,侵害医务人员合法权益的,应当依法承担法律责任。

3. 互相尊重,互不侵权　2021 年《中华人民共和国民法典》提出的总则编、人格权编、合同编和侵权责任编均涵盖医患关系,在保护合法原则前提下,尊重人格权、遵守合同、避免侵权。

(六) 同频共情原则

1. 与患同情,理性同频共情　《医门法律·问病论》:"问者不觉烦,病者不觉厌,庶可详求本末,而治无误也。" 倾听患者言语,理解情感思维。

依据知识经验,分析人格关系,运用问诊技巧,共情传递患者,理性同情移情。

2. 与患者家属同情,关注同频共情　临床实践中,有时患者家属也会出现身体或心理上的情况,这促使我们将同频共情延伸至患者家属。我们可以在和家属交代病情、手术签字时多倾听,真感受,知需要;我们可以在患者手术前,与家属共享、分担其艰难境遇;我们可以关注、关切、关心家属健康状况,心系、牵挂家属的心理状态。

(七) 叙事能力原则

1. 与患同情,注重叙事能力　叙事医学是融合文学、传记、社会学、语言学、心理学等多学科,由叙事能力所实践的医学。叙事能力是综合认识、吸收、解释并感动于患者疾病故事的能力。医患基于叙事理念,增强叙事能力,提升同频共情,走入对方内心。

2. 叙事能力促进医者 "视人之病,犹己之病"　患者可能有恐惧,也有盲从,还会有不知所措的情况;医者应多加体会,实现医者在疾病或症状上与患者的感同身受;医者通过叙事创造和重塑,站在更高视角定位医者使命,确立职业认同感。

(八) 建立关系原则

1. 医患共同决策,建立良好关系　在开始诊疗之前如果双方建立良好关系,并取得信任,即使你做错了,对方可能也会原谅你;如果在开始诊疗之前双方尚未建立良好关系,也未取得信任,有时即使你做得挺好,对方可能也会质疑你。

临床实践中如何建立良好关系呢? 以某些药物治疗为例,可能药物起始 2~4 周正作用尚未达到稳态,而副作用已逐步显现并增加,在起始 2~4 周治疗双重风险期,医者如何医患共同决策,我们不妨这样试试。

首先明确告知正作用:"您好,'咱们' 现在开的药起作用的时间需要 2 周,所以这期间可能您的症状还会持续一段时间,可以接受吗? "

其次具体说明副作用:"在这期间,因为吃这个药可能出现一些其他不舒服的情况,比如胃肠道的不舒服引起拉肚子,这是药物的副作用,不用害怕,不一定出现,如果出现'咱们'

通过其他方式调整。您是否同意这个治疗方案？"

最后共同决策，鼓励坚持："经过综合评估，这药适合您的情况，在明确了药物的好处和坏处后，如果您同意，那'咱们'就一起坚持，2~4 周药物起效后您的病情就很可能好转了。"

上述例子中的"咱们"两字，传达出医者和患者是一个共同体，是医者建立良好关系的信号。而且在每一段沟通中都有"咱们"两字，"咱们"的反复出现就是医者向患者阶梯式的"心之奔赴"。

2. 医患共同决策，医患双向奔赴　理想医患关系应是信任、美好的关系。医患是战胜疾病共同体的两个构成，犹如医学之两翼缺一不可。只要医患双方有意愿、有行动，向着互相理解、互相满意的方向相向而行、努力奔赴，并取得信任，那么所有努力和付出，委屈与难过就都是值得的。

（九）期望管理原则

1. 调整合理，患者期望值管理　患者期望值影响因素多样，很多期望源于患者个人需要，有时忽略了期望值的合理性。医者需要了解患者期望值，准确判断期望值，客观评价合理性，引导和调整患者期望值。适当降低患者期望值，将患者期望值调整在一个合理水平，会给实际诊疗留出一定余地。

2. 实现超越，医者期望值管理　患者对医疗服务质量满意度取决于疗效与期望的符合程度，医疗服务重点与患者医疗服务期望的吻合就成为提高满意度的基础。临床实践中，仅仅实现患者期望值是不够的，需要超越患者期望值。医者更新自身认识至关重要，通过改善外部环境、优化内部管理，提升用药安全、护理诊疗方案，并结合家庭支持、心理疏导等，使提供的医疗服务质量能够更好地满足或超过患者的期望，提高患者对医疗服务满意度。

（十）家国情怀原则

1. 医患沟通，胸怀家国人民

(1)《灵枢·师传》："上以治民，下以治身，使百姓无病，上下和亲，德泽下流，子孙无忧，传于后世，无有终时。"

(2)《备急千金要方·诊候》："上医医国，中医医人，下医医病。"

(3)医者医病、医人、医国一脉相承，以仁爱救助患者，将爱心传播百姓，国家长治久安。

2. 和谐医患，共建和谐社会　和谐医患关系有利于构建和谐社会、稳定社会秩序、推进社会运行、展现社会公平，也能引领医学发展、推动医者创新、激励医者前行、振奋医者使命感，从而维护人民健康、保障人民生命安全、提升人民幸福感。因此我们需要避免医患冲突、化解医患纠纷、减少医患矛盾、消除医患误解，共建和谐医患关系符合医者和患者的共同心声。

🔍 知识链接

林巧稚——体贴和关怀患者

我国现代妇产科学主要奠基人之一林巧稚大夫，1929 年以优异成绩从协和医学院毕业。从医数十载，迎接数万小生命来到人间，不管什么样的患者，她都有求必应。1962 年有一位溶血症患儿，第一次脐静脉换血后黄疸复发，林巧稚又对患儿进行了第二次、第三次换血，最终成功救治，而她整整七天没有离开这个孩子。许多父母感念她，给自己孩子取名：念林、爱林、敬林、仰林……

林巧稚大夫说："病人进了医院，就是把整个生命交给了我们，我们要从每件细微的事做起，关怀体贴她们。"

第二节　医患沟通的类型

医患沟通关系生命和健康,按照不同情况通常可以分为不同类型。

一、按沟通组织系统分类

1. 按照广义概念　"医"涵盖医疗机构和全体医务工作者,包括卫生管理人员、医学科研及教育工作者等;"患"包括患者和家属亲友及利益相关者等;还涉及人民调解组织、第三方鉴定机构、司法部门、社会舆论等。

2. 按照医疗机构类别　可分为综合医院与专科医院、二三级医院与基层社区医院、教学医院与非教学医院等。

3. 按照临床科室　可分为内科、外科、妇科、儿科、急诊科、肿瘤科、针灸推拿科、骨伤科、康复科等所有临床实践科室。

4. 按照医疗规范　可分为病史采集、体格检查、辅助检查、诊断治疗、手术操作、急救等。

二、按沟通方法分类

1. 建立良好医患关系　包括第一印象、情绪表达、情感交流和共情。
2. 医患之间言语沟通　涵盖介绍与称呼、提问与倾听、理解沟通和情感沟通。
3. 医患之间非言语沟通　分为表情、肢体语言等类型。
4. 询问　涉及询问原则、询问技能、不同场合询问步骤等。
5. 倾听　包括倾听原则、倾听技能、特殊情况和特殊人群倾听技能及注意事项。
6. 告知　涵盖告知原则、告知技能、特殊情况告知。

三、按沟通位置分类

按照诊疗行为发生位置　可分为门诊、病房、急诊、远程医疗、在线医疗等。

四、按沟通单位分类

1. 医际沟通　在医疗机构内部是指医疗机构内工作人员,包括但不限于卫生专业技术人员、管理人员、后勤人员以及在医疗机构内提供服务、接受医疗机构管理的其他社会从业人员相互之间的沟通。常见为医护沟通、临床科室与辅助科室沟通(如临床科室与检验科的沟通、临床科室与影像科沟通等)、临床科室与职能科室沟通、医生与社工、医生与护工之间的沟通等。

在医疗机构外可涵盖临床与基础、临床与预防、临床与公共卫生、临床与生物工程、临床与临床药学、临床与法学、临床与伦理学、临床与卫生信息等。

2. 医患沟通　可以发生在患者与上述医者之间。

五、按沟通功能分类

1. 从促进医学科学发展角度　医患沟通实现蓬勃发展的医学交叉,如医学与社会医学、医学与行为医学、医学与医学伦理学、医学与医学心理学、医学与人文医学、医学与叙事医学等。

2. 从提高疾病诊疗效果角度　医患沟通实现螺旋上升的医学发展。

3. 从提升全民健康认知角度　医患沟通实现切实可行的医学模式。

4. 从推动医学教育改革角度　医患沟通实现深入人心的医学人文。

六、按沟通现实性分类

1. 社区卫生服务中的医患沟通。

2. 临终关怀中的医患沟通。

3. 突发重大公共卫生事件的医患沟通。

4. 重大交通意外事件的医患沟通。

5. 重大自然灾害的医患沟通。

6. 医疗抢救的医患沟通。

7. 死亡认知的医患沟通。

8. 医学科研人体研究的医患沟通。

9. 尸体解剖的医患沟通。

10. 听觉障碍的医患沟通。

11. 视觉障碍的医患沟通。

12. 阿尔茨海默病的医患沟通。

13. 失独的医患沟通。

14. 家庭暴力的医患沟通。

15. 不同民族风俗的医患沟通。

16. 不同宗教信仰的医患沟通。

17. 不同国籍的医患沟通。

18. 其他现实性的医患沟通等。

复习思考题

1. 简述医患沟通基本原则。

2. 作为一名中医药专业学生,请和你的同学们一起分组模拟不同的医患沟通情境,通过角色扮演等多种形式,体验如何将基本原则与具体原则在未来医学之路中生动实践。

（陈日兰　马涵英）

0302

扫一扫
测一测

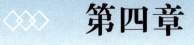

第四章

医患沟通技能

学习目标

知识目标：能够知晓建立良好医患关系可运用的技能、医患之间言语沟通和非言语沟通的技能；能够说出询问、倾听与告知的概念与基本原则。

能力目标：能够运用第一印象、情绪表达、情感交流、共情、言语沟通和非言语沟通等技能建立良好医患关系；能够在采集病史时正确运用各种询问、倾听、告知技能。

素质目标：通过掌握建立良好医患关系的技能，与患者进行有效沟通，增强医患理解，构建和谐医患关系，提高医疗服务质量；在询问、倾听与告知中能做到举止端庄、尊重患者、认真细致、全面准确、换位思考、和蔼友善、语言得当。

第一节 建立良好医患关系的技能

医患沟通是对医学理解的一种信息传递，是为患者的健康而进行的，良好的医患沟通有助于医务人员调整自己或患者的医学观念，也有助于医患双方正确理解与协调关系，保证医疗活动的顺利进行。中医学理论体系中没有单独的"医患沟通"词语，但在其理论与实践中包含着丰富的人文精神、职业道德和医患沟通内容，主要体现为德医并重、医患互信和医患互动等。其"以人为本、天人合一、大医精诚、医乃仁术"的中医药文化核心价值观、"因时、因地、因人制宜"的中医学基本治疗原则及"善治未病"的中医学主导思想都要求医务人员必须注重人文关怀、全面整体、个性差异和健康教育。因此，掌握医患沟通技巧，与患者进行有效沟通，提高诊疗效率和效果，对于建立健康、平等与和谐的医患关系具有重要的意义。

一、第一印象

在人际交往中，对于两个素不相识的个体而言，第一印象是非常重要的。第一印象是指对一个初见面者最先的若干心理知觉，是人际交往中非常重要的起点或基础。心理学研究发现，与一个人初次会面，45 秒钟内就能产生第一印象。这种现象在心理学中称为"首因效应"。首因效应是由美国心理学家洛钦斯首先提出的，也叫首次效应、优先效应或第一印象效应，指交往双方形成的第一次印象对今后交往关系的影响，也即"先入为主"带来的效果。中医诊断强调通过观察患者全身的神、色、形、态变化来了解疾病情况。

知识链接

《难经·六十一难》："望而知之谓之神,闻而知之谓之圣,问而知之谓之工,切脉而知之谓之巧。何谓也? 然,望而知之者,望见其五色,以知其病。闻而知之者,闻其五音,以别其病。问而知之者,问其所欲五味,以知其病所起所在也。切脉而知之者,诊其寸口,视其虚实,以知其病,病在何脏腑也。"

中医诊断疾病的方法"望、闻、问、切",称为"四诊"。"望"排在"四诊"之首,足以证明中医对"望"的重视。人体外部和五脏六腑关系密切,若脏腑功能活动有变化,必然反映于人体外部的神、色、形、态等各方面。五脏六腑和体表由十二经脉贯通在一起,观察体表和五官形态功能的变化征象,可推断内脏的变化,同时还可反映全身精气的盈亏。精充、气足、神旺,是健康的征象;精亏、气虚、神耗,是疾病的表现和原因。

"望诊"是患者给医生的"第一印象",从医生看到患者的第一眼起,就已经通过"望诊"收集患者病情信息了,如患者走路的速度、形体状态等。当医生和患者面对面时,通过"望诊"收集面部信息,包括面色、精神状态、望舌象等。在临床上,望诊同闻诊、问诊、切诊相结合,才能全面系统地了解病情,并对疾病作出正确的判断。

在对别人做出评价时,最初获得的信息比后来获得信息的影响更大。在现实生活中,首因效应所形成的第一印象常常影响着人们对他人以后的评价和看法。

在人际交往中自觉地利用这一社会心理效应,展示良好的第一形象,能帮助人们顺利地进入人际交往,为以后的交流打下良好的基础。在医患接触时,医务人员的举止、风度等外在的表现是患者首先感受到的,医务人员适当的行为举止可以达到语言沟通难以企及的效果。医务人员衣着整洁,容貌修饰自然大方,举止端庄,保持精神焕发,这是医生缩短医患距离的基础。

人际交往的第一"回合"就是礼仪,表现在目光、微笑及问候语,这是给人的第一印象。患者对医务人员的第一印象往往是基于一些非本质特征的认识。一般情况下人们都愿意同衣着干净整齐、落落大方、举止优雅的人接触和交往。因此,医务人员要注重自身的仪表和举止,在工作期间保持精神饱满、精力充沛、充满自信;服饰大方、得体、整洁;仪容端庄、神态和蔼;发型适当、男性不蓄胡须、女性不化浓妆;身体清洁卫生、无异味;工作时不用香水、不佩戴各种饰物;坐立身直、举止稳重,在交往中举止文雅、礼貌待人、平易近人。

二、情绪表达和情感交流

情绪表达是指人们用来表达情绪的各种方式,其功能在于疏解情绪,使情绪水位下降。在医患交往中,情绪表达必须以不伤害他人、不伤害自己等符合社会规范的方式表现之,否则疏解了原来的负面情绪,却又因为不符合社会规范而产生更大量新的负面情绪,对于情绪的疏解不但没有帮助,还有可能更严重化,造成不可磨灭的伤害和痛苦。因此,如果想控制自己的情绪,把情绪表达出来很重要。

情感交流是人际交往过程中非常重要的内容。在此过程中,针对问题进行分析或者是采用头脑风暴式的提问来共同解决问题,提出具体的解决方案。对于情感交流解决问题至关重要,这在临床上是比较常见的。

1. 感同身受去倾听 在人际沟通中,医务人员应当感同身受去倾听,站在患方的角度上进行考虑,这样才能了解患方的感受和想法,才能更好地回应对方的感受。

2. 学会表达感受　没有感同身受就没有体验他人的情况,所以医务人员在与患方交流时可以多聊一些自己的感受,同时也要询问一下对方的感受,尽可能多为对方考虑。

3. 稳定情绪　良好情感表达的前提条件就是学会约束自己的语调,情绪化的脾气很容易让对方快速产生自我保护的心态,这样屏蔽对方无法产生良好的沟通。

4. 正面传导情绪　患者或多或少存在焦虑、痛苦等负面情绪,他们需要得到关怀、肯定、鼓励等。我国唐代医学家孙思邈在《备急千金要方·大医精诚》提出"凡大医治病,必当安神定志,无欲无求,先发大慈恻隐之心,誓愿普救含灵之苦。若有疾厄来求救者,不得问其贵贱贫富,长幼妍媸,怨亲善友,华夷愚智,普同一等,皆如至亲之想……"意思是说,凡是品德医术俱优的医生治病一定要安定神志、恬淡虚无,首先表现出慈悲同情之心,决心拯救人类的痛苦。如果有患病者来求医生救治,不管患者贵贱贫富、老幼美丑,是仇人还是亲近的人、是交往密切的还是一般的朋友、是汉族还是少数民族、是愚笨的人还是聪明的人,一律同样看待,都存有对待最亲近的人一样的想法。

情感交流需要深刻地领悟医学精神,如"对待病人如亲人""医者父母心"等,当医生怀着责任心、同情心、爱心,换位思考,施行人性化服务时,就水到渠成了。情感沟通时忌讳情绪激动,要先处理情绪再处理事情。无论在什么时候,都要控制好双方的情绪。有时家属过激,医生不要针锋相对,要顺接不逆接,可借家属的话说出医生的看法。为了维持良好的情感,医生要善于拒绝和巧妙回避。患方经常向医生提出各种请求,其中不合理的请求要明确拒绝,但不要因此伤了对方,所以要讲明拒绝的理由,要注意说话的口气,不可感情用事,最好是能替患方想想办法,给出新的建议。

三、共情

共情是人本主义创始人罗杰斯提出的,共情是指医务人员理解和体验患者内心世界的能力。共情,也称为神入、同理心,共情又译作同感、同理心、投情等。医患沟通中的共情包含三个方面的含义:第一,医师借助患者的言行,深入对方内心去体验他的情感、思维;第二,医师借助于知识和经验,把握患者的体验与他的经历和人格之间的联系,更好地理解问题的实质;第三,医师把对患者的理解传达给对方,以影响对方并取得反馈。孙思邈在《备急千金要方·大医精诚》中提出"见彼苦恼,若己有之",强调医生要设身处地为患者着想,把病人的痛苦与煎熬当做自己的感受,然后尽其所能、倾其所学,帮助病人恢复健康,只有这样,才能赢得患者的尊重与信赖。

医患沟通中拥有共情的能力有助于开启良好的医患关系。医患沟通中,要想达到与患者的共情,需要经过积极倾听,换位思考,敏锐感知,准确回应与引发认同五个步骤。

1. 积极倾听　共情的首要条件是倾听。投入地倾听患者,不仅要注意患者的言语内容,而且要注意非言语线索所传递的情感信息,这样才能完全理解患者,与患者的感受产生共鸣。

2. 换位思考　学会换位思考。换位思考是指站在患者角度,用患者的眼睛和头脑去看待、感知、思考、体验。换位思考是要医生尽可能排除自己的知识、经验、价值观、人格特点甚至兴趣爱好等的干扰,用关切体贴的方式去接触患者的内心世界,达到感同身受。这样,患者会更乐意向医生诉说自己的病情。

3. 敏锐感知　敏锐感知对方。心理学家罗洛·梅认为:"成熟的人十分敏锐,就像听交响乐的不同乐章,无论是热情奔放还是柔和舒缓,他都能体察到细微的起伏。"敏锐的感知是一项非凡的技能。当然,敏锐的感知应该是把事实内容与情感内容分开,把事实内容之间的逻辑关系找出来再识别,找出情感反应与事实内容之间的联系。比如,对于患者描述病情时,症状中可能夹杂着他的情感反应,而查体才是最真实的反应。

4. 准确回应　准确及时回应对方。准确回应是医生表达患者未察觉到的、自己真实的情感感受,如果医生未能回应患者的想法、处境、困难和感受,患者一般会认为医生忽视了自己的感受。以理解和接纳的态度回应患者的感受,可以让患者迅速对医生产生好感。回应患者时可以用自己的话或者巧妙地引用对方所说的话,也包括用适当的身体动作或者面部表情给对方情感支持。

5. 引发认同　共情的重要价值在于走进患者的内心世界,帮助患者正视自己的病情,真实领悟自己的情绪感受,从而认同医生的治疗方案,配合医生的治疗,促进其病情的康复。

医患沟通过程中,需要医务人员不断地进入患者的内心世界,再回到自己的世界,再进入再出来……这个过程中,医生不是把共情作为纯粹的一种技术与方法来使用,而是作为一个有思想有感情有反应的人与患者交流。共情是以投入的倾听为前提,以换位思考的理解和敏锐的感知为中介,以准确地表达出自己潜意识的理解为核心,以引发患者的认同,配合治疗为结束。

第二节　医患之间言语沟通技能

医患关系是医方和患方共同构建的、以医方为主导的职业人际关系。良好的医患关系是医方和患方交互作用的结果。构建和谐医患关系,需要医患双方的换位思考,医护人员对患者悉心诊治,患者放心地把自己的生命健康寄托于医生。作为医务人员,要坚持以人为本,建立医患互信,尊重患者,体贴患者,关爱患者,对病人进行人性化关怀。医患之间的沟通不同于一般的人际沟通,患者就诊时,特别渴望医护人员的关爱、温馨和体贴,因而对医护人员的语言、表情、动作姿态、行为方式更为关注、更加敏感。这就要求医务人员必须以心换心,以情换情,站在患者的立场思考和处理问题。良好的沟通技巧是对医患关系的极大促进。我国古代医学典籍《黄帝内经》记载:"人之情,莫不恶死而乐生。告之以其败、语之以其善、导之以其所便,开之以其所苦,虽有无道之人,恶有不听者乎?"这里"告之""语之""导之""开之",无一不是强调了语言在医患沟通中的作用。中医诊断疾病的四种方法——望、闻、问、切,"闻"(听)和"问"更是语言沟通精练和经典的概括。

知识链接

《灵枢·师传》:"入国问俗,入家问讳,上堂问礼,临病人问所便。"所便,就是所宜,是说医生临证时要问病人怎样才觉得适宜。唐代著名医家孙思邈指出:"未诊先问,最为有准。"无论中医、西医,与病人沟通的首要环节就是问诊。

问诊,关键在一个"问"字。古人曾说:"非精于医者,必不能问也。"相对来说,中医问诊更细、更难、更具艺术性,不仅问与病症有关的内容,还要根据辨证用药所需来问,用患者能够理解的、形象的语言来问。

比如对过敏性鼻炎患者,一定要问患者的出汗情况,因出汗的多少、部位等,决定治疗用药。又如,通过问患者上楼时的难易度,来判定是否有"身重"(判断湿邪的一个重要指征)的症状。

所以,不能熟练运用语言技巧与患者沟通,往往很难问到关键所在,也会直接影响医务人员的诊疗水平。

一、介绍与称呼

(一) 自我介绍

自我介绍是交际中常用的一种口语表达方式。掌握自我介绍的艺术能够帮助获得交际的成功。面对患者,医护人员应主动进行自我介绍,以诚相对、热情相待,使患者有"宾至如归"的第一感觉,达到增进双方相互了解,促进医疗护理工作的目的。在自我介绍时,应注意以下几个方面。

1. 简洁明了　医生在自我介绍时要简洁明了,便于记忆,特别是自己的姓名及主要职责。医患第一次见面时,医生应该简单地自我介绍,讲清姓名、身份、目的、要求即可。这样做一是方便患者有事找医生解决,二是让患者了解医务人员的工作内容和职责所在。

2. 落落大方　医生在自我介绍时要落落大方、和蔼亲切。在老年患者面前,以小辈尊重长辈的态度关照患者,使患者有一种信任感。在年轻患者面前,要以朋友相待,使患者有一种亲切感。在患儿面前,应耐心细致、循循善诱,使患儿有一种依赖感。

3. 热诚有度　医生在自我介绍时不要过分夸张热情,如大力握手或热情拍打对方手背的动作,可能会使对方感到诧异和反感。不要中止别人的谈话而介绍自己,要等待适当的时机介绍自己。

(二) 称呼

得体的称呼会给患者以良好的第一印象,为进一步交往打下相互尊重、相互信任的基础。得体的称呼会使患者得到心理上的满足,感觉到医护人员的亲近。医生称呼患者,要根据患者的身份、职业、年龄等具体情况因人而异,力求恰当,当难以确定时可征求一下对方的意见。一般应该用正式场合称呼,多使用尊称,如"某处长""某科长""某先生""某女士"等;当医患关系之间熟悉后,可适当使用非正式场合的称呼,如"老王""小杨"等;对老年患者不宜直呼其名,应在姓氏后加尊称如某老、或称"老师""先生";切忌不得以床号取代称谓,亦不可使用歧视性绰号,如"胖子""瘦子"等。

二、提问与倾听

(一) 提问

提问是人际有效沟通中最基本的技巧之一。法国启蒙思想家、哲学家伏尔泰说:"判断一个人要根据他的问话,而不是他的回答。"20世纪的"世纪伟人"爱因斯坦说:"提出一个问题往往比解决一个问题更重要。"提问是获取信息的重要方式,根据不同的场景,选择不同的提问方法可以使问题更加有针对性和具体性,获取更多更准确的信息。

1. 开放式提问　开放式提问通常使用"什么""为什么""能不能""愿不愿意"等词来发问,让患者就有关问题给予详细的解释和说明。一般来说,用"什么"提问往往能够获得一些事实资料。开放式提问应该建立在良好的医患关系的基础上。没有良好的医患关系,这种提问就容易使对方产生疑虑,有被窥探的感觉,即使当事人对问题能一一作答,也会有一定的保留。另外,医生的神态、询问的语气等也是应该注意的。

2. 封闭式提问　封闭式提问通常使用"是不是""对不对""要不要""有没有"等词来发问,而回答也是简单的"是"或者"否"。这种询问常用来收集资料并加以条理化,以澄清事实,获取重点,缩小讨论范围。当患者的叙述偏离主题时,用来适当终止其叙述,并避免会谈过分个人化。但是,过多使用封闭式提问会使患者陷入被动的回答问题中,可能导致医生凭借自己的经验和主观印象做出诊断而忽略了患者其他方面的感受。

在病史采集和与患者会谈时,必须结合开放式和封闭式两种提问方式,适当使用才能达到最好的效果(表4-1)。

表4-1　封闭式与开放式提问的优势与风险

类型	特点	优势	风险	适用场合
封闭式	可用"是"或"不是"来回答	节省时间,控制谈话内容和主导权	收集信息不全,谈话气氛紧张	传达信息,要对方确认,跑题时,对方不善言时,结束时,对方表达能力特强时
开放式	不能用"是"或"不是"来回答,能比较自由地发挥	收集信息全面,反馈多,谈话氛围愉快	浪费时间,谈话不易控制,易跑题	问诊开始时,紧张时,表达能力一般时

病案(案例)分析

病案:患者对医生说:"我头痛。"医生甲回答:"吃片去痛片吧。"医生乙回答:"哦,怎么痛法,什么时候开始的?"

分析:患者与医生甲的谈话就是"封闭式"谈话。这样,关于头痛问题的谈话就无法继续了。而患者与医生乙的谈话则属于"开放式"的谈话,患者不能用"是"或"否"的答案结束提问,医生可以从患者的回答中继续提问。两者相比较,采用"开放式"谈话,更有利于医生了解患者头疼的具体原因,而做出对症下药的正确处理。

3. 澄清式提问　澄清式提问是针对已有信息的情况下,通过进一步提问来澄清该信息的含义。这种提问方法可以避免误解和信息的不准确。例如,"你的意思是说……吗?""你能再具体解释一下吗?"等。

4. 反问式提问　反问式提问是指采用质疑的方式来引导患者思考,让患者主动解答问题。这种提问方法可以激起患者的情感共鸣,让患者更好地认识自己的情况。例如,"你不觉得这个问题……吗?"

5. 具体式提问　具体式提问是指在提出问题的时候,要求患者给出具体的信息和数据。这种提问方法可以让患者更加关注细节和重要性,让问题更加准确。例如,"睡眠不好是不易入睡还是容易醒?""出现睡眠问题有多长时间?"等。

(二)倾听

倾听就是用心去听,去理解,去感受对方,并做出积极的反应。在沟通过程中,倾听是最重要也是最基本的一项技术,是发展医患间良好关系最重要的第一步。医务人员和患者谈话时,不只是讲话,更重要的是听,并且要学会听。首次谈话应有三分之二的时间让给患者,要全神贯注地倾听对方的表述,以便自己的讲话更有针对性。在谈话时要善于收集患者的反馈信息,及时调整自己的谈话方式和言辞导向。初次见面,患者可能有疑虑,医生应向患者做出保密的承诺,鼓励他敞开心扉,从而达到更好的交谈效果。

在医患沟通过程中,倾听包括五个条件:不批评、不判断、尊重、敏锐、以患者为中心。不批评、不判断主要是鼓励患者深入表达自己,这样医务人员才能真正了解患者的看法和处境。倾听不是被动、消极的活动,而是积极的、主动的活动。可以说,整个医患沟通的过程也是一个倾听的学习过程。倾听技巧的掌握,说易行难。在临床实践中,医生会因为种种原因而发生一些不必要的错误。因此,在运用倾听技巧时需要避免以下失误。

1. 急于下结论　有些医生为了显示自己水平高超,患者叙述病情尚未结束,便急于下结论,并得出诊断,给出处方,这会造成很多弊端。首先就是可能导致误诊,毕竟患者的情况还没有完全了解清楚,临床经验再丰富,理论知识再扎实,也不能轻易下诊断。另外还会严重影响到医患之间原本融洽的关系。因为患者感到自己的话被打断,是医生对自己的不重视或者不尊重,在与医生的交往中体会到挫败感,直接影响医患关系的稳定,也会使患者对医生不信任,从而影响到疾病的治疗。

2. 轻视患者　由于医生受职业的影响,对一些小病小灾适应性较强,不会像普通人那样有较强烈的情绪反应。比如一个完全没有医学知识但又对自己身体比较在意的人出了车祸,即使只是一些皮外擦伤,他也会非常恐惧,极度需要医生的安慰和救治。在这时候,医生千万不能忽视患者的感受,要及时地处置及安抚好患者,在心理上给予患者安慰和支持,并且一定要耐心,有同情心,让患者的情绪稳定下来,打消其心头的疑虑,使其积极地配合医生的治疗,从而构建最好的医患配合关系。

3. 干扰及转移患者话题　有的患者在交代病情时,叙述拖沓、冗长,医生切不可贸然打断患者,而是要坚持礼貌耐心地倾听,并过滤其中无用的信息,排除那些影响倾听效果的干扰和障碍,同时思路清晰地向患者提问,引导患者的诉说,获得医生需要的有效信息。如果因为患者冗长的叙述而一味地打断其谈话,会使其感到不被尊重,同时也会对医生产生不信任感。

4. 做道德或正确性的评判　临床上,难免会出现一些诸如“久病床前无孝子”的现象发生,患者的家属们相互推卸责任,互相指责,这时作为医生不能妄加评论患者私事。站在某个道德层面,做出即使是正确的道德判断和评判,这样也只会加重患者及其家属们之间的矛盾,影响医患关系。因此,医生要以患者为中心,努力保持客观公正的立场去处理事务。

5. 倾听技巧运用不恰当　心理学家威廉·詹姆斯认为“人性中最强烈的本质就是渴望被他人欣赏”。每个人都有让别人欣赏的需求,患者也一样。世界卫生组织一位顾问曾做过一项调查,当患者诉说症状时,平均19秒就被医生打断了,这说明不善于倾听现象较为普遍。在沟通中,医生必须无条件地接受患者,同时学会去欣赏患者,时不时对患者的话表示赞许。同时,不恰当的语言沟通和情感反应也会破坏和谐的医患关系,会对患者产生不良的心理暗示,强化其某些不良情绪。

6. 依赖仪器忽视询问　随着医疗技术的不断发展,临床分科越来越细,医生可以使用的医疗器械设备越来越多,然而这些仪器却在医生和患者之间竖起了一道无形的屏障,拉开了医生和患者之间的距离,同时忽略了医患关系的重要性。医生所关心的不是患病的人,而是疾病的病理过程,有些医生往往完全依赖医疗仪器,所做的诊断全凭仪器检查的结果,而忽略了生动的客观事实,意识不到倾听过程的重要性,这样的诊断很难引导正确有效的治疗和获取患者的信任。只有在诊疗过程中以患者为中心,以仪器检查作为辅助,才能有效地得到患者的信任。

在临床医疗实践中,有些医生每日疲于繁重的工作,无暇顾及有效沟通,忽视了患者在医疗过程中的参与程度,降低了患者的满意度。因此,每一个医生都应该从最基本的交流方法——倾听学起。听,并不是单纯地用耳朵听,而是要用脑听,在听的过程中仔细思考,听懂患者的想法,并且对他加以关心和安慰。

三、理解沟通技术

(一) 概述和反馈

概述是指在医患沟通中,医生对患者的信息进行简明归纳。概述是医务人员每次会谈必用的技巧之一。概述既可以在结束会谈时进行,也可以在会谈中随时应用。怎样做好概述呢? 回忆患者表述的信息,并在心中复述这些信息:患者讲述了什么? 关注些什么? 考虑些什么? 通过向自己提问,如"患者多次重复些什么?"或"患者反复提到些什么?"来识别出信息中所存在的明显思维模式和主要问题。

反馈是指医生在医患沟通的过程把所收集的信息,如看到的、听到的、检查结果、诊断结论、治疗方案和预后估计用语言或非言语的形式表达出来。交谈结束前,医生应该有一个完整的交谈提纲,并将提纲记在心里,在交谈临近结束时,回顾总结一下交谈提纲,避免疏漏项目和重要指标,使资料保证完整。

(二) 释义

释义是指医生将患者讲述的主要内容、思想加以综合、整理,再反馈给对方。它的作用之一是检查医生是否准确理解患者所说的话;二是给患者传递一个信息:医生正专心听你的讲话,从而提高患者的信心;三是帮助患者有机会再次审查其心理困扰,并重新加以组织。如患者说:"我经常心慌、腰酸背痛,还常睡不好,我很担心。"医务人员的释义反应可以是:"听上去,似乎您的腰酸背痛、心慌严重导致您很担心而睡眠不好。"

(三) 澄清

澄清就是要求患者对陈述中模糊或意思不明确的地方作进一步的说明、解释或补充。常用的语句如"你能不能具体谈谈……""能不能再详细地(举例)说说……"澄清的时候可以使用具体化技术。一般来说,大多数来访者愿意讲出具体的事情、经历或情绪体验,但当某些情绪体验对患者影响非常大、有很大破坏作用,这时就不宜采用刨根问底的问话方式,以避免患者推卸责任或对医师动机产生猜疑。

(四) 重复

重复是指把患者传递的信息等加以综合整理,用医者自己的语言(不同的措辞和句子)加以复述或总结,也可以引用患者言谈中最具有代表性、最敏感的、最重要的词,但不改变患者说话的意图和目的。重复可以突出重点话题,也可以向患者表明医师能够充分理解患者的感受。

四、情感沟通技术

(一) 鼓励

由于疾病并不直接取决于患者的意志,患者往往有不安全感。因此,鼓励患者非常重要。鼓励的方法多种多样,既可以鼓励患者说出自己的想法和情绪,也可以举例甚至可以用医师本人的亲身经历引发患者的共鸣,从而达到医患沟通的目的。鼓励常用一些话语,如"嗯""好""接着说""还有呢""以后呢""我能理解",或者一些肢体动作,如点头、微笑、身体微微前倾等,向来访者表达你的关注、支持、接纳的态度。

(二) 情感反应

情感反应是指医师把患者的语言与非语言行为中包含的情感整理后,做出反应给患者。如"你胃疼,你很痛苦,是这样吗?"情感反应的功能包括:第一,协助患者觉察、接纳自己的感觉;第二,促使患者重新拥有自己的感觉;第三,使医师进一步正确地了解患者,或使患者更了解自己;第四,有助于建立良好的医患关系。情感反应技术除了带领患者面对自己的情感,觉察自己的情感,进而接纳自己的情感,同时,还传达出医师对患者的关心与用心。这种设身处地的体贴,足以让患者因为被了解、被重视、被支持而被感动,进而愿意打开心怀,让医师进入他的内心世界。

(三) 情感表达

情感表达是指医务人员在建立医患关系的过程中,对患者的感受、体验和行为表明自己的情绪体验。如对患者的疼痛或躯体的其他不适,医务人员对患者说出自己的看法:"我感觉你的疼痛似乎没那么严重。"如对患者的某些问题表示不够理解,可以说:"我没有听清楚您刚才说的话。"正确使用情感表达,既能体现对患者设身处地反应,又能传达自己的感受,展现医务人员的人生观,促进患者进一步表达自身的真实感受。值得注意的是,医务人员的情感表达不能只顾表达或宣泄自己的情绪,而不注意患者的感受,要因人而异,适可而止。

(四) 自我暴露

自我暴露又叫做"自我开放"或"自我揭示"。自我揭示是人际关系交往中一种重要的现象。如果医生能自我开放,常常能有效地引发患者相同水平的自我揭示。自我暴露有两种形式,一种是医师把自己对患者的看法感受告诉患者。第二种是医师暴露与患者所谈的内容有关的个人经验和教训。这种自我暴露的运用要恰到好处,不能过多,如果自我暴露教训过多的话,会使来访者怀疑医师的能力,也可能喧宾夺主。如果暴露的经验过多的话,有拿自己之长揭示患者之短的嫌疑,容易引起反感。

第三节　医患之间的非言语沟通技能

美国心理学家、传播学家梅拉比安等人经过大量的实验,提出了一个非常著名的公式:人类全部的信息表达 =7% 语言 +38% 声音 +55% 身体语言。也就是说,在面对面的交流中,55% 的信息内容是由非言语暗示的,比如面部表情、姿势、手势、体态、眼神等;38% 的内容由非言语内容的声调表达,只有 7% 的内容是用言语说出的。由此可见非言语沟通在表达中的重要作用。在医患沟通中,非言语沟通弥补了某些言语沟通所不能达到的效果,使得医患沟通得以顺利进行,显示出融洽的医患关系,进而维持医患关系的正常发展。随着医学模式的转变和"以病人为中心"医疗服务理念的升华,在现今医疗服务模式下,医患沟通越来越成为临床诊疗过程中必不可少的工作环节。然而很多情况下,医务人员往往把重点只放在言语沟通技巧上,而忽略了非言语沟通技巧的应用,从而使医患沟通的有效性大打折扣。由于非言语沟通具有较强的表现力和吸引力,又可跨越语言不通的障碍,所以往往比言语性信息更富有感染力。因此,医务人员有必要掌握一些非言语沟通技巧的知识,并在临床工作中运用适当的非言语沟通技巧,以增加医患间沟通的有效性,从而提高医疗水平。

一、非言语沟通概述

(一) 非言语沟通的含义

非言语沟通是以人体语言(非语言行为)作为载体,即通过人的目光、表情、动作和空间距离等来进行人与人之间的信息交往。非言语沟通具有为社会共享的含义,其信息被有意图地发出或被感觉是有意图的,同时也是被有意识地接收并且予以反馈,它既包括说话者的行为,如发型、声音、服装、表情等,也包括听者的行为,如厌烦、焦急不安、快乐或者恐惧等,还包括说者、听者和场景之间的相互作用,如环境、时间和距离等。在人际交往中,高达 80% 的人际沟通都是非语言性的,人们经常会注意互动中的非语言线索,并赋予其界定人际关系、管理认同等不同的功能。

(二) 非言语沟通的方式

非言语沟通可分为三类:

1. 动态无声的　如点头、摇头、耸肩、微笑、皱眉以及各种手势、抚摸、拥抱等。

2. 静态无声的　如坐、站、蹲姿、仪表,相互间的空间距离等。

3. 副言语　指说话时的语调、音量、重音、语速和节奏等。

同一句话用不同的语调说出来可以传递完全不同的意思,说明副言语是重要的。医护人员应注意自己的仪表、动作、手势、表情和副言语表达。

(三) 非言语沟通的功能

非言语沟通的功能作用就是传递信息、沟通思想、交流情感。

1. 加深印象　使用非言语沟通符号来重复言语所表达的意思,或来加深印象;具体如人们使用自己的语言沟通时,附带有相应的表情和其他非言语符号。

2. 替代言语　有时候某一方即使没有说话,也可以从其非言语符号上,比如面部表情上看出他的意思,这时候,非言语符号起到代替言语符号表达意思的作用。

3. 伴随言语　非言语符号作为言语沟通的辅助工具,又作为"伴随言语",使语言表达得更准确、有力、生动、具体。

4. 调整和控制言语　借助非言语符号来表示交流沟通中不同阶段的意向,传递自己的意向变化的信息。

(四) 非言语沟通的特点

1. 沟通性　在一个互动的环境中,非言语符号总是不停地起到沟通作用。只要参与者双方开始进行沟通,自始至终都有非言语沟通在自觉或不自觉地传递着信息。在沟通过程中,有意识的非言语在沟通,无意识的行为举止也在沟通。如某人安静地坐在房间角落读书,可传达"他好学""他性格文静""他对其他人的活动不感兴趣"等丰富的信息。总之,非言语行为无时无刻、连续不断地沟通着特定的信息。

2. 情境性　与言语沟通一样,非言语沟通也展开在特定的环境中。情景左右着非言语符号的含义。相同的非言语符号,在不同的情景中,会有不同的意义。非言语沟通在沟通思想方面不如口语直截了当,往往会因"语境",接收者的个人背景不同,产生"定势"解释。反之,与一定的情境分离,我们就很难说明非言语符号的意义。所以,在尝试读解非言语符号时,一定不可以忽略其沟通的情境。

3. 组合性　非言语沟通常以组合的方式出现。在非言语行为过程中,人们可以同时使用身体的各种器官来传情达意,因而在空间形态上具有组合性的特点。此外,非言语符号与言语沟通行为往往也密切相关,互相增强和支持。因而在认识某一非言语行为时,应尽可能完整地把握相关的所有非言语信息。

4. 可信性　非言语符号比较具有可信性。一方面,由于言语信息受理性意识的控制,容易作假,所以人们常说不光要"听其言",还要"观其行",才能辨析言语的真伪。人体非言语信息大都发自内心深处,极难压抑和掩盖。另一方面,一个人的非言语行为是其整体性格以及个人人格特性的表现,更多的是一种对外界刺激的直接反应,很难掩饰和压抑。正如弗洛伊德所说,没有人可以隐藏秘密,假如他的嘴唇不说话,则他会用指尖说话。因此,当言语信息和非言语信息不符或发生冲突时,人们往往选择相信非言语信息。

5. 隐喻性　按照美国人类学家霍尔的看法,无声语言所显示的含义要比有声语言多得多,深刻得多。因为有声语言往往把大部分,甚至是绝大部分要表达的意思隐藏起来。同样是拍桌子,可能是"拍案而起",表示怒不可遏;也可能是"拍案叫绝",表示赞赏至极。同样是流眼泪,在不同的沟通情境中可以表达悲痛与幸福、生气与高兴、委屈与满足、仇恨与感激等完全对立的情感。只有联系具体的沟通情境,才能了解其确切的含义。这样,非言语表达同言语表达的明确性相比,便更具有很强的隐喻性质。

二、医患非言语沟通的类型及应用

（一）医患非言语沟通的类型

1. 身体言语沟通 身体言语沟通是指通过动态无声性的目光、表情、手势语言等身体运动或是静态无声的身体姿势、空间距离及衣着打扮等形式来实现沟通（图4-1）。例如，微笑表示友善礼貌，皱眉表示怀疑和不满意，伤心流泪、痛哭捶胸等，均是在利用身体言语表达相关情感。在医患沟通过程中，医务人员要善于捕捉患者的目光、面部表情、手势、姿势等变化，以发现其包含的重要信息，正确理解患者的情绪和心态。同时，医务人员要意识到应当用恰当的行为举止使患者及其家属感受到自己的关爱和善意，消除他们的陌生感，增强亲切感。

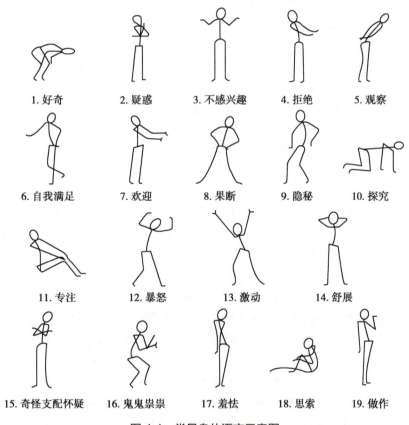

1. 好奇　2. 疑惑　3. 不感兴趣　4. 拒绝　5. 观察

6. 自我满足　7. 欢迎　8. 果断　9. 隐秘　10. 探究

11. 专注　12. 暴怒　13. 激动　14. 舒展

15. 奇怪支配怀疑　16. 鬼鬼祟祟　17. 羞怯　18. 思索　19. 做作

图4-1　常见身体语言示意图

2. 副言语沟通 副言语沟通是通过言语的声音特征，如音质、音量的高低、语速的快慢变化来实现的。医患之间进行直接的言语沟通时，辅以语气、语调、语速等副言语形式的表达，其生动而又深刻的含义可以起到在帮助表达语义的同时表现自身情感的作用。这对医患双方情感的把握具有重要意义。

3. 物体的操纵 除运用身体言语、副言语，通过医务人员对医疗器械的操作，患者对生活用品的使用也能进行非言语性的沟通。医务人员对器械的熟练操作，不仅显示了其良好的职业素养与职业技能，而且对患者来讲，一定程度上起到了消除恐惧，增强治疗信心的作用。同样，通过观察患者操纵物体，对医务人员了解其行为习惯、个性特征乃至诊断病情，提供适当的治疗方案都具有很好的辅助作用。

（二）医患非言语沟通技巧的应用

现代管理学之父彼得·德鲁克说："人无法只靠一句话来沟通，总是得靠整个人来沟通。"

资料显示,在医患沟通中,言语沟通占20%~35%,非言语沟通方式65%~80%。由此可见,在医患交流中,非言语沟通的作用是举足轻重的。医务人员微小的行为变化,都会对患者的心理和情绪产生微妙的影响。因此,要求医务人员在诊疗过程中必须掌握一定的非言语沟通技巧。

1. 运用面部表情　医务人员应当善于表达与患者沟通的面部表情,更要细心体察患者的面部表情,应将同情、温馨和关爱通过面部表情传递给患者。医务人员的微笑也是交流的良好方法。医务人员真挚热情的微笑,作用于患者的眼睛,增加谈话的魅力,不仅能传递信息、沟通感情、融洽气氛、缓解矛盾,而且会给患者以美感,使其形成欢愉的心理体验,使患者消除陌生感受,更准确地了解对方的真实感受。医生面带微笑、亲切可近的表情,能使患者感到安慰、温暖;相反,冰冷的面孔让人感到恐惧不安。此外,微笑应注意场合,恰当运用,如对危重患者诊治时、处理突发事件时、患者去世时不应微笑。

2. 保持目光接触　目光接触是行为举止中最为重要的一种信息渠道。眼神既可表达与传递用语言难以表达的情感,也可显示个性特征,并能影响他人的行为。目光接触是其中一种有效的沟通,医务人员如果能够利用查房、输液、检查等时机,每天与患者目光接触2~3秒,即可达到沟通的目的,会使患者感到亲切,且适时的目光接触还可以帮助医患双方保持谈话的同步性。医务人员要学会用目光启动交往,与患者交流时,视线不能向上也不能向下,更不能左顾右盼,要望着患者的面部。在给患者做治疗操作时,要专注地望着自己的操作,给患者信任感和安全感。

3. 进行必要的手势沟通　手势应用广泛,使用便捷。手势动作包括手、臂、肩部的动作,可以独立传递信息,也可以辅助语言表达,传达较复杂的情感。医患沟通中,尤其是在患者不便说话时,可借助手势动作辅助解释问题或描述病情,加深双方对病情以及诊疗活动的理解。医务人员在与患者交谈时,注意手势大方、得体,避免一些失礼的表现,如指手画脚、拉拉扯扯、手舞足蹈等,否则,会令人感到不得体和缺乏教养。再则,对听力、视力有困难和失语的患者要用手势和表情来交流,尤其是对极度衰弱、无气力说话的患者更适用。

4. 适当使用触摸　触摸是一种无声的言语,是非言语沟通交流的特殊形式,包括抚摸、握手、搀扶、拥抱等。触摸能增进人们的相互关系,是用以补充言语沟通及向他人表达关心、体贴、理解、安慰和支持等情感的一种重要方式。触摸不但表示医生对患者的关注和安慰,也是患者情感的需要。如医生在陪伴患者进行有创检查时,紧握患者的手能使他们安心,转移其注意力,能给他们安全感、信任感,消除恐惧心理等。当患者痛苦呻吟时,医生主动靠近患者站立,且微微欠身与其对话,适当抚摸其躯体或为其擦去泪水,会给患者以体恤、宽慰的感受。对抑郁症患者的接触、触摸更有鼓励和支持的作用,可使其愿意与人交流,转变思想,改善态度,增强病愈的信心。对儿童和老人,特别是临终的老人,触摸可以满足其皮肤"饥饿"的需求,使患者得到心理上的满足。当然,肌肤接触的方式具有明显的文化、种族差异,尽管医生与患者之间的肌肤接触对改善医患关系十分重要,但是,医生必须注意这方面的技巧和分寸,不要使患者产生反感心理或不信任感。

5. 应用倾听的技巧　在医患沟通中,要鼓励患者诉说与疾病有关的信息,认真倾听患者的诉说,眼睛注视患者,不可东张西望,或看书、看报,心不在焉,不要让患者认为医务人员对他们的谈话不重视,从而失去对医务人员的信任。同时,切忌随意打断患者的诉说。

6. 注意沟通中的距离效应　人际距离是指人与人之间的空间距离。人与人处于不同的空间距离交往时,会有不同的感觉,产生不同的反应,传递出不同的信息,发挥不同的作用。交谈双方之间保持的距离也可以反映两者的感情和关系的亲密程度,文化上的差别对距离也有影响。美国人类学家爱德华·霍尔将距离分成四个区:亲密区(亲密距离)、个人区

（私人距离）、社会区（礼貌距离）和公众区（一般距离）。医务人员应重视距离在沟通中的有效性，通过距离选择应用，给患者以合理的空间范围，最大限度地保证其私人性，以表现对患者的尊重、关心和爱护。一般情况下，医患沟通的开始阶段都是面对面进行交谈，医务人员应该让患者坐在自己的右侧，这样可以用右手接触患者。同时还应根据患者的年龄、性别、性格特征等调节恰当的人际距离。对儿童和孤独老人，应缩短人际距离，以利于感情沟通；对有些过于敏感、沟通层次较低的人，人际距离应适当远些，给对方以足够的个人空间，否则会使其产生紧迫感、不安全感。

7. 善于解读患者的非言语行为　在医患交流过程中要与患者进行有效的沟通，不光自己要善于非言语沟通技巧，还要善于捕捉并理解患者发出的非言语信号，这样就能够帮助理解患者的情绪，并对患者的情绪给予恰当的反应。如患者在胃痛时会蜷曲身体，或用手捂住腹部，并同时表现出痛苦的表情，有时患者还会发出"哼哼……"的呻吟声。在察觉到患者的痛苦信号时，要给予适当的关爱，比如："没事吧？痛得厉害吗……"如果能有可能，要采取适当的手段帮助患者缓解痛苦。如果对于患者的某种信号的意义不是很确定，可以问他有什么不舒服的感觉。如果感觉到患者焦虑或恐惧，可以问对方心里具体担心哪些事情，然后进行解释与引导。

8. 用超语词性提示和类言语沟通　言语表达信息，超语词性提示就是我们说话时所用的语调、所强调的词、声音的强度、说话的速度、流畅以及抑扬顿挫等，它会起到帮助表达语意的效果。它可以辅以生动而又深刻的含义。如"我给你提点意见"这句话，如果说的声音低一些，语气很亲切，就被人理解为恳切的帮助；如果声响很高，语气又急又粗，就会被人理解为情绪发泄；如果加重"你"这个词，就突出对你一个人的不满意等。

类言语是指人体发音器发出的类似言语的非言语符号，如笑声、哭声、叹息、呻吟及各种叫声，还包括说话时的语音、语调、音调、音速、音量等。医务人员要善于运用声音的效果加强自己所表述内容的意义和情感。如医生在问诊的时候，适当采用"嗯""哦"等声音，可以向患者表示自己在注意倾听对方的讲话。

病案（案例）分析

病案：某知名医院被患者投诉至媒体，称医生对患者不负责、十分冷漠，"在整个接诊过程中，医生都没有抬头看过我一眼，居然就开出了处方"。院方查看病历，发现医生记录了患者的主诉要点，用药对症，从诊断病情到处方都是正确的。那么，为什么患者要投诉呢？"医生看一眼"难道就那么重要吗？

一患者到某医院就诊，医生按常规对患者问诊并进行体格检查。在做腹部触诊时，患者突然哭了，令医生感到莫名其妙、十分纳闷，患者说："我已去过两家医院，医生都只是问一问就开药，你是第一个摸我肚子的大夫……"

分析：很多时候，医生们虽然诊断正确，对症下药，但是却只注意到了自己"说什么"，却忽视了"如何说"，忽视了患者作为一个有情感的人，也需要精神支持和关注。而"如何说"则主要由我们的非言语信号来决定。实际上，当一个人所发出的言语信息与非言语信息不一致时，我们更倾向于相信后者。因为与言语信息相比，非言语信息更可能是心理活动的自然流露。医务人员的一个表情、一个动作、一个眼神无形中都会影响或感染患者。所以，在医患沟通中要巧妙运用非语言性沟通技巧，以增进医患间理解，促进医患和谐。

知识链接

　　孙思邈在《备急千金要方·大医精诚》中指出医者"不得多语调笑,谈谑喧哗,道说是非,议论人物,炫耀声名,訾毁诸医,自矜己德"。南宋《小儿卫生总微论方·医工论》中亦指出:"凡为医者,性存温雅,志必谦恭,动须礼节,举止和柔。"明代龚廷贤在《万病回春》中批评褒己贬人的庸医:"吾道中有等无行之徒,专一夸己之长,形人之短。每至病家,不问疾疴,唯毁前医之过,以骇患者。"上述医学名言正是对医患非语言性沟通技巧的描述。它要求为医者,要以诚待人,以尊重病人为前提,举止得体,态度谦和,要善于运用美好语言,不扬己抑人,妄自评价。总之,古代医学家强调医者可以通过目光、表情、动作等举止,使病人如沐春风,为良好的医患沟通打下坚实基础。

第四节　询　　问

一、询问的概念与原则

(一) 询问的概念

　　询问是医生通过对患者或与患者有联系的相关人员的系统提问而获得疾病信息的过程。在临床实践过程中,医生对病情的了解、与患者的沟通都离不开询问,通过对患者的询问,医生主动提出问题,能掌控双方沟通的总体方向和了解患者患病的发生发展过程和相关细节,同时,通过询问,可以提高医生交流的技巧,也可以培养、训练医生建立良好的逻辑思维,这些都充分提示询问在医患沟通中具有重要作用。医生在临床实践中的有效询问必须遵循一定的"程序"和"技巧"。《难经·六十一难》曰:"问而知之谓之工。"此"工"即为"技巧"。有效询问是医生准确了解患者疾病过程的重要方式,也是医生临床技能水平高低的体现。

(二) 询问的基本原则

　　1. 友善　　态度和蔼友善的询问能给患者及家属一种亲切感,使患者更愿意敞开心扉向医生述说,便于建立良好的医患关系和有利于信息的收集。所以医生在询问时要主动问候患者,营造轻松的提问环境,并且要随时准备好打破沉默局面的语言,切忌盘问。

　　2. 简洁　　简洁的询问能让人容易理解和准确回答。如果一次询问的问题太长、内容太多,会让患者难以理解医生究竟想问什么。如患者叙述"胸痛",医生需要询问胸痛病史的时间长短时,可以直接问"胸痛有多久了",如果问"出现这种症状到现在持续多久了,每次痛多久,还有没有其他不舒服",则明显会让患者无法确定医生询问的重点在哪里,无法准确回答。

　　3. 具体　　询问问题具体化能得到精确的答复。如"吃药后胸痛好了一点吗?"养成在询问前整理询问内容的习惯,可以使询问具体、流畅、前后内容对接而不遗忘项目。

　　4. 有序　　刚接触患者时,先从礼节性的交谈开始,如对患者的问候、确认患者身份、医生的自我介绍等;然后询问患者"你哪儿不舒服?""你这种情况多久了?"以确定主诉,再从主诉开始逐步地、系统地进行询问。在患者回答询问时要全神贯注地倾听,避免重复询问。但对于某些重要信息,可以采取"反问"及"解释"的模式进行确认,不要使用同样的语句重新提问以避免重复提问。

5. 确认　在询问每一部分或结束前,对于会影响诊断、治疗的某些关键问题,要再一次与患者或家属确认。特别要注意询问与现在主要症状相关的疾病是何时诊断、如何诊断、如何治疗及治疗效果。通过"确认"这一过程,进一步核实患者所述病情,同时唤起医生自己的记忆,理顺思路,在自己的头脑里建立患者症状出现的时间与诊断、治疗等逻辑关系,不至于遗漏病史。

二、询问技能

有效地掌握询问技巧能全面、准确地收集患者的信息及与患者建立良好、互信的关系。

(一) 询问技巧类型

根据问诊的内容与形式,询问技巧分为开放式询问、封闭式询问、开放与封闭式询问的有机结合、聚焦式询问、选择式询问、中立式询问等。

1. 开放式询问　开放式询问是指不限定回答的形式与内容,让患者自由述说的一种询问模式。这种模式,能让患者在一个气氛融洽的环境中将自己目前最痛苦、最不舒服的感觉在没有限制的条件下告诉医生,便于医生全面了解患者的身体情况,这类问题通常含有"什么""怎么""为什么"。临床经验证明,患者的这些述说往往是患者就诊的主要症状,是医生们要了解的主要信息。训练有素的医生能通过这种询问模式使患者更多地讲出与疾病相关的事情,医生能通过患者提供的信息,抓住问题的关键,为临床诊断、治疗服务(表4-2)。如果询问有一定的限制,但又可以广泛回答,称半开放式询问,虽然有限制性地询问原因,但由于是让患者自己寻找原因,所以还是属于开放式询问范畴,如"是什么原因导致胸痛的呢?"

表4-2　开放式询问能力拓展

例句	语言类型
医生:您哪里不舒服?	开放式询问
患者:我头痛。	
医生:有多久了?	
患者:两天。	
医生:是在什么情况下发生的呢?	半开放式询问

2. 封闭式询问　封闭式询问是从医生的角度出发,为获得准确的信息向患者提出的,以"是"与"否"为回答特征的询问模式。这类问题通常含有"是不是""要不要""对不对""有没有"。如"活动时有没有胸痛?"这种询问方式有澄清事实,缩小讨论范围的作用,便于医生比较明确地了解疾病的情况,使医患双方能集中精力探讨某些特定的问题。由于回答的问题限于"是"与"否",简明扼要,所以医生接诊的速度加快了,并且在某些时候还可以帮助医生打断患者离题的述说,将偏离主题的对话引回正题。但这种询问模式不要多用。因为患者如果总是被动回答"是"与"否"的问题,在情感上会产生不满足感,也许会产生不愿意与医生合作的情绪,也不愿进一步述说自己的不适,可能影响医患之间的关系,对未来的诊疗计划产生破坏性的影响(表4-3)。

表 4-3　封闭式询问能力拓展

例句	语言类型
医生:您主要是哪里不舒服? 患者:喉咙痛。	开放式询问
医生:多久了? 患者:两天。	封闭式询问
医生:有咳嗽吗? 患者:有。	封闭式询问
医生:伴有咳痰吗? 患者:没有。	封闭式询问
医生:发烧吗? 患者:没有。	封闭式询问
医生:还有什么不舒服的吗? 患者:没有了。	开放式询问

3. 开放与封闭式询问的有机结合　开放式询问使患者有主动、自由表达自己不适的可能,但只有开放式询问而没有限定与引导,则无法突出重点,解决主要矛盾。封闭式询问准确,但容易让患者有被审问的感觉,所以在临床实践过程中,需要封闭式与开放式询问有机的结合,提高询问效率。同时,在询问过程中,要穿插对对方的鼓励与肯定,如"噢,是这样的!""活动时胸痛更厉害了,是吗?"通过这些语句,鼓励对方进一步叙述或给患者一个重新解释的机会,医生也可以借助于这个机会,重新整理自己的思路。一个小小的鼓励,可以让患者感觉到医生是在认真倾听,有助于建立良好的医患关系。这种方式看似简单,但给患者带来的关爱是不容忽视的(表 4-4)。

表 4-4　开放与封闭结合式询问能力拓展

例句	语言类型
医生:您这次主要是哪些不舒服呢? 患者:我胸痛。	开放式询问
医生:具体的位置在哪里,可以用手指指出来吗? 患者:这里。	封闭式询问
医生:什么时候痛得厉害些呢? 患者:活动的时候。	半开放式询问
医生:是一种什么样的痛法? 患者:胀痛。	封闭式询问
医生:除了胀痛,还有其他不舒服吗? 患者:有时还想呕吐。	半开放式询问
医生:有呕吐出来吗? 患者:有时有。	封闭式询问
医生:还有其他不舒服吗? ……	开放式询问

4. 聚焦式询问 聚焦式询问是指在询问过程中针对某一个内容集中询问。如对疼痛症状进行询问时,聚焦询问疼痛出现的时间、部位、性质、程度、持续的时间、加重与缓解的因素、伴随的症状等(表 4-5)。聚焦式询问要围绕主题,有层次进行询问。是从不同方面对主题进行深入询问,但要避免相同问题采用同一模式反复询问。

表 4-5 聚焦式询问能力拓展

例句	语言类型
医生:跟我谈谈您的胸痛好吗?	开放式询问
医生:胸痛多久了?	封闭式询问
医生:胸痛与活动有关系吗?	封闭式询问
医生:每次疼多久?	半开放式询问
医生:是什么样的痛法?	半开放式询问
医生:自己有吃药吗?	封闭式询问
医生:吃药后有缓解吗?	封闭式询问

5. 选择式询问 选择式询问是指在询问过程中,医生给患者提供几个备选答案让其选择,例如"胸部是疼还是憋?""痰是白色的,还是黄色的?""是饭前疼还是饭后疼?"由于医生事先已经给出可供选择的答案,所以如果询问得当,医生很容易获得有效的信息。较之于封闭式询问与开放式询问,选择式询问更强调对某一问题细节的了解,以便医生掌握更多的具体信息,这点对疾病的诊断与鉴别诊断特别重要。

6. 中立式询问 中立式询问是指询问时问题是中立的,没有明显的偏向性,这些问题在回答时不会引起患者的不安。如"我能为您服务吗?""您叫什么名字?""您住哪里?""怎样称呼您?""哦,是吧,这样啊,还有吗?"中立式询问除了能收集到有效信息之外,还能给患者留下好的印象,打破医患之间刚见面时的尴尬或是交谈时陷入僵局。

在临床实践过程中不要将这些询问模式孤立使用,要有机结合、灵活运用。

(二) 询问过程中的注意事项

1. 态度中立,避免诱导 为使收集的信息客观、准确,询问时,医生要保持立场中立,防止诱导和暗示患者如何回答问题,如患者主诉"胸痛",恰当的询问是"除了胸部疼痛外,还有什么地方痛吗?"不要问"胸痛会放射到左手臂吗?"因为这样询问是一种为患者提供带倾向性暗示答案的询问,很容易使患者随声附和。也不要随意发表自己的意见,特别是患者在多家医院诊治后,不要评价其他医院和医护人员的诊疗水平。

2. 语气平稳,神情镇定 在临床上,患者的病情常常千变万化,常有意料之外的事情发生,此时,医生的沉着和冷静能极大地稳定患者及家属的情绪,有利于病情的稳定和疾病的康复。医生的语言与神情绝对不要对患者及其周围的人流露出没有信心、紧张、慌乱的内容。

3. 避免使用患者难懂的医学术语 医学上有许多专有名词,如询问患者是否有"心悸""里急后重",医生彼此之间使用这些词进行交谈感觉很自然,若直接用来询问患者,患者常常听不懂,所以医生要时刻注意患者在听到问题后的反应,发现患者在理解上出现问题时,要马上加以解释。

4. 注意患者的心理变化 对敏感问题要采用患者能接受的模式进行询问。在向患者

笔记栏

介绍病情时,要有步骤地实施,特别是对生命有明显威胁的疾病,如恶性肿瘤的询问,要依据患者的接受能力逐步实施。

5. 关注患者的文化背景　不同的患者,有着不同的文化背景及不同的生活习惯、爱好、风俗、礼仪、禁忌及宗教信仰,了解患者的文化背景、禁忌及隐含于禁忌之中的文化、习俗等会减少对患者无心的冒犯,表达对对方的尊敬,也增进医患双方相互间的交流。在询问过程中对不了解的文化背景问题先采用中立式询问,通过不断的接触与沟通,扩大询问的内容,收集有效的信息。

三、不同场合的询问步骤

(一)门诊

1. 医患特点

(1)医疗特点:在门诊,患者多、病种复杂、诉求多、单个患者就诊时间短,医生需在短时间内做出准确的判断,所以门诊询问的要点是直接与准确。询问要有目的、有主题、有针对性地进行,省略与本次医疗活动无关的客套话、过渡性词句,突出重点。通过提出不同的问题控制谈话的局面,将询问控制在自己需要获取的信息范围内,以在最短的时间内获取最大的信息。

(2)患者特点:门诊的患者在短期内病情发生急性变化并在入院后必须经历许多步骤,如挂号、候诊、面见医生、检查、缴费、治疗、取药等,这些过程中有许多未知数,并且等待时间长、面见医生时间短,所以患者容易产生紧张、焦虑、急躁等心理。

2. 询问步骤(表4-6)

表4-6　门诊询问步骤

步骤	例句
第一步:与患者建立关系	医生:请问有什么可以帮到您?
(患者述说)	
第二步:收集患者信息	医生依据患者的主要不适,询问不适出现的时间、性质、加重与缓解因素等,以及必要的体格检查
第三步:介绍自己的判断	医生:您是……症,还需要……检查
第四步:患者告知	医生:这是您的药方……服用。一个星期后要再回来复诊。如果这期间有不舒服,要马上回来看医生;或这是您的检查单,等检查出结果后,来找我;或这期间您要避免……您最好吃……食物

(二)病房

1. 医患特点

(1)医疗特点:住院患者留给医生询问的时间充分,有利于信息收集的完整性,但患者的病情复杂、严重,甚至可能有生命危险,并且医生不但要每天面对患者,还要与患者的家属、同事、领导等相关人员沟通,所以询问要详细、全面,在条件允许下可使用客套话营造轻松的氛围,要体现对患者的人文关怀,避免对患者造成精神伤害。

(2)患者特点:住院患者患病一般较门诊患者重,他们对自己的生命与健康有较多的忧虑,特别是对未来康复程度的担忧,担忧的层面会扩大到对亲人、家庭及经济、工作等范围。患者有时会有不合作态度出现,甚至会有恶劣事件发生。

2. 询问步骤（表 4-7）

表 4-7　病房询问步骤

步骤	例句
第一步：介绍自己	医生：我是……医生
第二步：与患者建立关系	医生：我是您的主管大夫
第三步：收集患者信息	医生：您叫什么名字……
	（一般信息询问，包括出生年月、出生地、住址、联系方式等）
第四步：询问患者	通过灵活运用各种沟通技能及辅助检查手段，收集患者信息。如开始询问患者的不适主诉，可以问"您这次主要是哪些不舒服呢？""有多久了？"
第五步：介绍自己的判断	医生：我初步考虑您这是……症（病），为了进一步明确诊断，还需要做……检查，我们目前先按……给您治疗
第六步：患者告知	医生：您患有……病，平时要注意不能……对您有益的是……
第七步：住院期间患者诊疗与告知	医生：这个检查对您有点创伤，但对于帮助诊断的意义很大，我们会尽最大的努力减少对您的伤害
第八步：出院前患者告知	医生：您的病最后诊断是……您需要……治疗，您需要休息……天，我已经给您办好了出院的手续，您在出院后……天要到门诊复查，您有不舒服时要及时到医院复查

第五节　倾　　听

一、倾听的概念与原则

倾听是贯穿于诊疗全程的重要医患沟通技能，是建立和谐信任医患关系，确保医患之间全面充分交流、准确收集患者信息的前提与基础。医务人员对患者述说的内容和过程要认真、耐心、专注地倾听，使患者感受到医者的重视，以获得心理上的安全感、信任感，对疾病造成的痛苦情绪应给予理解、同情和关爱，以增进患者交谈的兴趣与主动性。良好的倾听素养与技能，直接关系到能否对患者及时地传递尊重与关爱，以及正确地进行诊断与治疗。

（一）倾听的概念

倾听是在交谈过程中，一方接收另一方发出的语言和非语言信息，确定其含义并做出积极反应的过程。医生在倾听的过程中，不但要理解患者表述的含义，还要注意观察患者说话时的声调、语气、语速、音质等副语言信息及表情、动作、体态等肢体语言信息。研究显示，人们用在听、说、读、写等沟通技术上的时间占比中倾听占了 53%，说明在人际沟通的过程中，大部分时间都是在听。

（二）倾听的基本原则

倾听的基本原则主要有以下几个方面。

1. 爱的传递　医患沟通建立在爱的基础上，爱一定是基于彼此的理解，否则便会造成伤害。倾听依赖于耳朵，但是专业所要求掌握的倾听技能还要求医生要用心去听、去体会患者的感受，并用心传递给患者语言或非语言性的信息，鼓励、引导患者诉说自己的全部病情，达到全面、准确收集患者信息的目的。倾听是医生向患者传递鼓励和关爱等信息的渠道与方法。倾听还是让患者感受到自己被医院或医生接纳、接受的有效手段之一。对医生来说，倾听既是一项最基本的技巧和本领，更是医者仁心、关爱患者的具体体现。真正有效的倾听，不仅能够消除患者对医生的陌生和恐惧感，建立良好的医患沟通，而且能帮助医生了解患者内心世界，与患者形成良好互动关系，并且具有积极的心理支持和社会支持的功效，有助于药物治疗和其他治疗方案的贯彻。若医生对患者的倾听只是机械化地走个程序，匆匆忙忙，缺乏关注和耐心，就会给患者带来深深的失望。

2. 全情投入　全神贯注地倾听具有很大的感染效应和鼓舞力量，会使患者感觉到你真的在听他说话。也许大多数人认为自己听觉正常，所以听别人说话不存在障碍。但这是错误的想法。一般人说话速度约为 130 字 /min，要想完全听明白别人的话，需要集中注意力，同时对所听到的信息进行快速加工。因此，较长时间集中注意力听别人说话并加以理解，并不是一件很轻松的事，稍不留神就会漏掉一些信息。即使我们非常注意倾听，也无法完全避免误解。因为每个人的知识结构、习惯与喜好都可能不同，那么对同一词语的理解就有可能存在差异。除此之外，还有其他多种因素会妨碍我们聆听别人说话，例如对说话者的偏见、喜欢打断别人说话的不良习惯等。所以，医生必须用心倾听，全情投入，才能听到患者想说的话，这个过程要求医者安神定志、至意深心，自始至终保持心态平和、精力充沛与全神贯注的状态。正如孙思邈在《备急千金要方·大医精诚》中所言："凡大医治病，必当安神定志……省病诊疾，至意深心，详察形候，纤毫勿失。"专注平和的心态有助于包容、吸纳，因此更有助于倾听。

3. 沉着自信　沉着自信是指医生在倾听过程中冷静沉稳、紧张有序、有条不紊。沉着自信会体现出医生的权威和尊严，有助于赢得患者的尊重与信任，进而敞开心扉诉说病史。反之，医生接诊中的杂乱无章、含糊不清、茫然无序，都会使患者质疑医生的水平和能力，从而丧失交流的意愿，甚或故意隐瞒一些病情，甚至有的患者会感到运气不佳，碰到个水平差的医生，而导致心情压抑，加重病情。医生的沉着自信可以通过训练培养，如现场观摩学习、角色扮演、标准化病人接诊训练等都是很好的培训方法。此外，每次接诊前做好充足的准备，包括心理准备、熟悉接诊流程与注意事项等也是增强自信、解除紧张的办法。

4. 积极主动　积极主动是指医生应及时用动作或表情等方式让患者明显感受到愿意倾听其诉说的意愿。首先，积极做好倾听准备。选择安静、舒适的环境，尽量排除外界干扰因素，创造有利的倾听环境，使沟通双方都处于身心放松的状态，集中注意力，以保证谈话的有效进行。其次，医生应积极地表现出专注的倾听兴趣，并适当地点头回应，表明其对患者的关注和支持。主动保持良好的目光交流，表现出认真和有兴趣的样子，这样既能帮助你倾听，又能让对方相信你在注意倾听。但要避免在整个交流过程中始终注视对方的眼睛，以免引起对方不自在。最后，在倾听的过程中要随时调整注意力，避免走神。积极主动的倾听态度传达了医生对患者病痛的关注、对表述的肯定，有助于鼓励患者说出自己的感受、顾虑或疑惑，充分调动患者在医患沟通中的倾诉意愿，加深医患之间相互理解的程度，从而在患者无拘束的叙述中获取更多的与疾病相关的信息。

5. 耐心细致　耐心细致是指医生在倾听患者较长时间诉说的同时，能够敏锐地观察到患者微小的表情与动作变化，感知患者的心理和情绪变化。这一原则要求医生在倾听中切忌过早做出判断或得出结论。当你心中已经对某件事情做出判断时，那些成见会成为你有效倾听的最大障碍，从而干扰你对信息的接收和理解，你就不会再倾听他人的意见。同时，要求医生要学会控制情绪，放松心情，在倾听中遇到与自己观点不合的言论时不要急于争论，争论只会引起不必要的冲突，要始终明确沟通的目的不是为了发泄情绪，因此要尽量控制争论的冲动，这样更有助于保持耐心。此外，除非患者的诉说离题太远，倾听中一般不应打断患者的诉说,即使你已感到不耐烦,也不要急于否定或打断对方的表达,应该等对方的表述告一段落时,再不失礼貌地表明自己的看法,这样也更易于被对方接受。

6. 及时反馈　医患沟通更是一个动态的、双向的交流过程,有所问则有所答,有所答必有所应。医生不仅可以用耳朵来听,也可以用眼、用口来听。人们常说"眼睛是心灵的窗口",倾听患者话时,适宜用温柔、关切的目光看着对方,让患者感到你在关注他、注意听他说话。用口倾听的技巧通常被称为回应性倾听。其原理是把医生当作一面镜子,不论听到患者说什么,都给予患者相应的反射。对于听明白的地方,你可以简单地以"嗯"或"哦"作为反馈;对于患者所说的重要部分,则可以简单地重复他的原话作为反馈,或改以新的表达方式进行反馈。例如,患者说"我感到我的腹部非常疼痛",你可以反馈"你的腹部非常疼痛"或"你是说你腹痛非常厉害吗?"一般而言,患者最需要得到反馈的话语成分包括情绪感受、愿望与目的,以及情绪性判断。例如,患者提到一种感受或体验,你可以给予同情性的反馈,如"你是说你非常难受,是吗?"这种回应表面上看来似乎是冗余的话,但却正是患者所需要的反馈,可以让他感到你的关心和理解。这样就达到心理学上的"共情",有利于医患沟通。在倾听过程中,医生一定要关注患者的反应,并及时地给予回应。

7. 保持恰当的姿态与距离　倾听还需要一定的姿态以体现倾听者的投入状态。恰当的倾听姿态有助于把一种认真倾听的态度传递给患者,从而鼓励患者去仔细诉说病情。倾听中,医生恰当地与患者目光交接、得体地注视患者的方式也是医生姿态的表现形式之一。接诊时医患之间的距离也会影响倾听的效果。按照 Edward T Hall 的理论,人与人之间的距离可以分为亲密距离、个人距离、社会距离与公众距离等四种类型(表 4-8)。医生与患者可以归属于第二种,即应保持在 50~120cm,即大约一个人手臂的距离。

表 4-8　Edward T Hall 理论中人与人之间距离的四种类型

	距离(cm)	内容
亲密距离	50 以内	非常亲密的关系
个人距离	50~120	亲密关系
社会距离	120~360	事务、工作关系
公众距离	360 以上	无关关系

良好的倾听姿态体现在:①温和的目光交流。②注视患者眼睛及面部。③观察患者肢体语言。④不随意打断或阻止患者的叙述。⑤伴随声音附和或表示"我知道了""是这样啊"等。⑥必要时提醒患者说明某个症状和问题。

二、倾听技能

了解别人内心世界的第一步就是倾听。不仅要听语言表达的内容,还要注意观察对方表情、语调、手势等非语言行为。只有掌握有效倾听的技巧,才能成为一个高明的倾听者,正确理解并有效利用信息,听出"言外之意,话外之音",理解对方说话的真正意图。有效倾听的技巧主要包括以下几个方面。

(一) 做好准备,积极投入

倾听不仅是对声音的吸收,更是对内容意义的理解,因此,有效的倾听不仅需要用耳朵,更需要保持良好的精神状态,做好倾听的充分准备,排除外界干扰因素,集中注意力全身心投入。具体要求主要体现在以下几点:①选择安静、舒适的环境,积极做好倾听准备。②主动保持良好的目光交流,用 30%~60% 的时间注视对方面部的社交凝视区(唇心以上双眼以

笔记栏

下的倒三角区域）。③倾听过程中随时调整注意力，避免走神。④提前熟悉患者的资料。

（二）观察助听，领悟暗示

倾听是个需要认真观察和思考的过程，要仔细观察对方，及时掌握非语言信息，善于理解对方的真实想法。

1. 学会听话外之音　所谓"锣鼓听声，听话听音"。也就是沟通时应结合语境、联系前后话，运用自己的经验，揣摩对方的心理，听出对方所言的话中深刻的含意，如果你只听表面意思，就得不到真实的判断，因此，仔细体会"话中有话"非常重要，要求在倾听时不但要用耳，也要用心，经过大脑分析，听出言外之意、话外之音。

2. 领悟非语言暗示　要重视表达者的非语言行为，以了解对方的真实想法。在沟通的过程中，经常会有词不达意或词难尽意的时候，表达者就会同时使用非语言行为来进行辅助，从而更充分，更真实地传达自己的意图，这时，表情、语调、手势及身体距离等非语言行为就成为信息传递的重要组成部分，要求医生细致观察，用心领悟。

（三）体态配合，积极引导

在倾听过程中，借助体态语言，主动而及时地做出情感反应，表达肯定和赞许，能使交谈双方心情愉悦，取得更好的沟通效果。

1. 体态配合　医生在有意识地观察患者肢体语言的同时，还要善于运用自己的肢体语言。对于医生来说，一方面要善于发现目光交接中所提示的信息，并予以正确理解，另一方面要善于运用目光交接去影响患者，使其受到鼓励和支持，从而达到全面倾听、收集患者信息的目的。同时身体的接触，运用适当与否也会影响医患之间的关系。譬如对老年就诊患者，在其站起来时医生用手帮扶一下，为正在咳嗽的就诊患者拍拍背，与病情好转的患者交流喜悦等，都是有益的接触沟通。通过这些接触，可以使患者感受到来自医生的尊重与鼓励，从而更加主动地向医生倾诉自己的病症而使医生获得更多的疾病信息。

2. 积极引导　如果感到对方说得正确，可以用亲切的微笑、专注的目光、适时的点头及简洁的回应表示肯定和赞同，以鼓励对方尽情表达，引导谈话更好更深入地进行。

（四）恰当的病情解释时机

医生在倾听过程中，有时需要对患者的病症进行解释，以促进患者继续诉说自己的病情。解释必须选择恰当的时机并且保证准确无误。有些医生往往在患者还没有诉说完自己的病症就开始为其解释病情，一方面容易导致患者难以继续诉说病症；另一方面，也容易做出不恰当的解释而误导患者，甚或引起患者的不信任。

（五）保持耐性，避免争论

耐心倾听，这是最主要也是最基本的一项倾听技能。医生必须尽可能耐心、专心和关心地倾听病人的倾诉，并有所反应。饱受各种痛苦折磨的病人常担心医生没听清他的病情而不能给他做出正确的诊断和治疗。有时，病人可能答非所问，说跑了题，这时医生可以礼貌地引导病人回到主题上来，医务人员耐心听取患者及其家属的倾诉，这样不仅能疏泄他们的不良情绪和心理压力，对治疗产生积极影响，而且在此基础上可以建立更加信任的医患关系。也有比较极端的情况，患者处于激烈的情绪中，表达的内容词不达意、不可理喻，甚至谴责、怪罪医生，但无论怎样，都要细心地聆听，避免与之激烈争论，这也是特别考验医生耐心和胸怀的时候。当我们耐心而宁静地倾听患者时，内心的理解和同情就开始增长。

三、特殊情况的倾听技能

接诊中，部分患者围绕病情的诉说会因年龄、性别、性格、情绪、职业特点、文化背景、教育程度等的不同而有不同的表现形式。有针对性地运用不同的倾听技能会极大地改善医患关系,从而全面掌握医疗必需的信息。

(一) 因年龄问题导致诉说病症困难

1. 幼小孩童　倾听幼小孩童尤其需要细致功夫,给小孩子看病,缺的不是医术,而是一份耐心和细心的观察与倾听。年幼患者一般不能正确地自述病史,此时需要医生与家长等监护人直接进行交流,仔细倾听家长的诉说,要正确理解家长对孩子状态的表述,尤其须注意家长陈述的"孩子和往常不一样"的情况。当儿童具备语言能力时,医生应当直接与其进行交流。首先医生要缓和儿童面对医生的不安情绪,努力把其当成一个成年人来进行真心的沟通交流,避免使儿童产生自我否定的情绪和伤害儿童的自尊心。同时应当仔细观察儿童的面部表情、肢体动作,尽量用非语言技巧去感知和理解儿童的表现,从而达到倾听的目的。医生必须要做个有心人,否则就算患儿的异常情况摆在眼前也会熟视无睹。只有在心系患者、同理尊重、换位思考的基础上,才能捕捉到各个症状之间的联系,推断出病情细微处的因果。

2. 老年患者　老年患者一般说话语速较慢,还有一些患者有口齿不清、声音颤抖,还有耳背、健忘、反应迟钝和眼花等特征。因此,在接诊老年患者时,尽量在安静的房间里进行,同时说话声音应较平时稍大,并且反复提问患者,确保其完全理解后再继续下一个问题。医生必须注意老年患者身体功能的变化,不能催促其回答问题,应该耐心倾听老年患者的回忆,理解老年患者的担忧,并且鼓励患者自身积极地参与治疗,从而建立医患之间的信赖关系。诊疗结束后,医嘱和建议不能流于口头,应写在纸上交给患者或其陪护人。

(二) 女性患者羞于表述病症

女性患者面对男性医生,一些病症会因为尴尬或者觉得难以启齿而被有意无意地忽略掉,这势必会影响信息的全面采集。因此,医生必须从患者的角度去思考问题,注意性别可能造成的影响。为了避免引起女性患者的不安或误解,男性医生要努力与其建立一种相互理解、信任的平台,避免提出一些患者难以回答或无法接受的问题,或者配备合适的助手,避免其尴尬,倾听的姿态更要得体自然,避免不必要的身体接触。同时,结合必要的语言说明,这些都有助于倾听过程的完成。个别情况下,男性患者面对女性医师,涉及性相关的问题也会难以启齿,而导致信息采集不全面的情况发生,也遵循上述处理原则。

(三) 由于性格或情绪等原因不愿意交流

有些患者性格内向,不喜交流,也有部分患者就诊时情绪低落、讳疾忌医而不愿诉说自己的病症。性格内向、情绪低落或讳疾忌医的患者多数表现为缄默不语、不愿主动叙述病史,或伤心哭泣,或顾左右而言他。医生接诊此类患者时应当注意观察其表情、目光和躯体姿势,态度诚恳地表明医生理解他的痛苦,耐心安抚,鼓励患者。要注意避免使用过多、过快的直接提问让患者惶惑被动,更不要用批评性的提问加重患者的沉默和不悦,要慎重触及让其伤心和敏感的问题。临床接诊中,经常会遇到有抑郁症的患者或者抑郁症性格的患者,医生接诊时态度一定要温和,把握好患者的就诊意图,不要勉强患者,切忌对他们进行斥责或批评。

(四) 为试探医生医术而沉默不语

在临床上,少数患者会故意在诉说中对医生有所保留,试图试探医生的医术。碰到这样的患者,理想的处理办法就是通过简单的问诊,再结合望诊等方法叙述出患者的1~2个症状,取得患者的信任,从而让其自觉地倾诉病症。当然,这种办法必须建立在医生具有非常娴熟的医学知识与诊疗技能的基础上,否则,错误的解释会使患者更加不信任医生。

(五) 患者喋喋不休但缺乏条理与重点

有的患者很愿意主动诉说,但经常抓不住重点,诉说没有条理、内容缺少关联,或者重复不断,被繁忙的医生打断时又感觉医生没有完全倾听其叙述而郁闷或恼怒,或者感觉医生没听懂其表述而更加长时间地反复诉说。面对此类患者,比较理想的做法是医生安静地倾听其诉说,并适当地加以提示、引导,也可适当使用封闭式提问以便控制谈话的方向、节奏、时间等。确实因为工作繁忙无暇长时间倾听其诉说,要选择恰当的时机中止其诉说,并积极使用诸如归纳与确认、聚焦等技能,从而有效地完成接诊过程。

(六) 患者过度依赖医生

有些患者存在过度依赖医生的心理,要求医生给予足够的重视,并能够不断地倾听、劝告与解释,当这些要求不能被满足时,就会变得抑郁或愤怒,甚至谴责医生态度不好。对于这类患者,医生必须在尊重患者的前提下,善意提醒患者,并恰当地控制好患者诉说的时间,而不是一味地迁就患者,要让患者清楚地认识到要与医生一起战胜疾病,不能仅靠医生的力量,还要靠自己的努力。同时要和患者家属做好沟通,发挥家属的支持作用。

(七) 患者为残障人士

在接诊残障人士时,医生应以自然平和的态度对待患者,让患者感受到来自医生的关怀和尊重,进而消除患者的不安和自卑、戒备心理,促使其可以尽情地倾诉病症。下面介绍几种常见残障人士的倾听应对情况。

1. 视觉障碍 视觉障碍根据视力和视野的残存度,可以大致分为全盲和弱视两类。临床接诊时,医生首先应该主动向患者打招呼,尝试与对方握手。以便使患者根据声音的高低、手掌的触感等获得关于医生的身高、体格等初步的印象,有助于消除患者的不安情绪,使患者更好地掌握和医生之间的距离,增加其对医生的信赖感。讲解方向和场所时,切忌使用"这儿""那里""那个"等代词导致患者的方位混乱,应该使用前后左右、几步、几米等具体的方位名词来示意患者。

2. 听觉障碍 听觉障碍是指听觉不灵等能听见声音却不理解其内容或者完全听不见声音的状态。临床接诊时,如果患者通过助听器就能够听见谈话的内容,那么就与患者面对面,语速清晰而缓慢地进行交流。切忌以为患者戴着助听器,只要说话声音大点儿就可以。对于有听觉障碍的患者,听不清声音是个大问题,医生应予以留意。因此,医生不仅可以通过声音向患者传递信息,也可尝试通过视觉信号来传达信息,包括唇读法、笔谈、手语、指文字等方法。

3. 肢体残障 肢体残障可以由不同疾病所致,这类患者其个体差异较大,医生应该在掌握了患者肢体不自由的具体原因、部位及程度的基础上再进行接诊。有些患者因为脑部疾病或半身不遂导致失语症,此类患者多由家属陪同,因此医生获得信息并不困难,但如果患者尚有语言能力,一定要多花时间和耐心引导患者把话说出来。另外,医生应该事先询问患者或陪同家属采取什么方式或使用什么身体姿势进行接诊交流会更方便。

第六节 告 知

一、告知的概念与原则

医疗告知,是指作为医疗行为主体的医疗机构及其医务人员(以下简称医方)在医疗活动中,将患者罹患疾病的病情、可能发生的并发症、自然转归以及将要采取的诊疗措施和风险等有关诊疗信息向患者或其家属(以下简称患方)如实告知的行为过程。医疗告知不是一种随意行为,告知的内容必须符合法律相关规定及医学伦理学要求,并遵循以下原则。

（一）利益平衡原则

医师在履行告知义务时,必须兼顾患者、医院与社会公众三方利益,将社会公众利益放在首位,在不损害第三方和医院利益的前提下,努力实现患者利益最大化。

1. 不能损害社会公共利益　在接受诊疗的过程中,患者虽然有知情同意权,但首要原则是不能妨碍其他公民行使自己的权利,也不能损害社会公共利益。当社会公共利益与个人权利发生矛盾时,为了社会公共利益,一些个人权利是可以被限制或否定的。

2. 医患双方利益平等　医患双方的地位和利益是平等的。医方不能侵犯患者的利益,患者也不能损害医方的利益。医方不能要求患者告知其不愿意告知的事项,患者也不能以行使知情同意权为由,强行要求医方告知其对该病的诊疗经验或对其病情的看法,或者要求医方提供对其他同样患者的诊疗情况等。

3. 实现利益最大化　在医疗活动中,医患双方是协作关系。医方的责任是运用其专业知识与技能为患者做出明确的诊断与合理的治疗,患者的义务是配合医生,谋求最佳的治疗效果。知情同意的最终目的,是为了使患者利益最大化。在医疗知情同意权与社会其他权益相冲突时,利益最大化原则可以用来决定取舍。如医方告知患者后,可能对患者的病情不利或加重患者的病情,此时应以患者利益为重,主动征求患者家属的意见,对告知的内容有所侧重或保留,或者先告知患者家属,待条件成熟时再告知患者本人。

（二）合理告知原则

患者的知情应在合理的范围内,这些知情以患者能做出判断和决断所必需的足够的医学信息为度。根据这些信息,患者可以决定是否在某医院就诊、是否接受医生建议的诊疗方案、对诊疗中的风险和疾病预后是否能接受、自己是否能承担所需费用等。合理的告知主要包括以下几个方面。

1. 一般信息　医院的基本情况、基本设施、生活设施和水平能力,以及医院科室分布、就诊流程、注意事项、医师或护士的简介等。

2. 医疗信息　医疗信息包括患者的病情和初步诊断,该疾病目前的主要治疗方法,各种方法的优点和缺点,存在的风险及预后,医方建议实施的治疗方法,需做手术的名称、目的、效果、危险及可能的并发症,术中风险防范及处理方案,需要患者及其家属配合的事项等。

3. 免责信息　医学科学处于不断发展和完善之中,充满着未知,不是所有疾病都能明确诊断,也不是所有疾病都有针对性强的治疗方法,更不是所有疾病都能治愈。疾病的发展千变万化,诊疗技术存在各种无法预料、难以防范的风险。这些都属于免责信息。

（三）实事求是原则

医师在告知时,必须告知患者真实情况。在告知病情时,既不得夸大病情恐吓患者,也不能自视高明,重病说轻。在涉及医疗风险、医疗费用、治疗效果等事项的告知时,既要实事求是,又要留有余地。虽然原则上要求如实告知患者病情,但在特殊情况下,应当考虑患者的心理承受能力和性格特征,注意避免对患者造成不利后果。如对有恶性肿瘤或对疾病高度恐惧的患者,在告知病情时,要对患者有所隐瞒,可将真实情况告知其近亲属;对一些依从性不好的患者,要强调疾病的严重性及可能产生的不良后果;对高度敏感的患者,在告知时语气要轻松、和缓,以免增加其心理负担;对罹患急性病的患者,要告知及时治疗的重要性;对慢性病患者,要告知患者需有耐心,注意平时的保养及缓解期的干预治疗等,鼓励患者树立战胜疾病的信心。

（四）告知本人原则

在履行告知义务时,原则上必须告知患者本人,只有患者本人签字的同意书才是法律上有效的知情同意。但在特殊情况下却只能告知患者的近亲属或法定监护人,如患者处于昏迷或非理智状态时、患者年龄不满16周岁时。对罹患肿瘤等恶性疾病的患者,要充分考虑患者了解真实情况后的利弊,一般先告诉其近亲属,在征得患者家属同意后,可在适当的时机,以适当的方式委婉地告知患者本人。

（五）书面告知原则

对于一般信息的告知,可以采用口头形式,如医院及科室介绍、医护人员信息、责任医生简介、查房时间及探视时间、病区管理规定等。对涉及患者安全事项的告知,以及诊疗行为的知情同意,必须以书面形式留存。这既是医方履行告知义务的形式要求,也是医疗纠纷诉讼案件中的取证需要。对需要患方配合或注意的事项,既要口头告知,又要以书面形式在病历中记载,务必要求患方遵照执行。

（六）分类告知原则

人是一个有机整体,许多患者虽然常以一种疾病到医院就诊,但不排除其患有其他疾病,特别是中老年患者,多患有一种以上基础性疾病,各种疾病会相互影响。诊疗结果的好坏,不仅取决于医生的诊疗水平,还与护理、饮食、患者配合等密切相关。诊疗行为由医、护、技、药等不同岗位、不同级别的医护人员完成,故医疗告知的主体不同。由于患者的社会背景、家庭状况、教育程度、性格心理各不相同,在实施告知时应有所区别。

二、告知技能

医疗告知涉及医院多个部门,并贯穿疾病诊治的全过程,告知对象千差万别,告知内容各不相同。要想正确履行告知义务,必须掌握相应的技能。

（一）不同情境下的告知

在不同的场合,患者接受诊治的项目不同,其所担心和需要了解的医疗信息不同,告知的主体、内容和方式、方法也有区别。

1. 门诊告知　门诊由于患者多,医师少,医患交流的时间非常有限,医疗告知多以口头方式进行。鉴于门诊的特殊性,在实施医疗告知时,要特别注意突出重点,简洁明了。对患者在就诊过程中的各种重要情况,尤其是与知情同意有关的内容,必须在门诊病历中予以明确记载,留下履行告知义务的证据。对特殊患者如确诊为癌症或传染病的患者,不能因为只有患者一人前来就医,就将病情对患者和盘托出,应想法联系患者家属,征求其家属的意见后再与患者本人沟通。

2. 检查室告知　由于各种辅助检查均有一定的局限性,需要结合临床才能做出诊断,在这种场合中的告知,一般是口头告知,并出具检查报告单。检查室告知需要掌握的原则是:①对检查中发现的一般情况,可以向患者描述检查所见,对临床意义做简单解释,并说明要请经治医生结合临床才能做出诊断。②对检查中发现可能涉及恶性疾病的异常情况,要以需进一步检查为理由,及时与临床医生进行沟通。③对诊断存在疑问,需进一步检查才能确诊者,要耐心向患者说明原因,并在报告单上写明建议进一步检查。④对自己没有把握解释的情况,要及时请上级医师出面解释,或等集体讨论后再出具检查报告,或与临床医生沟通后,由临床医生进行告知。

3. 病房告知　住院患者大多数时间待在病房,医师的许多一般性告知也在病房以口头方式进行。在病房告知的内容包括患者的病情、诊疗计划、一般检查结果、预计住院时间、费用、疗效,以及病房管理制度、需要患者配合的事项等。由于大多数病房并非只住1名患者,而且许多患者住院有家属陪伴,因此,在病房实施告知时,要特别注意保护患者隐私,不能当着家属的面,或有其他患者在场时过多谈论患者病情,更不能泄露患者隐私。如有学生需带教实习,需事先征得患者的同意。在病房告知患者的医疗信息,必须在病历中及时、客观地记载下来,重要事项可请患者签字确认,这一点非常重要,也是临床医师非常容易忽视的地方。

4. 医生办公室告知 在医生办公室进行的告知,一般以履行法律规定的义务为主,内容包括患者疾病的诊断、预后,可能采取的诊疗措施,各种治疗方法的利弊、风险、费用、疗效等,一般医院均制作有住院患者病情告知书,由经治医生填写相关内容,并口头告知患者或其家属,在患者或家属理解并同意后,要求他们在告知书上签字确认,并注明告知时间。另外,手术、麻醉、有创检查的相关事项告知,也应在医生办公室完成,并履行相关的知情同意手续。

5. 主任办公室告知 危重疾病、恶性疾病、性病、重大或可能导致不良后果的手术、涉及患者隐私的医疗告知,必须在病区科主任办公室进行,由科主任或高年资医师主持。这个场合的告知,要求经治医师事先向科主任或高年资医师汇报患者病情,后者在亲自查阅患者资料和查看患者后,经过科内讨论(或请外院专家会诊)统一意见后,就患者的病情及诊疗计划、方案等对患者或其家属进行告知,如请外院专家会诊,可请外院专家一同参与告知,经治医师要做好记录,最好对告知进行全程录音。如有必要,可请患者所在单位或居委会、辖区派出所负责人等第三方参与,并在知情同意书上签名作证,也可以在制作完成知情同意书后,由医患双方共同拿到公证处进行公证。

6. 手术室告知 在手术室接受治疗的患者,除全麻外,多处于清醒状态。在手术过程中,患者会对有关情况进行咨询,医师有告知的义务。这种场合的告知,主要是为了消除患者的恐惧心理和对预后的担心,让患者放松心情,鼓起勇气,积极配合治疗,树立战胜疾病的信心。告知的语气宜轻柔和缓,告知内容尽量不涉及风险和不良后果,如在手术过程中出现特殊情况,需要及时告知患者或其家属。

(二) 不同环节的告知

从患者入院到出院,临床医疗告知可分为以下五个环节。不同环节的告知内容应有侧重,告知方法也有所不同。

1. 检查前的告知 患者到医院就诊,首先关心的是自己得了什么病。医师在询问患者的一般情况及病情后,多会指导患者做相应的检查以明确诊断。在这个环节,医师必须告知患者要接受哪些检查、检查的目的和必要性、可能造成的损害或痛苦、检查前的注意事项。要做好这个环节的告知,医师必须对检查项目有所了解,掌握检查项目的操作流程和注意事项,对有创检查可能导致的损伤和潜在的风险必须明确告知,在患者理解并同意的基础上,签署有创检查知情同意书。另外,在让患者做多项检查时,要告知患者检查顺序,如先做需空腹的检查、无创或微创的检查,后做其他检查等。

2. 明确诊断后的告知 在明确诊断后,患者最关心的是他所患的疾病是否严重,好不好治,医师有没有把握治好,费用是多少,有没有后遗症等。这是决定患者是否接受医师治疗的关键。医生对疗效、费用、风险等的承诺一定要实事求是,并留有余地。如果接诊医师没有把握,可向上级医师汇报,由后者对患者或其家属进行告知。

3. 实施治疗前的告知 在实施治疗时,医师应告知患者目前治疗该病的方法有哪些,每一种方法的利弊,需要承担的费用是多少,治疗过程中的痛苦和风险程度,以后会不会留下后遗症或并发症,预防措施等。在权衡利弊后,医师应本着患者利益最大化的原则,向患者推荐最合适的治疗方案,并让患者做出选择。对一般性的治疗可履行口头告知;对侵入性治疗、有创治疗、化疗、诊断性治疗、药物临床观察、透析等,必须签署知情同意书;对手术患者,术前应告知手术方案、手术时间、手术意外、麻醉意外及发生意外后的抢救程序、可能使用血液和血液制品的情况、家属应配合的工作、术中或术后可能出现的并发症及其他风险等；使用报销比例少或需自费的诊疗项目及药物时，必须事先告知患者，征得其同意，并签字认可。

4. 实施诊治后的告知　手术患者最关心的是治疗效果，手术医师应在术后及时将手术的基本情况、术中所见的特殊情况、术后可能出现的并发症、下一步治疗计划及时告知患者或其家属。由于手术治疗的效果不仅取决于手术质量本身，还与术后的治疗和护理密切相关，为了使患者得到更好的康复，一般术后需要制动、导尿、引流、心电监测、定期换药等，实施了重大手术或生命体征不稳定的患者，往往要转入重症监护室。后续的观察及治疗与疾病的恢复密切相关，医师有必要告知患者或其家属予以配合，并在病历中予以记载，由患者或其家属签字确认。

5. 出院告知　对于需要复查和后续治疗的患者，出院告知的内容应包括：出院诊断、治疗经过、治疗效果、伤口愈合情况、复查时间、后续治疗要求、服药和药物反应情况、饮食和运动要求、生活常识等。对外科疾病患者，要告知卧床休息时间、局部制动、伤口控制感染、可能出现的情况及处理方法等。对出院后需继续或长期服药的患者，要告诉患者服药的剂量，可能出现的药物反应，出现异常反应该如何调整药物的剂量等。有些疾病在饮食、运动等方面有特殊要求，要予相应告知。对治疗效果不好，需转上级医院进一步治疗的患者，要告知患者或其家属转院的理由，并详细记载患者在本院治疗的经过，办理相关转院手续。出院告知的方式为口头告知与书面告知相结合，一般事项以口头告知为主，重要事项或需要患者严格遵守的事项以书面告知为主。书面告知一般以出院小结的形式体现。出院小结一式三份，一份作为病历资料保存，一份交医疗保险机构，一份交给患者本人。

三、特殊情况的告知

医疗告知的对象一般应为患者本人。但对于特殊对象，或患者处于特殊情况下，医疗告知的对象则为其法定代理人、近亲戚、关系人，具体情况如下。

（一）对不具备完全民事行为能力患者的告知

不具备完全民事行为能力人，即限制民事行为能力人，一是指10周岁以上的未成年人，二是指不能完全辨认自己行为的精神病患者，三是指不能完全辨认自己行为的呆傻等智力不全者。对不具备完全民事行为能力或无民事行为能力的患者履行告知义务时，其知情同意权由其法定代理人代为行使。有些患者在患病期间无民事行为能力或限制民事行为能力，当疾病好转可能就恢复为完全民事行为能力人。如患者由于疾病导致不省人事，经治疗恢复了神志，医师在治疗前履行告知义务时，其对象当是患者的法定代理人、近亲戚或关系人，患者清醒后，其本人就具有了知情同意权。上述情况发生时，医师应及时调整告知对象。

（二）对危重患者抢救时的告知

危重患者的家属拥有知情权，医务人员在全力抢救的前提下，应该客观告知家属相关疾病信息以及患者的病情状况、诊疗方案的利弊及预后效果，让患者家属了解情况并做好相应心理准备。当患者的生命受到威胁，如不实施某一治疗，将导致其受到严重或长期的损害时，允许医生在没有得到患者知情同意的情况下，对患者进行挽救生命的治疗，视为患者"默示同意"，其法律依据是紧急避险理论。《病历书写基本规范》第10条规定，为抢救患者，在法定代理人或近亲属、关系人无法及时签字的情况下，可由医疗机构负责人或者被授权的负责人签字。这就要求医师在抢救危重患者时，一方面要让其他人积极联系患者家属，另一方面要及时向单位负责人汇报，在患者家属无法联系或无法及时到场的情况下，要征得单位负责人或被授权的负责人的书面同意。

笔记栏

（三）对特殊疾病患者的告知

我国法律规定,医疗机构及其医务人员应当如实将病情、医疗措施、医疗风险告知患者,但要避免对患者造成伤害。这就要求医师在对有特殊疾病的患者进行告知时要权衡利弊,不能为了规避法律风险而对患者造成不良后果。如恶性肿瘤明确诊断后,如果将病情、不良预后如实告知患者本人,可能会使患者产生不安、忧虑,丧失与疾病做斗争的信心,甚至导致自杀等。对这类患者的病情,医师一般应向患者家属直言相告,根据患者家属的意见和要求,采取适当的方式告诉患者本人。在告知患者本人时,要根据其情绪、心理,采取不同的方式。对特殊疾病患者的告知,关键要给患者战胜病魔的信心。医生的一句话,可以使患者在疾病面前筑起坚不可摧的长城,也可能导致患者在疾病的攻击下精神完全崩溃。

（四）跨文化告知

我国有 56 个民族,还有许多在我国定居或旅游的国际友人。由于文化背景和宗教信仰不同,他们对待疾病及相关治疗手段的认识存在明显差异。在实施医疗告知时,一定要充分告知患者选择相应治疗方法的必要性及不选择这种治疗方法的严重后果,并取得患者的书面同意。如基督教徒一般不接受输血治疗,有些外国人不接受部分中医治疗。在患者知情同意的情况下,纯技术性的决定一般应以医师的意见为主,但对于涉及患者生活方式或观念方面的问题,应充分尊重患者的意愿。但在非治不可,而患者又顽固拒绝时,医师必须反复、耐心地对患者进行说服、劝导,动之以情,晓之以理,站在患者的角度权衡利弊,说明拒绝相关治疗的不良后果,给患者留下思考的时间,并可动员患者亲戚或其尊敬的关系人做工作,不可因患者的固执而轻言放弃。如果患者执意拒绝,不配合治疗,必须在病历中如实记载,让患者写明拒绝理由,后果自负,并签字确认。

（五）使用高值药物、材料的告知

随着医疗技术的不断发展,各种高值药物、医用材料在临床得到广泛使用。这些高值药物、材料的使用,提高了临床疗效,使过去一些无法治疗或治疗效果不好的患者获得了新生,但毋庸置疑也增加了患者的经济负担。因此,在使用这些高值药物、材料前,必须告知患者或其家属,是否使用由其自己决定,医务人员切不可越俎代庖,须征得其同意后方可使用,以免日后发生纠纷。

复习思考题

1. 简述建立良好医患关系的技能。
2. 简述医患之间言语沟通技能。
3. 简述医患非言语沟通的类型及应用。
4. 简述医疗告知的概念与原则。
5. 如何进行有效倾听?

0402

扫一扫
测一测

●（陈日兰　钱志勇　唐雪梅）

第五章

临床各科的医患沟通

学习目标

知识目标：了解临床各科疾病谱特征，熟悉患者心理特点。

能力目标：掌握临床各科医患沟通的技巧和基本规律，预防和解决常见医患沟通问题。

素质目标：深刻认识医患沟通的重要性，努力提高自身专业素养及医德修养，为患者提供全面而优质的服务。

PPT 课件

第一节　内科的医患沟通

内科疾病在临床医学中占有极其重要的位置，它不仅是临床医学各科的基础，而且与临床医学各科存在着密切的联系。内科临床疾病反映在临床上具有疾病种类多、疾病谱特征复杂、患者心理变化多样的特点，医患沟通技巧有其规律性。内科临床疾病涉及呼吸、循环、消化、神经、泌尿、血液等多个系统疾病。内科疾病常常以病程较长且反复，病情复杂多变且症状不典型，治疗见效较慢且多需长期服药，多种内科疾病并存且身心疾病增多为疾病谱特征。患者心理变化大且复杂，多伴有社会心理问题与人格的改变。医患沟通要以正确引导诊治方向、营造宽松气氛、冷静思考难点难题，提前告知可能出现的变化与意外，认真投入地谈话、力求信息准确可靠为基本规律。

一、呼吸系统疾病的医患沟通

（一）疾病谱特征

1. 发病率高，对老年人威胁大　2022 年国家卫生健康委员会发布的《2022 中国卫生健康统计年鉴》中，2021 年呼吸系统疾病（主要是慢性阻塞性肺病，COPD）位居城市人口死亡原因第 4 位、农村人口死亡原因第 4 位。由于大气污染、吸烟、工业经济发展导致的理化因子、生物因子吸入以及人口年龄老化等因素，近年来呼吸系统疾病如肺癌、支气管哮喘的发病率明显增高，慢性阻塞性肺病居高不下。2020 年我国 60 岁以上老年人群慢性阻塞性肺病的患病率高于 30%。由于老年人的机体免疫功能低下，原发疾病多，肺部感染仍居老年感染性疾病之首位，常成为引起死亡的直接因素。

2. 影响因素多，病势急险　呼吸系统疾病与大气污染等多因素密切相关。有资料证明，空气中烟尘或二氧化硫超过 $1\,000\mu g/m^3$ 时，慢性支气管炎急性发作显著增多；其他如二氧化碳、煤尘、棉尘等可刺激支气管黏膜、减损肺清除和自然防御功能，为微生物入侵创造条件。工业发达国家比工业落后国家的肺癌发病率高,说明肺癌与工业废气中致癌物质污染大气有关。吸烟是小环境的主要污染源,吸烟与慢性支气管炎和肺癌关系密切。1994 年世界卫生组织提出吸烟是世界上引起死亡的最大"瘟疫",调查表明近半个世纪内,在发展中国家中,吸烟吞噬了 6 千万人的生命,其中 2/3 是 45-65 岁的成人,吸烟者比不吸烟者早死 20 年。现在我国烟草总消耗量占世界首位,青年人吸烟明显增多,未来的 20 年中,若不积极采取控烟措施,因吸烟死亡者将会急剧增多。感染性和传染性呼吸系统疾病表现为病势急险,2002—2003 年冬春突如其来的"非典"夺去了近千人的生命;2003 年至今流行的禽流感殃及人类;我国每年仍有 15 万人死于结核病。

(二)患者的心理特征

1. **自卑** 由于咳嗽、咳痰、气喘、咯血、发绀等是呼吸系统疾病最常见的症状,这些常常引起周围人的注意。由于害怕被传染的心理,一些人经常流露出扭头、掩鼻、走开等避之不及的表情和动作。慢性阻塞性肺病、支气管扩张、肺间质纤维化的病人常年咳嗽、咳痰,支气管哮喘和过敏性鼻炎患者的打喷嚏、流清鼻涕、刺激性咳嗽、气喘等症状也常让周围的人误认为是感冒而不愿意接近。这都严重挫伤了患者的自尊心而使其感到自卑。

2. **恐惧** 呼吸系统疾病的急症和危象,如各种原因的大量咯血,重度哮喘和哮喘持续状态极度呼吸困难的窒息感,气胸和胸腔积液的胸闷、呼吸困难,慢性阻塞性肺病急性发作时的气短、呼吸困难等均使患者有濒死的感觉,而且有时得不到有效控制,常常会反复发作。随着发作次数的增多,尤其在近年来新型冠状病毒感染疫情肆虐全球的背景下,患者往往十分恐惧。

3. **焦虑** 呼吸系统疾病大多为慢性病,易反复发作,病程长,难以治愈。常年服药以及疾病的折磨使得很多患者痛苦不堪、焦虑不安,而焦虑反过来又容易诱发或加重原有的呼吸道症状,形成恶性循环,甚至诱发情志疾病。加之部分患者受工作能力下降,经济收入减少和高额医药费负担的影响,无法接受系统、规范的治疗,这加重了患者心理负担,使其长期处于焦虑之中。

(三)医患沟通要点

1. **适度告知患者风险** 呼吸系统疾病中的急、难、危、重病占相当比例,支气管扩张大咯血、自发性气胸中的张力性气胸、支气管哮喘的哮喘危象、慢性阻塞性肺病的呼吸衰竭等,使得病情来势凶猛,瞬息万变。慢性阻塞性肺病的治疗、难治性哮喘的控制、耐多药结核的处置、间质性肺疾病的诊断难,病情迁延不愈,医师极易诊治"乏术"。大咯血引起的窒息、气胸的极度呼吸困难、肺炎的中毒性休克、肺癌晚期的脑转移,上述疾病患者危在旦夕,命悬一线。慢性阻塞性肺病终末期、哮喘的常年发作型、肺间质纤维化的晚期、肺癌广泛转移的患者病势沉重,备受折磨。作为呼吸科医师应当将这些病的风险随时向患者及其家属交代清楚,善于换位思考,用对方能够接受的方式适度沟通,充分告知,以便患者及其家属对病情变化甚至死亡有足够的思想准备。更重要的是希望能得到他们的理解,从而在疾病的处置过程中更好地配合医师。

2. **选择治疗方案** 在呼吸系统中,同一疾病可能有不同的治疗方案,不同的疾病也可能用同一方法治疗,加之治疗方案的制订除患者本身的基础外,还要考虑病原、病因、费用等因素,故在实施某一治疗方案前一定要反复向患者及其家属做解释和交代,征得他们同意后,方可实施。例如:同是肺癌的患者,常因不同的分型、不同的病期、患者不同的基础情况,而采用不同的治疗(例如手术、化疗、放疗、免疫治疗等)。即使同样选择了化疗,也可能因为个体的差异和不同的经济承受能力而采用不同的方案。结核病抗结核方案的制订、支气管哮喘平喘药物的选择、肺部感染性疾病抗菌药物的应用亦然。在征求患者及其家属对重大治疗方案意见的过程中,呼吸科医师要把专业问题用通俗易懂的方式进行表达,要十分耐心地解释患方提出的问题,直到他们充分理解并且同意,同时做好医疗文件的记录。这一过程中,医生要运用自己的专业知识,将不同治疗方案的疗效、毒副作用以及费用情况做认真说明,必要时提出自己的意见供患方在选择时参考,既要避免怕承担责任而任患者和家属决定的倾向,也要避免武断地替患者和家属做决定。

3. 配合治疗　在呼吸系统疾病的诊疗过程中,患者及其家属的态度对疗效和预后有着直接的影响。所以,医生有责任做好他们的心理疏导工作。许多疾病,诸如慢性阻塞性肺病、支气管哮喘、支气管扩张、肺间质纤维化等,漫长的病程、反复的病情变化、长期的药物应用、沉重的经济负担使得患者及其家人身心疲惫、情绪低落、焦虑不安。针对这类患者,呼吸科医师要多体谅、宽慰患者,用身边成功治疗的病例及患者本身的进步来鼓励他们,以充分调动患者的积极性。也可用反面例子中的教训来告诉他们,如不正确治疗疾病会有进一步发展的危害,从而教育患者不要放弃,坚持治疗,争取最好的结果。

许多晚期肺癌、慢性呼吸衰竭、肺心病心衰的患者痛苦不堪、度日如年。医生此时不仅要用各种医疗干预(镇痛、吸氧、对症、支持治疗)尽量解除患者的痛苦,提高生存质量,更重要的是要给予他们更多的同情和心理疏导,提倡人性化的关爱,尽量让他们摆脱死亡的阴影和恐惧,必要时可以协同心理科介入协同治疗。同时也要鼓励患者家属正确、客观地面对事实,配合医护人员一起照顾好患者。

(四) 常见医患沟通问题与解决方法

【问题 1】患者询问医生为什么咳嗽咳痰老不好。

解决方法:耐心解释咳嗽咳痰反复不愈的常见原因。咳嗽是呼吸系统自我保护的反应,目的在于排出呼吸道内产生的痰液。短时间的咳嗽可能发生于感冒、支气管炎等,在发热症状消失后还会持续一段时间,不必担心。对于慢性支气管炎、支气管扩张、肺气肿等慢性呼吸道疾病,无需追求咳嗽咳痰的彻底消失。因为咳嗽并非坏事,它能帮助患者将痰液排出,避免蓄积诱发细菌感染加重疾病。对于疾病缓解期,甚至急性期都要鼓励患者服用中药综合治疗。例如冬病夏治穴位敷贴、三伏灸、穴位注射等治疗对慢性咳嗽和反复咳痰有好的疗效,这能够改善症状,减少发病。

【问题 2】患者过度依赖抗生素,要求医生使用最好的抗生素。

解决方法:告知患者抗生素的反复持续使用会使体内细菌产生耐药性,导致同一抗生素的疗效一次比一次差。要合理使用抗生素,如无明显发热、血常规检查无明显白细胞增高的患者,不主张首选抗生素。尤其是一般的感冒发热,多由病毒感染所致,可首先选择中药辨证治疗。合理使用抗生素是在抗生素药物敏感试验指导下用的,避免一开始就用最好的"高级"抗生素。

【问题 3】患者对使用激素疑惑。

解决方法:激素是治疗呼吸系统疾病常用药物,可减轻炎症,解除气管痉挛,尤其在哮喘急性发作和加重时,激素使用疗效明确。但很多患者畏惧激素的副作用,往往在发病期拒绝使用,致使疾病逐渐加重;有的患者过度依赖激素,一有气急胸闷就大量使用激素,致使菌群失调,霉菌生长。医生应告知患者要合理使用激素,"逐步增量、逐步减量、适时停用、改换剂型"。这不但有利于疾病的减轻,而且有利于减少疾病的发作频率。

(五) 案例分析

【案例 1】患者徐某,女,58 岁,有支气管扩张、慢性阻塞性肺病、多发性肺大疱病史多年。近年出现慢性呼吸衰竭及肺心病心功能不全,多次因感染入呼吸科住院治疗。平时长期坚持门诊服药,随身携带手指指氧仪以定期监测。本次住院后患者出现明显的焦虑、悲观情绪,多次在病房内抹眼泪,彻夜不眠。后来询问患者,原来有一次查房时,床位医生对带教的实习医生说:这位患者的情况很严重,如果出现水肿,就差不多没救了。患者听后,整天恐惧不已,患者家属也整天求神拜佛,排解恐惧的情绪。

案例分析:呼吸系统疾病大都属于慢性病,反复发作,病程迁延是其特点。长期服药、呼吸困难、生活质量下降,会使得患者及其家人身心疲惫、痛苦不已、焦虑不安。长期的反复发作使得患者的恐惧心理随着发作次数增多而加剧。

本案患者长期受疾病折磨,已经痛苦不堪,身心受创。管床医生对实习医生的病情预后的讲解没有过错,但是涉及这类疾病预后的敏感问题,要注意回避患者本人。在和患者交流时医生要多安慰患者。通过症状的改善来鼓励他们,尽量减少患者的心理痛苦,从而提高他们与疾病斗争的信心和生存的质量,给予他们更多的同情和人性化的关爱,帮助他们摆脱死亡的阴影和恐惧心理。同时也要鼓励患者家属正确、客观地面对现实。

【案例2】某日,一对年轻夫妇抱着不满周岁的男婴来医院就诊。此时患儿因喉梗阻窒息导致呼吸困难,面部发绀。眼看生命危急,接诊医师认为,应立即做气管切开手术,以抢救患儿。但患儿父母坚决不同意。医师反复进行劝导,患儿父母哭得死去活来,但就是不肯为患儿手术签字。情急之下,接诊医师一把抱过患儿,立即到手术室抢救。不料,患儿的母亲不顾一切,冲到手术门口,夺过患儿就往外跑。医师急追上去,说:"你如果不想小孩死在你手上,就把小孩交给我。"终于,医师以医务工作者特有的威严,震慑并说服了这对青年夫妇,给患儿做了气管切开手术。小孩得救了,此时,患儿父母感激万分。

案例分析:患者为未成年人,其知情同意权和决定权由其监护人代理,代理人有权为其选择各种治疗手段。一般来说,医师应该尊重患者或其代理人的决定权,但在患者病情危急、时间紧急不能充分考虑医疗行为做出明智决定时,医师可以进行特殊干涉。再者,法律赋予家属代理权是为了保障患者的利益,所有的决定都必须以患者利益为出发点。医事法律要求医疗决定应符合无行为能力或未成年患者之最佳利益。

二、循环系统疾病的医患沟通

(一)疾病谱特征

1. 发病率高、风险性高、死亡率高 循环系统疾病谱以高血压、心脏病、脑卒中为代表。抽样调查显示,中国的高血压患病率逐渐接近世界水平;卒中高发,出血性卒中发病率超过西方人群;在住院患者中,风心病、先心病及心肌疾病仍占相当的比例。循环系统疾病致残率高,对健康的危害性大。无论在西方国家还是在我国,循环系统疾病均是"前列"的死亡原因。2021年中国城市居民主要疾病死亡率及死因构成中心脏病和脑血管病分别为第1、第3位。

2. 临床表现形式多样 循环系统疾病早期多无症状,在出现心功能障碍、严重心律失常或其他急性病症(例如急性心肌梗死、卒中等)之前患者并不知晓,其日常活动不受影响。多数症状无特异性,可见于健康人(例如心悸、气短)或其他系统疾病(例如胸痛、头昏、水肿)。部分患者在健康体检或诊治其他疾病时偶然发现血压高、眼底出血、心脏杂音、心律不齐或心肌缺血;有时也会以急性心肌梗死、心源性猝死、脑卒中或血栓栓塞为首要表现。

3. 不易彻底治愈,多需长期治疗 大多数循环系统疾病(如冠心病、高血压、风心病、心肌病等)通过治疗可以控制症状,但不能彻底治愈,需要长期坚持治疗。

(二)患者的心理特征

1. 焦虑紧张 由于是心脏等主要脏器发生了问题,而且循环系统疾病突发意外的比例高,加之身边的意外事件,患者会过度关注、加剧紧张。循环系统疾病反复发作又会给患者带来严重的心理问题,如焦虑、失眠等。有的患者会始终觉得自己的疾病如同定时炸弹,不知何时何地就会被夺去生命。因此他们常常合并焦虑,稍有不适就要寻求医生的帮助,伴有反复就医、过度检查以及怀疑阴性结果,过度依赖药物等问题。焦虑会加重原有的疾病。

2. 讳疾忌医　部分患者对高血压、高脂血症、糖尿病等原发疾病轻视、敌意或讳疾忌医,存在逃避心理。不健康的生活方式和行为,包括吸烟、高脂饮食、过量饮酒等,未能有效地控制血压、血脂和血糖,这会导致突发急性意外,如急性心肌梗死、脑卒中,或出现如心力衰竭、肾衰竭、脑出血等严重的并发症,又极易使患者形成难以接受事实的悔恨心理。

(三) 医患沟通要点

1. 告知病情,心理疏导　大多数循环系统疾病以慢性过程,反复发作为特点。通过治疗可以控制症状,但不能彻底治愈,需长期坚持治疗。冠心病心绞痛(尤其是不稳定型)在发病早期可以发展为急性心肌梗死,死亡率高。因此,医生应当耐心和清楚地向患者解释病情和预后,避免患者紧张焦虑和抑郁绝望。对发生急性心肌梗死、心脏功能衰竭等急危重情况,医生要积极主动向家属说明疾病的危重程度和预后,取得家属理解,使其对可能发生的意外有心理准备,避免产生不必要的纠纷。

2. 合理检查,必要的解释　医生应根据患者的病症选择相关检查,并作必要解释,如告知检查是针对疾病的多变性采取的必要手段,避免患者的疑虑和误解。对一些创伤性检查如冠状动脉造影等,要告知患者这是疾病诊断的必要方法之一。对一些反复检查无异常的结果要和患者解释阳性结果有助于诊断,而阴性结果也有助于排除一些重要疾病,取得患者和家属的配合。

3. 指导患者正确处理急性事件　心血管疾病常会急性发作或加重,对于突发事件如心绞痛、血压骤增要积极处理,采取随备药,及时服用等措施,如不能缓解要迅速就医。

(四) 常见医患沟通问题与解决方法

【问题1】胸闷心悸反复就医。

解决方法:在完善相关辅助检查的同时,给予患者合理的解释。对于存在心律失常和心肌梗死的患者建议发作时及时就医和用药。对于反复检查无异常的患者除了对症处理,可以考虑心理治疗,纠正患者焦虑心态,排除心理疾病,预防心理与症状的相互影响。同时选择中医中药针灸等治疗方法。

【问题2】拒绝创伤检查,害怕心脏冠脉造影。

解决方法:针对患者实际情况,如无明显危急,可选择无创的冠脉CT检查。对于必须选择冠脉造影的患者要向其解释手术的必要性、技术的成熟性以及疗效的确切性,使其明了及时的诊断有利于疾病的早期治疗,同时告知检查可能存在的风险。明确的诊断,更有利于避免患者出现紧张情绪。

【问题3】患者及其家属对疾病的知晓度低而导致的沟通障碍。

解决方法:首先是要准确掌握疾病有关的信息,动态观察病情变化,采取及时有效的诊治措施,将处理过程和疾病风险提前或及时告诉患者或其家属,特别要强调患者自身在治疗过程中的积极作用。例如,要告诉患者家属,急性心肌梗死的死亡率和相关并发症。高血压患者如不有效地控制血压,有发生脑卒中等并发症的危险;慢性心房颤动未经有效的抗凝治疗发生栓塞的比例,以及抗凝过程中发生出血的危险等。

【问题4】药物不良反应导致的沟通障碍。

解决方法:采取个体化的治疗原则,根据适应证、性价比和患者的依从性选择药物,还要了解患者并发其他疾病的既往用药情况。治疗方案的选择应使患者及家属知情、理解,告知发生不良反应的概率。用药过程中,应留意观察,及时做出正确的处理。例如:阿司匹林不适于对该药过敏或有出血倾向的患者;使用 β 受体阻滞(尤其是非选择性)剂治疗高血压、冠心病,可能诱发支气管哮喘或引起心动过缓;硝酸酯类可引起头痛、直立性低血压;长期使用血管紧张素转换酶抑制剂可引起咳嗽;利尿剂可致低钾血症、心律失常;钙离子拮抗剂可引起水肿;他汀类降脂药可引起肌痛、肌溶解坏死等。

(五) 案例分析

【案例1】患者王某,男,57 岁,中学文化,经济情况一般。患者被诊断为 2 型糖尿病已有 15 年,先后服用多种药物,但血糖控制不佳。2 年前患者出现手指、脚趾麻木等症状,并伴有视物模糊,也未予重视,认为是年纪大了,功能退化造成,未就诊治疗。近 1 年来医师改用胰岛素来控制血糖,血糖控制尚可。但最近一次体检中发现心电图 ST 段压低明显,患者认为自己没有心悸胸闷等任何症状,而未予重视。门诊医生看到心电图报告后,建议患者复查心电图,并进行冠脉 CT 检查,必要时进行冠脉造影等检查。患者非常不理解,怀疑医生是不是过度检查。

案例分析:本案患者糖尿病病史多年,血糖控制不良,2 年前出现糖尿病神经病变症状,最近又出现心电图异常,须排除患者冠状动脉的病变,整体评估患者心血管情况。对于这一类糖尿病且没有症状的患者,特别要警惕发生无痛性心肌梗死。因为糖尿病患者常有周围神经病变、自主神经功能受损、感觉神经受累,尤其是交感神经痛觉纤维的病变,使痛觉冲动传入受阻,这样便会使痛觉变得迟钝甚至没有痛觉。需要特别告诫患者检查的重要性和必要性。及时与患者沟通,取得患者的理解,打消其疑虑,使其以正确的态度积极配合检查治疗,尽早进行干预,阻断疾病进一步发展恶化。

【案例2】张某,男性,69 岁,汉族,工人,中学文化,经济情况良好。患者因胸闷、气短 1 年,加重 2 个月入院。患者 1 年前于活动后觉胸闷、胸部压迫感、气短,休息后减轻。2 月前因上述症状加重,双足背轻度水肿首次入院。超声心动图示左室扩大,室壁运动普遍减弱,左室射血分数 30%。冠状动脉造影示三支血管病变,行左前降支、左回旋支 PTCA 及支架植入术。

经其他相关治疗 1 月余,症状减轻出院。回家即觉胸闷、气短加重,2 周内无减轻,故再度入院。患者诉花费数万元,放置了两个支架,但未感觉到病情有好转,反觉加重。患者不能活动,有气无力,成了废人,担心自己活不长久。患者认为一定是支架没放好,或者支架质量有问题,要以此投诉主治医师。体检、心电图、超声心动图检查与出院时比较,无明显变化。

案例分析:本案患者由于对疾病缺乏足够的认识,对介入治疗的期望过高,加之在较短的时间内被诊断冠心病,心理上难以承受,对未来的生活充满担忧,产生抑郁心理。这导致患者在治疗过程中,对所遇到的病情变化与反复思想准备不够。在第二次入院时,医方应将这些事实告诉患者,并对其存在的疾病诊断、严重程度、治疗方法及预后等做恰当的解释,让患者既意识到所患疾病不轻,又感觉到有药可治,坚持治疗可不断提高生活质量。强调患者在治疗中不是被动的,教会患者如何发现病情加重的线索、出院后如何根据病情变化调整药物、如何参加必要的体力活动、何时到医院复诊,通过这些方式参与自己的治疗。接着告诉患者,目前的症状与心脏病无直接关系,而是抑郁的表现。患者认同医方的分析,思想开始转变,愿意配合治疗。

本案例的有效沟通之处在于医者一方面准确把握患者心脏情况,了解患者心理异常,同时需采用合适的沟通技巧。既有对患者的理解和同情,又有耐心、有信心,能够针对患者的疑虑做出令人信服的解释。

三、消化系统疾病的医患沟通

（一）疾病谱特征

1. 发病率高,死亡率高　消化系统疾病主要包括食管、胃、肠、肝、胆、胰等器官的器质性和功能性疾病,是临床的常见病和多发病。消化系统肿瘤的发病率很高,在全身恶性肿瘤中占有很大的比例,死亡率高。如胃癌和肝癌的死亡率在恶性肿瘤病死率排名中分别位于第2、第3位。近年来,随着饮食谱向高脂、高蛋白的变迁,饮酒者的增多,大肠癌、胰腺癌的病死率呈明显上升趋势。而酒精性肝病和胃食管反流性疾病的患病率也明显升高,严重影响患者生活质量。

2. 症状繁多,缺乏特异性　消化系统常见的症状有食欲不振、恶心、呕吐、嗳气、反酸、吞咽困难、烧心、腹胀、腹痛、腹块、腹泻、便秘、黄疸、呕血、黑便等。可以在不同疾病中出现同一症状,也可以在同一疾病中有不同症状。另外也常有消化道外其他系统或全身表现,甚至在某个时期内会掩盖本系统的基本症状,也有全身疾病常以消化系症状为其主要表现或者消化道病变仅是全身疾病的一个组成部分。

3. 病情迁延反复,医疗费用高　消化内科疾病不仅病种繁多,定位、定性困难,而且病情迁延反复,病程长,医疗费用高。以腹痛为例,仅仅确认腹痛的病灶定位就是临床难题,胃、小肠、结肠甚至胰腺、附件病变均可能导致腹痛,且单纯疼痛部位完全不足以做出病灶的定位诊断。部分疾病,如慢性乙型病毒性肝炎、肝硬化一旦患病常常终身不愈,且容易合并多种并发症。患者常反复入院,医疗费用高,且最终预后常常欠佳。

4. 诊断常需要进行侵入性检查　由于消化系统疾病的临床特点,内镜检查成为必需的检查之一。而内镜检查属于侵入性检查,具有一定的痛苦和风险。如普通胃镜可以致患者强烈的恶心、呕吐,严重时可出现心脑血管意外,普通结肠镜检查可能致患者明显的腹胀、腹痛,甚至不能耐受检查。无痛胃肠镜虽然可以极大减少上述痛苦,但又存在麻醉意外的风险,极少数患者还可能出现消化道穿孔、出血、感染等并发症。

5. 心身疾病多,且难以确诊　消化系统心身疾病的病种和发病率居内科心身疾病的首位。流行病学调查显示,消化系统心身疾病占本系统所有疾病的45%~75%,而近年来又有逐渐上升趋势。消化科门诊的患者多为功能性胃肠病或消化道器质性病变伴有心理障碍,如消化性溃疡、功能性消化不良、肠易激综合征等。遗憾的是,由于消化道疾病的难以确诊性,致使相当部分患者不能确认为功能性疾病而反复求医,这严重影响患者的生活质量。

（二）患者的心理特征

1. 忽视　消化系统疾病往往是慢性发病,某些临床表现常常是时轻时重,缓慢发展。许多患者往往能够忍受如胃痛、腹痛、腹泻、便秘等问题。也正因为这些表现是常见症状,缺乏特异性,往往会阻碍一些重大疾病的发现。如大便出血,往往患者自认为是痔疮,而拒绝进一步的肠镜检查,影响疾病的及时诊断和治疗。有些胃癌患者表现为消瘦、乏力、贫血,而没有典型的消化道症状。由于症状与疾病轻重之间没有必然联系,患者会对医生的建议置若罔闻,拒绝进一步的胃镜检查,等到出现消化道梗阻等症状,癌症已经到了晚期。

2. 焦虑恐惧　有些疾病如慢性胃炎经常有胃腔部不适感,用药后症状控制效果差。部分患者因此而紧张,恐怕会发生"癌变",恐惧不安。这种焦虑的情绪往往又会加重症状,类似于中医"肝气犯胃",惶惶不可终日。如"肠易激综合征"往往因紧张焦虑而症状加重。

3. 依从性差　有些常见的消化系统疾病如溃疡病,患者服药后稍有改善就停药,或不来复诊,对持续治疗的依从性较差。有些消化系统疾病如肝硬化,病程长,疗效慢,医疗费用高,需要反复化验检查,患者往往放弃治疗和检查。消化系统疾病的检查往往为侵入性的内镜检查,很多患者对之恐惧,拒绝检查。

(三) 医患沟通要点

1. 告知患者病情的常与变　由于消化系统疾病症状繁多,且往往缺少特异性,所以医者在获取患者主诉的基础上,还要仔细了解其他各种症状的程度、发作规律、诱发的原因及饮食、生活习惯等,并应做相关的体格检查以协助诊断。消化系统疾病常并发各种临床急症:如消化道大出血、肝性脑病、急性重症胰腺炎等,具有较高的医疗风险。如对于急性消化道大出血入院的患者,应充分告知病情凶险,随时可能出现病情恶化,乃至死亡,同时扼要说明拟采取的应对措施,告知有无急诊内镜诊治或手术治疗的指征,并及时完成必要的知情同意书签字,使患者及家属对病情变化和重要的诊疗方案有充分的思想准备。

2. 征求意见选择不同的治疗方案　同一种疾病,可能存在多种治疗方案,临床医生必须充分尊重患者选择治疗方案的权利。即使知道患者的选择可能对其病情不利,医生也应避免将自己的意愿强加于患者。医生应做的是更深入地告知,通俗易懂地介绍各种治疗方案的利弊及费用。在尊重患者意愿的前提下,充分与患者沟通,了解患者选择不利于其疾病治疗方案的内在原因,引导患者配合治疗。医师应避免通过隐瞒或夸大并发症、风险及疗效等方式诱导患者选择某种特定的治疗方案,结果使患者的选择权流于形式;更不能因为患者做出了与医学原则或教科书不一致的选择,如患者放弃治疗、应手术者选择保守治疗等,而歧视患者,甚至影响患者其他治疗的进行。

3. 有利于恢复健康的养生引导　许多消化系统疾病与患者的饮食及生活习惯有密切的关系。所以要了解患者的生活史,积极进行健康养生理念的引导,养成良好饮食、生活习惯,避免患者因饮食、生活习惯不好导致治疗结果不理想,使疾病反复。对排便异常的患者,指导他们注意观察排泄物,关注疾病的发展变化;对于慢性病患者,指导他们正规治疗、规范服药和定期检查。

(四) 常见医患沟通问题与解决方法

【问题 1】轻视消化道不适症状,拒绝胃镜、肠镜检查。

解决方法:许多消化道出血及肿瘤早期可以没有症状,进行胃镜、肠镜检查可以明确诊断。早期发现疾病对将来疾病发展可做进一步预判,从而明确疾病发展方向并及时判断疗效。同时目前胃镜肠镜检查可选择无痛型以减少患者痛苦。

【问题 2】医生只注重药物治疗,忽视健康养生预防理念。

解决方法:消化道疾病在积极进行药物治疗的同时,根据患者体质和发病类型的不同,因人制宜地指导患者饮食习惯,对疾病的预后以及减少疾病的发作有药物所无法替代的效果。而现实中许多医生因为工作忙碌而忽视了向患者进行健康教育,等到治疗效果不佳才询问患者的饮食。

【问题 3】内镜检查出现并发症。

解决方法:临床最常见的是消化道出血。患者在出血间歇期进行内镜检查后再出血而诱发医疗纠纷。针对此种纠纷,最有效的解决途径是在检查之前充分告知内镜检查的必要性,简要的操作过程及特点,充分说明内镜本身不会直接导致消化道出血。同时做好内镜检查后再发出血的预防及应对措施。如果条件允许,可以让患者及家属在内镜检查前观看简短的内镜检查录像,增强其感性认识,这对于消除对内镜检查的恐惧或误解具有重要的作用。

【问题 4】内镜检查漏诊。

解决方法:多数患者甚至非内镜医生认为内镜检查可以直接观察到消化道黏膜,这等同于直视观察,不应该漏诊病变。实际上,众多的内镜学专业书籍与文献均证实内镜检查同样可能漏诊或误诊疾病。由于患者接受内镜检查需忍受一定的痛苦,一旦漏诊,常常容易出现医疗纠纷。预防和解决此类纠纷的要点仍然是检查之前的充分沟通。医生应以通俗的语言向患者说明内镜检查的特点、消化道黏膜结构特点及消化道疾病的多样性,对确有症状而内镜检查阴性者,不宜过于自信,应适当地提出进一步检查建议,从而将医疗纠纷"扼杀于摇篮之中"。

【问题 5】内镜治疗无效或出现并发症。

解决方法:内镜治疗后,病情如果变化可能需要进一步治疗,如息肉切除后病检提示癌变需根治手术;食管静脉曲张静脉套扎治疗后,因脾功能亢进而需行脾切除术等。针对此类医疗纠纷倾向,必须进行充分知情同意告知,事先说明内镜治疗的优缺点,确保内镜治疗是患者或代理人的自愿选择,并在知情同意书上事先注明可能需进一步处理内镜治疗出现的并发症。患者通常更容易认同内镜治疗具有一定的风险,相对于内镜检查出现并发症而言,此类医疗纠纷更容易预防和处理,医患之间也容易融洽地沟通。

(五) 案例分析

【案例 1】唐某,男,45 岁,长期有大便溏薄的症状,最近不管吃什么都会拉肚子。曾到医院检查,肠镜未见异常。于是医生开了止泻药给他服用,仍无效果。之后医生详细询问既往发作情况,发现患者每次发作都与情绪有关,紧张、焦虑、压力大时容易发作。于是医生给患者加了抗精神焦虑的药物。患者拿到药后看了说明书,指责医生没查出他的病,反而把他当精神病患者处理。这不仅是敷衍他,更是侮辱他的人格。

案例分析:本例患者应当是中医所说的情志所致泄泻,西医诊断的肠易激综合征(IBS)。肠易激综合征是一种常见的以腹痛或腹部不适,伴排便习惯改变为特征的功能性肠病。病因病机尚不清楚,发病主要有两个原因:①结肠动力异常增强,尤其是由食物、情绪状态、机械扩张或药物引起的阶段性收缩。②对乙状结肠内气体或压力敏感性增强。IBS 发病与心理因素关系密切,这类患者往往是因为影响生活质量的躯体症状就诊。国外研究指出,IBS 患者的就医目的与其症状程度相关。目前国内也已注意对 IBS 患者进行心理治疗,虽然还没有证据表明心理治疗效果优于药物治疗,但在提高患者的生活质量上效果是确切的。另外,应用抗抑郁治疗可缓解部分 IBS 的临床症状,医生在处理时适当使用抗精神焦虑的药物是可以的。问题的关键是医生没有与这位本身焦虑紧张的患者进行沟通和解释,导致患者的不理解和指责。

【案例 2】某患者因大便异常前来就诊。经 X 线检查,见直肠有一占位性病变。患者在就诊时,曾告诉医师自己的大便是黑的。门诊医师强烈建议患者进一步进行肠镜检查,但患者以不相信自己有问题为由拒绝检查,并称后果自负,医生未予以坚持,患者未在门诊病历上签字拒绝检查,3 个月后,患者因肠道大出血急诊住院,手术提示直肠癌并大出血,家属以医生未及时发现疾病为由投诉门诊医生,并否认患者本人说过拒绝检查后果自负的话,后经过仔细排查找到一位当时在场的证人证言,证实是患者自己拒绝检查后,家属表示谅解,未进一步投诉,事件得到解决。

案例分析:这是一例患者拒绝承认自己放弃检查,发生不良后果后来找医生投诉的案例。本案例中,虽然医生建议患者进一步详细检查,患者拒绝也口述后果自负,但未在门诊病历中签字,若非找到在场证人证言,对当事医生极为不利。医师如果在当时耐心沟通,告知患者病情,强调检查的重要性,患者拒绝时请其在门诊病历上签字确认,在一定程度上就能避免后期患者家属投诉。这个案例提醒医生充分沟通的重要性,必要时可留存书面意见。

【案例 3】老年男性,退休干部,汉族,家庭经济中等,平素生活规律,性格内向、有主见。诊疗情况:患者因"肝内多发性占位性病变 1 周"入院,既往有乙肝病史 20 年,肝硬化病史 2 年。1 周前因肝硬化、腹水于外院治疗后好转,复查 B 超时发现肝脏 3 处 1~2cm 占位性病变,转入我院。入院后复查 B 超提示肝内多发性占位性病变,肿瘤性病变可能性大,腹部 CT(平扫 + 增强)提示肝多发性实质性占位性病变,多为肿瘤性病变,AFP 550ng/L(参考值<10ng/L)。临床诊断为原发性肝癌。因病灶散发于肝右叶(2 处)及左叶(1 处),肝外科医师认为无手术指征,故联系经导管动脉化疗栓塞(TACE)。经家属签字同意后行 TACE,术后患者出现一过性呕吐、嗜睡及中等度发热。因为术前家属签字要求不告知患者真实病情,患者对术后的不良反应和住院费用表示不满。

案例分析:患者家属因担心患者不能承受患原发性肝癌的打击,坚决要求不告知患者病情,从而使患者出现焦虑、紧张,对反复检查未能确诊心存异议,对医生信任度下降,对主治医生有不满情绪,甚至拒绝行血管造影等表现。针对这种情况,主治医生要在上级医生指导下,反复与患者家属沟通并达成共识,即告知患者肝脏内有结节,性质不明,而血管造影是目前除手术外最佳的诊断方法。如造影发现结节为恶性或有恶性倾向,则行 TACE。按此与患者反复沟通,使患者同意进行血管造影及必要时的 TACE。行 TACE 前,应认真地与患者沟通,说明原因,并告知患者结节最大为 2cm,目前血管造影尚不完全肯定为恶性。鉴于患者有长期乙肝病史,告知先行 TACE 治疗及可能出现的不良反应,1 个月后还会复查血管造影以明确诊断。本案例告诉我们实行保护性医疗时,应充分重视患者的心理状态和心理承受能力。我们既要避免患者因突然知道病情的真实情况而发生意外,也要避免在隐瞒病情,进行创伤性处理、发生不良反应后,患者同样可能出现意外的情况。

四、泌尿系统疾病的医患沟通

(一)疾病谱特征

1. 病种多,涉及面广　泌尿系统各器官都可发生疾病,并波及整个系统。泌尿系统的疾病既可由身体其他系统病变引起,又可影响其他系统甚至全身。其主要表现在泌尿系统本身,如排尿改变、尿液的改变、肿块、疼痛等,但亦可表现在其他方面,如高血压、水肿、贫血等。

2. 发病率高,病因复杂　泌尿系统疾病尤其是慢性肾脏疾病在人群中发病率并不低。泌尿系统疾病的病因复杂,包括先天性畸形、感染、免疫机制、遗传、损伤、肿瘤等;但又有其特有的疾病,如肾小球肾炎、尿石症、肾衰竭等。

3. 合并症多,病情易反复　在泌尿系统疾病中,如慢性肾脏疾病往往容易合并心血管疾病。尿毒症患者心血管不良事件及动脉粥样硬化性心血管病比普通人群高 20 倍,而且在肾脏病的各个阶段中,心血管疾病都是患者死亡的主要原因。此外,贫血、肾性骨病、尿毒症神经病变等也影响着慢性肾脏疾病患者的生存质量。难治性泌尿系感染的患者,需先后接受多种抗生素治疗才可能使病情得到控制,但如果诱发泌尿系感染的原发病没有得到控制,如糖尿病、解剖异常或其他并发症没有得到解决,复发率仍很高。

(二)患者心理特征

1. 轻视　患者对于反复尿路感染、慢性肾炎等疾病的危害性认识不足,忽视和漫不经心的态度为疾病的突然加重埋下了隐患。一旦发展为肾衰竭,患者的心理防线会瞬间被摧毁。

2. 抵触　肾病综合征需要激素治疗,而其最显著的副作用是外观变形,满月脸、水牛背、多处痤疮。很多年轻患者,特别是少女不能接受。有些患者非常惧怕长期用激素可能造成的股骨头坏死,坚决不接受激素治疗。还有一些已进入尿毒症晚期的患者,因为怕透析像吸毒那样会"上瘾"而拒绝透析,往往垂危时才被家人送到医院治疗。

3. 多疑　慢性肾病的长期性对患者的人格产生影响,使患者出现多疑敏感、被动依赖、自我为中心等种种表现。透析患者往往还会出现人格解体。由于对血液透析的依赖,有的患者觉得自己是一个支离破碎、不完整的机体;有的患者无意识地认为自己已经机器化,成为人工肾的一部分,或者将机器人格化为自身的一部分。

4. 恐惧　人们对于肾衰竭常有耳闻。有的患者和家属认为出现肾衰竭就"看不好、死不了、花费高",会给患者内心带来严重恐惧感。

5. 抑郁　疾病长期反复的发作以及并发症的不断出现,为患者带来了无尽的痛苦。悲观情绪、高昂的治疗费用给患者及其家庭带来巨大压力,导致有的患者会放弃治疗。抑郁是透析患者最常见的心理状态,甚至可能发展到自杀。

(三) 医患沟通要点

1. 认同检查　肾活检病理诊断是多种肾脏疾病诊断的金标准,其关系到肾脏疾病的诊断、鉴别诊断和治疗方案的确定,但由于肾活检是创伤性检查,并且费用较高,往往患者难以接受。所以医生首先应掌握指征,在建议患者肾活检前要详细解释原因,排除患者的疑虑和紧张。在平时的诊治中对于实验室检查中出现的诸多问题,医生要耐心解释,取得患者认同,这有利于开展进一步深入的检查。

2. 告知风险　慢性肾脏疾病的发病率较高,但由于疾病是呈渐进性发展的,早期症状不典型,所以患者往往不重视,直到病情严重后才来就诊。有些肾脏病发展变化急骤,并发症多,患者及其家属难以接受。所以要针对患者的疾病主动向患者及家属进行医学与健康教育,并告知可能出现的风险。

如肾病综合征的患者初期高度水肿,治疗中尿量明显增多,但此时脱水、高凝易发生栓塞,如脑梗死、心肌梗死等危症。

如使用激素和免疫抑制剂时易发生感染,而且感染可能是致命的,部分患者特别是高龄患者可合并多脏器功能衰竭而死亡。

有些急进性肾炎患者初发时病情似乎并不凶险,到一定阶段,有可能是在入院后,突然出现少尿、肾衰竭,或合并高钾血症,引起心律失常甚至心搏骤停。

3. 知情治疗　泌尿系统疾病如急进性肾炎患者,应根据病理类型选择最佳治疗方案。

如为抗肾小球基底膜新月体肾炎,除需血液透析,还需血浆置换减轻体内抗原抗体反应,费用高昂。但由于该病病情凶险,预后差,死亡率高,因此患者所付费用与预后并不一定成正比。

所以,医生要与患者及家属积极沟通,提出可行的若干治疗方案,并对这些方案产生的效果给予科学的预测,与此同时要尊重患者和家属对治疗方案的选择权,提出合理的建议以确定最终治疗方案。同时要做好医疗文件的记录。

在这一过程中,医生应该从患者切身利益出发,切忌采取冷漠的态度,给患者造成"你们自己选择的方案,后果与我无关"的感觉,从而诱发对立情绪,影响治疗效果。

(四) 常见医患沟通问题与解决方法

【问题 1】害怕隐私泄露,不愿如实告知病情。

解决方法:在与患者交流时注意低声,以示对患者隐私的保护,从而解除患者内心的顾虑。

避免在第三者面前与患者谈论病情,解除患者对就医环境的顾虑,根据病情指导患者检查用药和生活方式。

【问题 2】对检查结果过度紧张。

解决方法:泌尿系统疾病,如对于慢性肾病患者而言,尿常规中蛋白是提示疾病轻重的一项指标。许多患者对蛋白尿相当敏感,一旦蛋白尿增减一个 +,便会相当紧张并反复询问医生原因。

面对患者的焦虑,医生对患者不能以"没问题、不要紧、再看看"等搪塞口吻回答紧张的患者。这样只会加重患者焦虑,应予适当解释安抚患者的焦虑情绪。

如进食过多含蛋白质的食物,过度劳累、未按时按量服药导致疾病变化,以及实验室误差等原因都会影响检查结果,患者可根据实际情况寻找原因。

【问题3】对疾病认识不足。

解决方法:对于病情较重而患者及家属对疾病严重性认识不足的情况,医生在诊治过程中,应时时与患者及其家属沟通。交代清楚患者所患疾病的转归和预后,医生要对其不切实际的希望给予正确的引导,必要时要在病历中加以记载和签字。主治医生要将这种患者作为查房重点,经常巡视患者,了解患者的病情和思想动态,进行适当的心理疏导,发现小问题及时处理,避免患者或家属由于对疾病认识不足出现过激情绪和行为。

【问题4】对检查项目和费用质疑。

解决方法:做好沟通,向患者和家属交代清楚每一项检查和治疗的目的和意义,避免产生"过度医疗"的误会,保证医疗工作的顺利进行。比如应客观告知患者或其家属肾活检必要性,对诊断、治疗的意义及其产生的血肿等创伤风险的发生概率等。对于疾病并发症的检查和治疗可以请会诊医生协助解释其必要性,通过耐心解释取得患者的信任和配合。

【问题5】对用药毒副作用的理解。

解决方法:医生在选择药物时不但要考虑药物适应证,还要熟知药物的毒副作用。根据患者具体病情充分交代治疗选药的理由,逐一详谈所用药物的毒副作用,当肾功能达到中重度损害时,必须停用降压药物中的 ACEI/ARB 类药物,否则会加速肾损害;还有如激素、免疫抑制剂的适应证和副作用。再比如大量蛋白尿持续存在,将会加速肾损害等。应告知患者和其家属选用药物的理由以及不治疗的后果,帮助患者和其家属权衡利弊,使其配合治疗。

(五)案例分析

【案例1】张某,男,31岁,公司职员,因小便混浊就诊,医生让其化验尿常规,发现尿蛋白阳性。医生建议患者进一步检查肾功能、24小时尿蛋白等。患者觉得医生这么做和媒体宣传的医生乱开检查一样,而且自己并没有其他什么不舒服,由此表示拒绝,医生也未做记录。21周后患者下肢出现肿胀,再次就诊检查肾功能发现肌酐升高,于是指责医生未及时给他检查和治疗。

案例分析:因社会媒体不负责任的夸大宣传,本例患者内心对医生不信任,一旦发生问题又来指责医生,这种现象普遍存在。医生在处理中应当学会保护自己,病史书写一定要将自己的建议记录在病历卡中,不能仅做口头告知。同时要告知患者所做检查与症状之间的关系,取得患者的理解。

【案例2】韩某,女性,39岁,汉族,会计,高中文化,家庭经济条件一般。患者女性因"颜面及双下肢水肿两周"入院,入院后发现有大量蛋白尿、低蛋白血症,诊断为肾病综合征,建议做肾活检以进一步明确诊断。但患者和家属均顾虑肾活检的风险性,坚决不同意"肾穿"。于是医生采取了给予足量激素的经典治疗方法,但患者病情在1周后突然出现恶化,胃肠炎腹泻诱发急性肾衰竭。医生立即给予透析治疗,然而患者又相继出现血尿及咯血、肺感染、心衰等情况。此时患者家属表现出极度不理解,围攻指责医生,要求医方"给说法"。

案例分析:从医学心理学角度进行分析,患者及家属经历了由轻视、抵触到猜疑、愤怒的过程。患者年轻,平时身体健康,且入院时似乎病情不很严重,在住院期间骤然发生恶化,

笔记栏

生命垂危。这一转变让患者家属不能接受,内心的悲伤和痛苦转化为针对医务人员的愤怒。患者和家属开始对肾病综合征并发症不以为意,拒绝行肾活检。

患者家属不能理解和认识医疗风险,无法接受在治疗过程中病情加重,对医务人员的治疗方案产生疑问。当出现并发症,病情恶化时反认为是医生治疗有误。在这种情况下,医务人员顶住重大压力,组织多科室会诊。根据患者病情发展特点,医生考虑患者为"急进性肾炎",给予激素冲击加免疫抑制剂治疗,并对可能继发的感染等并发症做了周密的应对策略,给予患者精心的治疗和护理。同时,医务人员积极与患者家属进行沟通,耐心向其解释病情及治疗方案,并指出并发急性肾衰竭这一问题,在入院时医生已经反复交代过,也动员肾活检明确诊断,而患者与家属拒绝接受,这些都有医疗文件记录在册,劝说家属以配合抢救患者为第一。如仍对治疗有怀疑,可以走法律途径解决,医生保证配合。在医护人员全力奋战积极抢救下,患者病情渐趋好转,维持激素、免疫抑制剂及血液透析治疗。家属的情绪也随之平稳,并逐渐认识了患者病情的凶险,对以前的过激行为再三道歉。

该病案的沟通给我们两点启示:第一,医患沟通不能流于形式。该例纠纷患者在入院时医患双方做了沟通,但没有达到预期目的。医方向患者交代病情的复杂性、并发症及"肾穿"的必要性时,被患方理解为危言耸听。患者虽表面接受并在病历上签字,但心理上并没有接受。医生应该在与患者及其家属的经常接触中考察沟通的效果,并反复强化,真正获得信任和理解,才能更好地救治患者。第二,反思该纠纷发生的全过程,医方存在的不足是:临床经验不足,没有估计到病情危重,沟通工作也相对滞后。在患者每个临床变化(如出现胃肠炎、咯血)发生的最短时间内,医生就应该预见其可能发生的最严重后果,在积极治疗的同时及时与患方沟通。另外,不应过早放弃肾活检动员,如患者在病情恶化前得到明确的病理诊断,即可预知病情的危重,做好防范和沟通工作,使治疗工作变被动为主动。

五、造血系统疾病的医患沟通

(一)疾病谱特征

1. 发病急,病情重 多数血液系统疾病起病急,病情重,表现为重症感染、大出血、高热、黄疸等。如急性白血病、骨髓异常增生综合征、重型再生障碍性贫血、原发性免疫性血小板减少性紫癜、恶性组织细胞病、急性溶血性贫血等。

2. 病变多端,恶性程度高 血液病患者病情变化快,临床表现多种多样。患者常有贫血、皮肤黏膜出血、发热和感染、肝脾淋巴结肿大等表现。重度血小板减少者可能突发颅内出血。急性白血病、淋巴瘤、恶性组织细胞病都可以引起多部位出血、发热、肝脾淋巴结肿大。白血病是造血系统的一种恶性疾病,在我国各年龄组恶性肿瘤的死亡率中分别占第6位(男性)和第8位(女性),在儿童及35岁以下的死亡率中占第1位。

近年来,随着我国经济的飞速发展,特别是工业经济的快速发展,环境污染日益严重,肿瘤已成为严重威胁人民健康和生命的头号疾病,尤其是恶性肿瘤的发病率不断攀升,白血病的情况也不容乐观。近年来,儿童成了白血病的高发人群。目前我国有白血病患儿200多万,并且每年以3万~4万的速度增加。

3. 疗效不稳定,医疗费用昂贵 治疗恶性血液病需要经过多个疗程的化疗,化疗引起的毒副作用表现复杂,所诱发的并发症甚至可能危及生命。一些非恶性血液病,如再生障碍性贫血、血小板减少性紫癜、自身免疫性溶血性贫血等疾病也需要坚持长期治疗,而且可能在有或无明显诱因的情况下病情复发。昂贵的治疗费用,给患者以及家属带来了沉重的经济和思想负担。

(二) 患者心理特征

1. 恐惧与失望　大多数患者及其家属缺乏血液病科普知识,对血液系统疾病知识了解得很少,容易走入谈"血液病"色变的误区,往往认为得了血液病就是得了"白血病",到血液科看病就是看"血癌"。伴随着这样的心理,当然会有诸如恐惧、失望等一系列的情绪反应。

2. 悲观与侥幸　部分血液系统疾病起病隐匿,症状轻微或早期无症状。患者在偶然的检查中发现血象有变化时,往往会抱有侥幸心理,不愿意做进一步的检查。这种心理状态为疾病的早发现、早诊断、早治疗带来了弊端。由于一些恶性的血液系统疾病的预后较差,病情反复,治疗费用昂贵,患者及家属对治疗没有信心,往往容易产生失望和消极悲观心理。

(三) 医患沟通要点

1. 告知风险　就恶性疾病(包括各型白血病、多发性骨髓瘤、淋巴瘤等)而言,急性白血病起病急、病情重、进展快,患者心理上难以适应疾病给自身带来的巨大变化。明确诊断后医生要以科学、客观、实事求是的态度与患者及家属积极沟通,告知其白血病虽然是恶性疾病,但随着科学的发展、医疗水平的进步,其预后已经与以往相比发生了巨大变化。如急性早幼粒细胞白血病可以通过药物综合治疗达到治愈,部分急性白血病和慢性粒细胞性白血病患者也可以通过造血干细胞移植治愈,帮助患者建立起依靠科学、相信医生、同疾病顽强斗争的信心。但是,也要让患者及家属明白,恶性血液病病情变化快,容易在疾病发展的某一环节出现急转直下的变化。如在血小板极低期患者由于情绪激动、大便用力等容易突发脑出血,在粒细胞缺乏期易发生致命性感染。因此要提醒患者及家属在积极配合治疗的同时,也需要有面对任何突发意外的勇气。就非恶性血液病(包括营养性贫血、再生障碍性贫血、自身免疫性溶血性贫血、特发性血小板减少性紫癜等)而言,此类疾病的风险相对较小,治愈的希望较大且治愈后对患者生活影响较小,应帮助患者建立对疾病的正确认识,以期最大限度地配合治疗。

2. 告知治疗　目前就白血病化疗而言,不同亚型的白血病有不同的治疗首选方案,应该在综合分析患者各方面情况的基础上,根据医生的专业知识选择最佳的治疗方案,且需征得患者及家属的同意。例如针对除急性早幼粒细胞白血病以外的急性非淋巴细胞性白血病,国际通用的标准化疗方案为含有柔红霉素和阿糖胞苷的 DA 方案。但随着科学技术的发展、新药的问世,含去甲氧柔红霉素的 IA 方案近年也得到了广泛的应用。两种方案中的去甲氧柔红霉素与柔红霉素比较,前者具有疗效肯定、缓解率和长期生存率高、毒副作用小等优点,但是价格昂贵。面对这种情况,医生应该用通俗易懂的语言详细向患者交代两种治疗方案各自的优缺点,让患者及家属做出选择。针对符合造血干细胞移植指征的患者,如慢性粒细胞白血病患者,应争取在慢性期尽早实施异基因造血干细胞移植以争取获得疾病的完全治愈。异基因造血干细胞移植虽然带来了治愈疾病的希望,但在移植的预处理阶段、移植后白细胞"零"期及干细胞植入后均存在发生致命性合并症的危险,如重症感染、出血、移植物抗宿主病等。这应详细向患者和家属解释清楚。

3. 引导患者配合治疗　患者以及家属在罹患血液病特别是恶性血液病的事实面前,往往容易产生消极、灰心、失望、恐惧、愤怒等情绪。这就要求医生交代病情要耐心、选择治疗方案要细心、对患者病情变化要关心,让患者从医生的言行中真正感觉到放心。医生要从患者的角度出发,切实为患者着想,消除患者对病情变化以及有创性检查、治疗相关副反应的不必要的顾虑,并鼓励家属从患者角度出发,给予其无微不至的关心和照顾,为治疗方案的实施创造良好的条件。

（四）常见医患沟通问题与解决方法

【问题1】患者害怕骨髓穿刺检查,认为骨头上穿刺是危害生命的大手术,对身体有害。

解决方法:向患者认真细致解释,缓解患者紧张顾虑。骨髓穿刺是血液疾病明确诊断的常规检查,对身体没有任何副作用。穿刺是局部麻醉的,患者不必担心疼痛。进针后会有酸麻是正常现象,穿刺抽取的骨髓量很少,对身体没有任何不良影响。务必让患者明确骨髓穿刺检查对血液系统疾病的诊断和治疗具有重要意义。

【问题2】患者已经查出了贫血,为什么还要做那么多检查?

解决方法:医生要合理解释。贫血的类别很多,贫血分为缺铁性贫血、出血性贫血、溶血性贫血、巨幼细胞贫血、恶性贫血、再生障碍性贫血等。究竟患者属于哪一种性质的贫血,还需进一步深入做针对性检查,这样既有助于明确诊断,也有利于进一步治疗。

（五）案例分析

【案例1】孙某,女,19岁,突发高热3天,血常规白细胞20.2×10^9/L,无明显感染症状。医生告知患者及家属住院观察治疗,家属问:"会是什么病,有住院的必要吗?"医生一听患者怀疑住院的必要性,心里很不高兴,就说:"万一是白血病谁负责?"患者一听可能是白血病,顿时瘫软在地,面色煞白,冷汗直冒。

案例分析:本案的焦点是患者怀疑住院的必要性。医生认为这是患者对他的不信任。但从患者角度而言,住院是件大事,而医生不能因为患者不知其原委而故意拿类似白血病等疾病吓唬患者。医生要根据血常规中的白细胞状况进行分析,告知患者及家属可能的原因。一般来讲,感染会引起白细胞增高,但某些白细胞增高不一定就是存在感染。对于患者这样不明原因的发热和白细胞增高,住院检查明确诊断治疗是最合适的选择。当然,对于白血病这样敏感的字眼,医生不应该当着患者的面说,以免医疗意外或事故的发生。

【案例2】患者女性,20岁,某高校二年级学生,汉族,父母均为国家干部,家庭经济条件较好。患者因持续高热伴月经量增多1周入院。入院前1周无明显诱因出现发热,体温在38.5℃波动,并有月经量明显增多,同时伴有全身皮肤散在出血点、头痛、全身乏力等。曾就诊于校医院,服用感冒药后体温降至正常,但两天后体温再次升高,达39℃。医院门诊查血常规白细胞23×10^9/L,血红蛋白62g/L,血小板16×10^9/L,血涂片显示幼稚细胞占49%,主要为异常中幼粒细胞。入院后查体:重度贫血貌,右大腿外侧可见一3.0cm×3.5cm之瘀斑,双扁桃体Ⅰ度肿大,肝脏未触及,脾脏于左肋缘下2cm处可触及。骨髓穿刺细胞学检查拟诊为急性非淋巴细胞性白血病,细胞遗传学检查有8号和21号染色体易位,分子生物学检查证实ETO阳性。根据病史、查体及辅助检查诊断为急性粒细胞白血病部分分化型AML-M_2b。疾病确诊后首先向患者父母交代了病情严重程度,以及目前医学发展水平状况下可能取得的治疗效果,患者父母起初不能接受女儿患白血病的现实,整日以泪洗面,反复询问有没有误诊的可能,医护人员详细向其讲解了该疾病的诊断依据,并对其进行了耐心的心理安慰,鼓励他们要面对现实、正视现实,更要驾驭现实,争取让患者得到最好的治疗。取得家属和患者的配合后,采用DA(柔红霉素和阿糖胞苷)方案化疗,一个疗程后患者达到完全缓解。此后征得患者父母的同意,开诚布公地向患者说明了诊断结果,相对乐观地估计了该疾病的预后。患者情绪稳定,患者及家属对治疗效果非常满意。

案例分析:本案患者父母得知自己的女儿患了白血病后,经历了由开始坚决不能接受、怀疑、惊恐、绝望,到积极配合治疗使得患者病情缓解,恰当时机告诉患者实情,患者情绪稳定,患者及家属对治疗效果非常满意的系列沟通过程。这说明我们的医疗行为首先要以患者的利益为出发点和落脚点。患者入院后立即有针对性地进行了对明确诊断很有帮助的实验室检查——骨髓穿刺细胞学检查和相应的细胞遗传学及分子生物学检查,使得患者在入院后短时间内即明确诊断。入院后对患者进行心理上的安慰,没有立即将患白血病的事实告诉患者,避免了患者在短时间内被突如其来的灾难击垮。同时又将患者的诊断结果、可以选择的治疗方案以及预后如实地告知患者父母,取得了他们的理解和支持,使得预定的治疗方案得以顺利实施。其次要把患者看作一个完整的生物个体,一个有血有肉、感情丰富的人,不能只看到疾病本身,而忽略了其社会性。患者住院期间,医护人员除了例行的每日查房外,每天都抽一定的时间跟患者、家属聊天,不是把患者只当做患者,而是当做一个需要情感沟通的朋友。患者也非常愿意把自己的疑惑、困难告诉医生。这样的交流消除了医患之间的鸿沟,患者可以省却许多不必要的担心与困惑,有助于取得较满意的治疗效果。患者在出院时真诚地表达了对医护人员的感激之情。

六、内分泌系统疾病的医患沟通

(一) 疾病谱特征

1. 起病隐匿,发病率高　内分泌及代谢系统是人体重要的调节体系,其作用影响到全身的每一个组织和器官,涉及内、外、妇、儿各科。由于疾病的隐匿性、缺乏组织特异性及器官特异性,临床表现个体差异较大,往往容易误诊和漏诊。一些内分泌疾病如糖尿病的发病率增高,其已成为全球威胁人类健康的三大慢性非传染性疾病之一。早在 1978 年,我国居民糖尿病患病率仅为 0.6% 左右。至 2010 年,全国 31 省区市 18 岁以上 9 万余人口的糖尿病调查显示糖尿病患病率已高达 9.65%。2021 年,全球成年糖尿病患者达 5.37 亿。

2. 伴随不同程度的神经精神症状　内分泌系统与神经系统具有十分密切的相互调节关系。下丘脑及中枢神经系统调控内分泌系统的功能,而内分泌腺体所分泌的激素又可反馈性作用于下丘脑。此外,循环中的多种内分泌激素亦对神经组织有不同的作用。因此,内分泌疾病可伴随不同程度的神经精神症状。如皮质醇增多症患者由于血皮质醇水平增高可有情绪不稳定、嗜睡抑郁等症状;更年期综合征患者由于下丘脑所分泌的 LH(黄体生成素)、FSH(卵泡生成激素)增多而常出现自主神经功能紊乱以及抑郁症的临床表现等;甲状旁腺功能亢进所致的高钙血症可使患者出现四肢无力、记忆力减退、抑郁和嗜睡等,严重者甚至出现狂躁或木僵等。

(二) 患者心理特征

1. 患者依从性差　患者不接受自己得病的事实。比如患者诊断为糖尿病后,表示怀疑,多方就医,自行饮食控制,多次检查血糖,希望能推翻医生的诊断。确诊糖尿病或甲亢的患者不愿意接受终身服药、定期检测的事实,服药依从性差,往往擅自停药,或擅自减药。或四处寻找"灵丹妙药",希望可以使自己的病"断根"。

2. 患者敏感、多虑　患者一旦接受了诊断并开始治疗后,随着对所患疾病的了解,患者心理开始逐渐出现变化。一些患者变得十分敏感、多虑,如糖尿病患者对自身每一个微小变化都担心是糖尿病并发症。一些患者由于经济上的压力不愿定期随访,仅凭自己的感觉随便服药,但同时又担心疾病进展,故经常处于矛盾、烦躁的心理状态。有些患者由于治疗初期对药物的不适应或副反应,易产生对医生的不信任感而拒绝治疗。如有的糖尿病患者在最初使用胰岛素时发生了较严重的低血糖反应,导致患者谈"胰岛素"色变,拒绝再用胰岛素等。

3. 患者绝望、抑郁　疾病所带来的一些生理及社会问题容易导致患者的心理状态改变。如有些内分泌疾病可伴随性功能异常,但患者就诊时羞于启齿或不愿与医生沟通而导致症状持续,可影响患者的情绪甚至夫妻关系。又如糖尿病患者常伴随高血压及血脂紊乱等,长期治疗费用不菲,个人及家庭的经济压力大。患者容易产生被社会遗弃的心理,从而

笔记栏

表现出对社会的不满以及焦虑、绝望、抑郁的情绪。

（三）医患沟通要点

1. 语言沟通要严谨　内分泌系统疾病如甲亢患者情绪波动较大,多思多疑。医生在与患者沟通时要避免刺激患者,言语要婉转,态度要和蔼,思维要缜密,避免给患者遗留疑问致使患者多思多虑,不积极配合治疗。

2. 告知病情风险,配合诊治　对于抵触用药,不愿长期服药的患者,以及对药物副作用顾虑较多的患者要耐心解释,告知积极治疗的重要性和消极不治的危害,循循善诱,鼓励患者积极面对,客观正确对待疾病。

（四）常见医患沟通问题与解决方法

【问题1】甲亢患者为什么要服用甲状腺素片,是不是医生给治坏了?

解决方法:对于疾病的发生发展及转归,医生应当在治疗时对患者予以简单和必要的讲解,这可以避免不必要的纠纷。如在治疗甲亢轻症,甲状腺轻中度肿大时,医师通常用丙硫氧嘧啶或甲巯咪唑等抗甲状腺药物治疗,其作用主要是抑制甲状腺素的合成。在用药治疗甲亢的过程中,当减药开始时,医师常给患者加服小剂量甲状腺素片,以稳定下丘脑-垂体-甲状腺轴的关系,避免突眼和甲状腺肿加重。它也可降低甲状腺自身抗体和减少甲亢的复发。

【问题2】糖尿病患者血糖高,为什么补液中还用葡萄糖液,是医疗事故吗?

解决方法:糖尿病患者血糖高,通常不用葡萄糖静脉滴注,但有时因病情或配伍需要,医生也会使用葡萄糖液或葡萄糖盐水,并会加入适量的胰岛素,加以拮抗葡萄糖对血糖的影响。有时患者和家属以为是医生配错了药,往往会以激烈的方式提出抗议。所以在用药前医生要对糖尿病患者使用葡萄糖做原因解释,避免发生不必要的纠纷。

【问题3】为什么化验检测这么繁琐?

解决方法:内分泌及代谢性疾病诊断的确立有赖于逐步进行的一系列实验室检查及功能试验,故等待检查的时间较长。而且,由于这些检查的敏感性及特异性各不相同,不同的个体、不同的取血时间及状态等均有可能影响检查的结果。有些项目需经两次以上的检查才能证实。一些疾病需要进行动态功能试验进一步明确诊断。有时即使做了多项检查仍不能明确诊断,需要进一步观察及随访。但患者通常并不了解这些诊断程序,认为抽了血检查就应该有诊断结果,迫切希望尽快上药治疗。

如果医生未向患者讲清逐步检查的必要性以及所需的时间等,患者会误认为医生冷漠、治疗不积极、不关心患者,极易产生医患矛盾。为避免以及化解这些矛盾,医生应在进行检查前详细告知患者需要做的检查项目以及为何要做这些检查。待初步的检查结果回来后,应及时向患者反馈检查结果以及根据这些结果拟进一步安排的试验等。让患者在充分知情的情况下主动参与和配合检查。

【问题4】为什么治疗效果这么差?

解决方法:一些内分泌及代谢性疾病只能控制,不能根治。而且某些疾病一旦发展至晚期,目前医学上尚无有效措施逆转其自然病程。如果患者对自己所患疾病的性质及自然病程一无所知,则会对治疗效果期望过高。当治疗效果不明显时容易产生抱怨及焦躁情绪,认为医生的医术不高或治疗方案不当而产生医患矛盾;另一方面,如果医生将患者所患疾病最坏的预后全盘托出,而不告知可以采取哪些措施尽量延缓病情进展等,患者会产生悲观绝望的情绪,不信任医生,不配合治疗。

比如因水肿、蛋白尿就诊的糖尿病肾病患者,如果在治疗前未进行充分的医患沟通,患者及家属常常会抱怨治疗效果差,水肿和蛋白尿改善不明显等。但如果告知其糖尿病肾病已经无法逆转,会给患者造成很大的精神压力,终日担心尿毒症的来临。

因此,医生应针对患者的具体情况,告知患者所患疾病的基本知识,在治疗过程中可能出现的各种不同反应,如何与医护人员配合争取最好的结果,医生会采取哪些尽可能维持病情稳定的措施等。

患者一旦了解了自己的病情以及医护人员为他所做的各项努力后,即使病情反复或恶化,也不会出现医患矛盾。

(五) 案例分析

【案例1】张某,男,48岁。近两日视物模糊,就诊内科,内科建议患者检查血糖,需排除糖尿病视网膜病变。经过检查发现患者确实患有糖尿病,收治住院。患者在住院期间,医生给予胰岛素治疗,并且每天要测数次血糖,但是发现患者血糖控制不佳。这时患者心情很不好,问医生是不是用药不到位。当医生询问起患者饮食情况,发现患者并没有控制饮食,责怪患者明知自己是糖尿病还乱吃东西,疗效不好与饮食没有控制有关。患者大怒,认为医生没给自己交代过这些注意事项,如果控制饮食能控制血糖,那还治疗干什么?

案例分析:本案例中患者缺乏基本健康知识,医者健康教育意识也不够。糖尿病、血脂紊乱等内分泌代谢疾病发生发展的重要原因之一是人们在健康知识方面的无知。

以糖尿病为例,由于多食少动的不健康的生活习惯以及老龄化,人们患糖尿病的危险性显著增高;但大多数糖尿病的高危人群并不了解自己所面临的危险,故未能定期进行血糖筛查而错过了早期诊断及治疗的时机。在已诊断的糖尿病患者中,不少人由于不知道血糖控制的重要性,长期血糖控制差,并且也未进行定期的并发症筛查,一直到出现了晚期并发症才就诊,而此时病情已不可能逆转。糖尿病防治指南指出,糖尿病防治中重要的一点就是健康教育。包括在一般人群中宣传糖尿病的防治知识,如宣传糖尿病的定义、症状、体征、常见的并发症以及危险因素;提倡健康的行为,如合理饮食、适量运动、戒烟限酒、心理平衡。所以医者应耐心细致地给患者宣讲糖尿病的健康知识,并根据患者文化素养的差异给予不同的宣讲方式,以患者理解明白并有效地执行医嘱为目的。

【案例2】患者男性,48岁,某钢铁厂工人,已婚。患者主诉最近2个月以来,头晕、乏力、肢体麻木、失眠、食欲缺乏。血压140/80mmHg,脉搏62次/min,体温正常。各种实验室检查无阳性发现。接诊医师初诊为"神经官能症"。近来患者反复到各综合医院的内科和神经科就医,但是治疗效果不好。后来,患者找到某社区医疗站刘医师,抱着试试看的心态就诊。刘医师认为对于这类经过各种大医院诊治过,并且治疗效果不佳的患者,应当不急于下结论,决定先和患者交朋友,建立朋友式的医患关系,进一步了解才能帮助诊断疾病。

通过多次接触,刘医师对患者有了较多的了解。患者2个月来,情绪低落,对生活和工作提不起兴趣,常产生想大声喊叫的念头,思想经常处于紧张状态,有些神经过敏。某天,刘医师在患者和妻子都在家时,来到了患者家中,说明来意。在和夫妻俩交谈时,刘医师发现妻子的眼睛有点突出,颈部稍粗,脸色潮红,易激动,有时双手还会不由自主地颤动。在与她深入交谈后,她表示对丈夫并没有意见,可最近感到心烦,经常控制不住自己,影响了夫妻关系。经动员,她去医院做了T3、T4,检查结果为"甲亢"。经过对症治疗,妻子的症状明显改善,夫妻关系好转,丈夫的疾病症状渐渐消失。

案例分析:这位患者的疾病,经多家综合医院诊治,均未得到有效治疗。本例中刘医师是一位社区医师,他针对患者的疾病状况和治疗过程,敏锐地感到患者的疾病背后肯定有"故事"。经过深入交谈,他终于弄清了疾病虽然表现在丈夫身上,但疾病的根源却在妻子身上。由本例可见,来看病的患者,不一定是真正的患者,真正的患者不一定来医院看病。来看病的人只是受某问题影响最深的人,是最需要医师帮助的人。本例中的丈夫受妻子"甲亢"影响,加之个性方面的原因,他无法自己解决问题,因而产生了疾患。这个家庭真正的问题是夫妻关系紧张。夫妻关系紧张的主要原因是妻子得了"甲亢",真正的患者是妻子。

【案例 3】王某,女性,31 岁。汉族,农民,小学文化。患者因闭经 8 年,发热、恶心呕吐、极度乏力 3 天入院。患者 8 年前分娩时难产,出现大出血休克,经抢救后恢复。但产后无乳闭经,并渐出现乏力、食欲不振、怕冷等症状,因经济原因一直未就诊。3 天前受凉后出现咳嗽、发热,伴恶心、呕吐,不能进食,极度乏力。在当地医院经抗感染等治疗后症状无好转,渐出现神志淡漠,由当地医院转至我院急诊,疑席汉综合征(腺垂体功能低下)收入院。入院后经相关检查确诊为席汉综合征(危象前期)、左下叶肺炎、电解质紊乱(低钠血症)。予以静脉补液,抗生素控制肺部感染,氢化可的松 200~300mg/ 天治疗以缓解席汉综合征危象。在用药后第 2 天患者渐出现兴奋多语,后胡言乱语,躁狂。在使用镇静剂后患者又出现连续 3 天昏睡甚至木僵。患者丈夫对治疗中出现的问题非常不满,认为住院花了很多钱,而病情反而越来越重,拒绝进一步的检查和治疗。

案例分析:患者家属对病情持续不断的变化不理解,加之经济条件有限,对住院的预期效果有误解,误认为医生诊断及治疗方案有错。针对患者家属的问题,病房治疗小组对该患者的整个诊治过程进行了分析和讨论。根据其临床表现及实验室检查结果,诊断是肯定的。患者病程长,机体长期处于低皮质醇血症状态下,对于氢化可的松特别敏感,而患者入院时因考虑腺垂体危象前期,使用的氢化可的松剂量较大,在治疗中出现的神志改变可能与该因素有关。医方在治疗过程中对于患者用药后出现的不良反应未予重视,未及时调整激素剂量,也未与家属充分沟通,致使家属不理解而发生医患矛盾。经反复耐心向患者家属解释患者的病情及预后,同时调整激素用量,3 天后患者病情趋于平稳,可以进食及回答简单问题。鉴于患者生命体征平稳,将静脉用药调整为口服药后安排患者出院,门诊进一步调整治疗用药。4 周后患者门诊随访,精神症状已完全好转,且经过激素的替代治疗后体力恢复,食欲增加,全身情况大为好转。患者丈夫专门到病房向主管医生道歉。本案例的有效沟通说明,医方在治疗前应向患者及家属交代为什么要使用该药物以及可能出现的不良反应等。用药后应仔细观察患者的治疗反应,对治疗中出现的问题应分析原因并及时调整治疗方案。对于经济压力大的患者及家属,在治疗过程中对于任何有可能增加医疗费用的环节都会特别敏感,此时医者要注意及时与患者沟通交流。

七、神经系统疾病的医患沟通

(一)疾病谱特征

1. 疾病繁多,病因复杂、表现多样 在内科,神经系统疾病可分为周围神经疾病、脊髓疾病、脑部疾病、肌肉疾病、自主神经系统疾病、头痛、中枢神经系统感染性疾病、先天与遗传性疾病、多发性硬化、营养代谢性疾病及记忆障碍等。目前已认识到的神经疾患已有 1 000 种以上。除去未明原因外,发病原因有基因缺陷、染色体异常、遗传性、先天发育缺陷、外伤、中毒、感染、免疫异常与肿瘤等。神经系统疾患的临床表现极为多样,除可以出现感觉、运动、反射、意识、认知活动等异常症状,还会有各种感官(视、听、嗅、味等)、身体其他器官、系统的异常表现。

2. 发病率高 脑血管疾病已成为严重威胁人类生命的三大疾病之一。癫痫也是常见的神经系统疾病之一,仅次于脑血管病而位居于神经系统常见病的第二位。

3. 致残率高 神经系统疾病中以脑血管病最常见,不仅发病率、死亡率高,而且多数患者起病急骤且病情变化快,常在短时间内出现明显的症状及体征的变化。较大一部分脑血管病的患者虽然经过积极的治疗,但仍然留有肢体活动障碍,生活不能自理。另有一些疾病如脊髓疾病、严重的周围神经病等也可能遗留有神经功能的缺损症状,造成患者残疾。因而神经系统疾病有较高的致残率,这会给家庭和社会带来沉重的负担。

4. 死亡率高　脑卒中不仅发病率高,因病情危重,死亡率也很高。根据 WHO 脑血管病协作研究组对 57 个国家的统计资料,脑血管病列在死亡原因前三位的国家有 40 个。《中国卫生健康统计年鉴 2019》有数据称,2018 年我国约有 194 万人死于卒中;卒中已成为我国农村居民第二位(占所有死亡病因构成比 24.16%)、城市居民第三位(占所有死亡病因构成比 20.53%)死亡病因。在我国与世界人口老龄化趋势日益加速的情况下,脑卒中的危害性亦必然日益突出。

5. 慢性病多　神经系统一些疾病表现为病程长、缓慢进展、逐渐加重。如帕金森病、重症肌无力、多发性硬化、癫痫等疾病,常常需要长期或终身服药。

(二) 患者心理特征

1. 担忧和恐惧　脑卒中是神经系统疾病中最常见的疾病之一。由于疾病发生日益年轻化,致残率和死亡率高,所以很多中老年患者,特别是有高血压、糖尿病、高脂血症、高血液黏度的患者时常为担心发生卒中而担忧。而有过卒中史的患者也害怕复发,出现恐惧心理。

2. 焦虑和抑郁　很多神经系统疾病患者,由于肢体活动不利或者失语等问题,生活不能自理,又担心拖累家人并加重经济负担,往往会产生焦虑和抑郁等心理问题。

3. 孤独心理和人格变化　一些罹患如运动神经元疾病等神经系统疾病的患者由于丧失劳动能力,行动不便,治疗无特效方法,预后差且并发症多,往往会远离社会,产生孤独心理和人格变化。有些反复发作癫痫的患者,不但容易造成躯体的伤害,还会有心理及人格上的变化,如因害怕被人讥笑而自卑和感到孤独等。

(三) 医患沟通特点

1. 仔细的专科体检,合理的实验室检查　为更准确地诊断神经系统疾病,除内科系统体检项目,还要做神经系统的专科检查,涉及运动系统、感觉系统、神经反射等。专业的检查也能取得患者的信任和配合。还要根据疾病诊断的需要,选择恰当的实验室检查。因为有时检查项目较多,或项目带有创伤性,所以要告诉患者和家属所需检查的意义,以期得到患者的理解。

2. 告知病情的风险　包括急性脑血管病变在内的某些神经系统疾病变化较快,往往在开始发病时病情还没有达到高峰,肢体偏瘫的程度较轻,或神志尚清。而在治疗过程中偏瘫等症状还会加重,或转为昏迷,也会出现如肺部感染、上消化道出血等其他并发症,甚至死亡。所以要告知家属可能会出现的病情变化和风险,并仔细观察病情变化,积极抢救。

3. 鼓励积极康复并达成康复目标　神经系统疾病后遗症的康复时间较长,往往会使患者丧失信心。医生在与患者沟通时既要让患者端正态度,坚持康复锻炼,也要告诉患者康复所能达到的预期效果。医生要开导患者以能够生活自理为目标,避免好高骛远,不切实际。要激起患者战胜疾病的斗志,使其看到康复的曙光,并指导患者长期锻炼的方法,让患者学会逐步摆脱对医生、家人的依赖,改为自主的、主动的锻炼。

(四) 常见医患沟通问题与解决方法

【问题 1】为什么脑梗死要反复查头颅 CT?

解决方法:对神经内科患者,头颅 CT 是一项基本的、常规的检查。查头颅 CT 的目的是了解有无颅内病变及颅内病变的变化。对于初次就诊神经科的患者,许多人会被要求做头颅 CT,这时患者一般还能够理解。而在复诊时,或住院一段时间以后,医生可能会要求患者复查头颅 CT。这时,许多患者和家属就会有疑问:医生为什么给我复查头颅 CT? 复查头颅 CT 的原因有以下几点:①若 CT 是几月前做的,医生为了解头颅有无新的病变出现,需要复查头颅 CT。②无论是脑梗还是脑出血,当有病情变化时(如出现头痛、呕吐、抽搐、肢体瘫痪加重、出现意识障碍或意识障碍加重等新的症状和体征),就需要及时复查 CT。③脑梗死发病后 2~3 天可能需要复查 CT,便于了解梗死病变的部位和范围,有无占位效应,有无出血性转换等。④脑出血发病 24 小时后需要复查 CT(因 24 小时内出血还会增大),目的是了解血肿的大小,有无继续出血,有无脑室积血,有无手术指征。⑤当蛛网膜下腔出血患者出现病情变化,需要及时复查 CT,明确是再出血还是脑血管痉挛继之脑梗死,有无脑积水。⑥脑梗 24 小时内头颅 CT 可无影像学改变,医生要求做头颅 CT 是为了分辨是出血还是梗死,24 小时后医生要求复查头颅 CT 是要求了解梗死部位及面积大小。

【问题 2】明明因脑梗死进的医院,怎么又生了肺炎?

解决方法:可向患者和家属说明,肺部感染是脑梗死患者最常见的并发症。有很多研究表明,肺部感染成为脑梗死最主要的致死因素。脑梗死患者的肺部感染可以是患者长期卧床,产生的坠积性肺炎;也可以是患者因疾病出现吞咽困难导致饮水或饮食呛咳而引发的吸入性肺炎。

因此,在护理工作中,提倡勤翻身,勤吸痰,适当拍背帮助痰液排出。

【问题 3】为何病会突变?

解决方法:神经系统疾病尤其是急性脑血管病,有着突然发生变化的危险性,且患者多数为老年患者,伴有心血管疾病,亦有突然发生心血管疾病的危险性。对此类患者应充分估计可能的危险性,事先向家属交代,将可能会出现的危险及时予以沟通,使家属有充分的心理准备,以防出现医患纠纷。

(五) 案例分析

【案例 1】江某,男,68 岁,因左侧肢体肌力活动不利收治入院。头颅 CT 显示:右侧基底节区腔梗。

入院时患者神志清,讲话尚流畅,精神欠佳,手脚还能动。入院后医生按照治疗指南抗凝、营养脑细胞、活血化瘀等治疗。

第二天患者左侧肢体肌力 0 级,复查头颅 CT 示:右侧大面积脑梗死。第三天患者病情再次加重,不能言语,神志不清,不能吞咽,查头颅 CT 示左侧也出现脑梗死,而且面积也很大。

家属很不理解,意见很大,认为患者是走着来的,为何现在瘫了? 是不是治疗坏了? 后来经过多方解释后才缓解了纠纷。

案例分析:本案医生是按常规治疗无错,可医生在患者入院时没有和家属进行沟通,没有告知可能发生的疾病变化和医疗风险。脑梗死急性期发病有一定的特点,就是症状会逐步加重,某些情况下会时好时坏。

脑梗死并发症常见的有心肌梗死、肺部感染、尿路感染、肾功能不全、压疮、关节挛缩、应激性溃疡、继发性癫痫、脑梗死后的精神心理问题。

因此,即便患者躯体症状完全正常,也不能掉以轻心,更不能拍胸脯放豪言,一定要密切观察,及时与患者家属沟通,说明病情可能出现的变化和凶险程度。

【案例 2】白某,女,68 岁,糖尿病史多年,家庭经济条件一般。患者以右侧肢体活动不利伴言语不清 1 天为主诉入院。入院时查体:生命指征平稳,神志清楚,言语不清,双瞳孔等大,光反应阳性,右侧鼻唇沟浅,伸舌偏右,右侧肢体肌力 IV 级,巴宾斯基征 +,头颅 CT 未见确切病灶。

患者入院后按脑梗死治疗,同时监测血糖并予降糖治疗。入院第 2 日患者出现躁动、精神症状、肢体瘫痪加重,行头 MRI 检查示左侧大脑中动脉闭塞,及时加用降颅压药物,但病情仍持续加重至意识不清,伴消化道出血,病情危重。

由于患者入院时是自己步行入病房,很快出现意识障碍进入危重状态。家属不能理解,对治疗及护理提出疑问,并在病房喊叫、谩骂工作人员,造成病房混乱。针对此种情况,病房主任、教授、主治医生及时与家属进行交谈,对患者出现的情况进行解释,使家属逐渐理解、接受,同时采取积极的抢救治疗措施。虽然患者最后因病情危重、呼吸、循环衰竭,抢救无效死亡,但家属亲眼所见医护人员在近3个月的治疗过程中所表现出的精心、细心,以及对随时病情变化的及时处置等。因此,在离开时向全体医护人员表示了衷心的感谢。

案例分析:本案例大致经过患者由入院时病情不重,能自己行走,家属没有多少心理负担,到病情出现急剧变化,患者症状加重至意识不清,致使患者家属心理压力大,出现恐慌、焦躁和不安,甚至愤怒情绪,做出喊叫、谩骂工作人员等过激行为的过程。医护人员立即予以安抚,并对病情突然变化的原因进行沟通、解释,又尽最大努力积极抢救患者,用语言与行动使患者家属满意,这都有利于化解医患矛盾,使医患关系和谐。

八、风湿性疾病的医患沟通

(一)疾病谱特征

1. 病种多 根据美国风湿病学会(ACR)分类,到目前为止,风湿病包括10大类,100余种疾病,如类风湿关节炎、系统性红斑狼疮、原发性干燥综合征、各种类型脊柱关节病、系统性硬化症、混合性结缔组织病、特发性炎性肌病、血管炎综合征、骨关节炎、儿童风湿热等。

2. 发病率增高 根据流行病学调查,目前我国至少有8 000万风湿病患者,临床上具有多发性、难治性和致残性的特点。

3. 病因复杂 本组疾病病因复杂,未完全明了。一般来说与感染密切相关,且具有浓重的遗传色彩及免疫紊乱、代谢异常、组织器官退行性变,并与肿瘤,地理环境等多因素有关。

4. 临床表现同中有异 本组疾病病程呈慢性、反复发作,进行性发展。且侵犯多系统,多器官,拥有长期不规则的发热,关节、肌肉疼痛,不同程度的内脏损伤等共同临床特点的同时,又有各自的特点。

(二)患者心理特征

1. 焦虑 风湿性疾病早期诊断较为困难,症状不典型。疾病的诊断多依赖实验室检查。许多患者会经历大量、多次检查才被确诊;还有的患者始终处在可疑诊断边缘,需要定期随访复查。由于疾病所造成的病痛和诊断的复杂性,患者会出现焦虑心理。

2. 恐惧 一些风湿免疫系统疾病如强直性脊柱炎、类风湿关节炎等对患者生活影响较大,且易致残。因此,患者内心的焦虑、紧张、恐惧油然而生。

3. 治疗的依从性差 治疗风湿性疾病的药物多为糖皮质激素、免疫抑制剂、解热镇痛剂,副作用较大,这就导致很多患者在药物服用依从性上较差。

(三)医患沟通特点

1. 耐心解释诊断的重要性 风湿性疾病的诊断项目比较复杂,有时在阴性结果的情况下医生还会要求患者进行复查,往往会引起患者的不理解。所以医生除了合理检查外,应当主动与患者沟通,对可能的结果事先予以说明。

2. 耐心解释治疗方案 对明确诊断的患者,医生要耐心告知患者病情。很多疾病是慢性过程,病情会有反复。服药的长期性与对药物副作用的惧怕使得患者当病情稍有稳定就擅自停药,或者想寻找灵丹妙药而迷信街头广告,所以医生要向患者解释服药的意义和定期复诊、检查的重要性。并且还要对疾病预后和转归予以必要的告知,增强患者的依从性,配合检查和治疗。

(四) 常见医患沟通问题与解决方法

【问题】患者因腰背疼痛就诊,查了很久怎么腰痛病变强直性脊柱炎了,是不是被误诊,延误了病情?

解决方法:向患者解释疾病。强直性脊柱炎是一种主要侵犯脊柱,并可不同程度累及骶髂关节和周围关节的慢性进行性炎性疾病。其特点为腰、颈、胸段脊柱关节和韧带以及骶髂关节的炎症和骨化,髋关节常常受累,其他周围关节也可出现炎症。一般化验结果类风湿因子呈阴性,故与 Reiter 综合征、银屑病、关节炎、肠病性关节炎等统属血清阴性脊柱病。强直性脊柱炎早期主要是以腰、骶部位的疼痛,并伴有腰背部的僵硬感居多。这种僵硬感以晨起为明显,经活动后尚可减轻。也有以膝、踝、足跟、坐骨神经痛起病的。因此诊断较为困难,而不是误诊和延误病情。

(五) 案例分析

【案例1】李某,女,38 岁,因不明原因发热反复 3 月就医。患者曾在当地医院治疗过,大都使用激素后,病情得以控制,可停药病情就复发。到三级医院后,医生并没有立即给患者使用激素,而是进行相关检查,发热持续未见好转。患者及家属搞不明白小医院用药就能把体温控制好,为什么这么大的医院反而连个发热都看不好,还花了那么多钱。于是情绪激动找医生理论。医生耐心解释患者的病情可能是风湿性疾病,这类疾病在诊断上比较困难,医生需要观察症状的变化,并需要通过全面的实验室检查找到诊断依据,尽量在明确诊断的情况下制订合理的治疗方案,所以没有马上用退热药。患者听后表示理解。

案例分析:风湿性疾病是诊断较为复杂的一类疾病,种类多。根据美国风湿病学会(ACR)分类,到目前为止,风湿病包括 10 大类,100 余种疾病。发热是其常见的缺乏特征意义的症状之一。所以对于反复出现的发热,医生往往要积极检查,明确病因。本案在于医生没有主动和患者进行沟通,引起患者家属不满。

【案例2】某女,55 岁。因"风湿性心脏病,二尖瓣置换术后,二尖瓣关闭不全,肺动脉高压,心房纤颤,心功能Ⅲ级"在甲医院行机械二尖瓣二次置换术。二次换瓣术后 1 月余,患者在乙医院行瓣周漏修补术。瓣周漏修补术后出现严重心律失常及肾衰竭,家属放弃治疗,自动出院。患者于出院后第 2 天死亡。原告认为甲医院存在严重过失,对出现的术后并发症故意隐瞒,未及时采取补救措施,以致患者病情不断恶化,丧失了最佳的手术时机,导致患者死亡。故诉之法院。被告则认为该患者为二次换瓣病例,瓣周漏发生的概率大,且术后患者未来院随访,故其医疗行为无过错,且与原告的损害结果亦无因果关系。法院委托并要求对被告的医疗行为是否存在医疗过失,过失程度及医疗行为与损害后果是否存在因果关系进行法医学鉴定。

案例分析:本例患者为生物二尖瓣置换术后,因"风湿性心脏病,二尖瓣置换术后,二尖瓣关闭不全,肺动脉高压,心房纤颤,心功能Ⅲ级"入甲医院。术前诊断明确,有行机械二尖瓣再次置换术的手术指征。机械二尖瓣再次置换术后早期经过顺利,后出现瓣周漏。患者术后第 5 天出现血红蛋白尿,医生未予重视,当时没有及时给予相关检查以明确诊断。术后第 14 天,查尿常规提示有溶血证据,但医生仍未予重视,仅考虑溶血可能与机械瓣对红细胞的破坏、瓣膜的组织相容性以及输红细胞造成的溶血有关,未考虑到瓣周漏的可能,没有进行心脏彩超等检查,以明确瓣周漏的诊断。与此同时同意患者出院。故甲医院在处理上甚欠妥当,存在医疗不足。

甲医院的医疗行为存在不足,但与患者死亡后果无直接的因果关系。患者死亡主要系自身疾病因素所致。然甲医院的医疗不足加重患者原来已存在的疾病的症状。医生在手术

笔记栏

前应充分告知患者及家属,手术后有出现瓣周漏的可能,且手术后应对患者进行密切的观察;出现瓣周漏时,医生应做出及时、正确的处理。处理方案需根据患者的具体情况而定,再次行瓣周漏修补手术的风险也极高。

PPT 课件

第二节　急诊科的医患沟通

急诊医学是一门独立的,与临床各科有密切关系的综合性临床医学学科。其在服务模式、诊断思维和处理原则等方面都有自身的特点和规律。急诊科是医院急、危、重症患者最集中和抢救、管理任务最重的科室,更是医患双方接触最频繁、交流最直接的科室,因此该科室最易发生医患矛盾、纠纷和投诉。而良好的医患沟通在规避或化解不良医患关系方面尤为重要。

一、疾病谱特征

(一) 疾病种类繁多

急诊科是 24 小时开放的综合性科室,因此疾病谱广泛,涉及临床各科。尤其是随着各种急诊就诊条件逐步被迫取消,急诊科几乎成为随到随看的"自由门诊",非急症患者到急诊就医的比例达一半以上。这使得急诊疾病谱更加广泛、多样。

(二) 疾病的系统分类较集中

多年来急诊疾病谱的系统分类变化不大,最常见的仍是创伤、呼吸系统疾病、心血管系统疾病、神经系统疾病、消化系统疾病及中毒等,在分类上呈现集中密集的特点。

(三) 主要病种月份分布特征明显

主要病种的月份分布也呈现集中的明显特点。急诊科创伤类疾病主要集中于 6、7、8、9月,呼吸系统疾病主要集中于 1、2、11、12 月,循环系统疾病主要集中于 1、10、11、12 月,神经系统疾病主要集中于 1、3、11、12 月,消化系统疾病主要集中于 7、8、9 月,中毒类疾病主要集中于 7、8、9 月。

(四) 急危重疾病最集中

急诊科的最大特点是在接诊、会诊、检查、诊断、治疗、抢救、住院等各方面都迅速、及时,而且有专业化的医护救治团队和齐全完备的救治资源(如药品、设备、场所等)。这使得几乎所有的急、危、重症患者都到急诊科就诊。因此急诊疾病谱中该类疾病最集中。

(五) 病情复杂多变

急诊患者常存在多学科交叉的疾病,如严重创伤所致的多发伤、复合伤、联合伤或多处伤等;同一疾病往往涉及多系统、多脏器损伤或多器官衰竭,以及高龄患者同时并存多种疾病;有些患者病史不明确,或症状、体征不典型;此外,急诊患者的病情具有突发性和不可预见性,短时间内即可迅速恶化或出现严重后果。这些因素使得患者病情复杂多变,给诊断和治疗带来极大困难。

二、患者及家属的心理特征

(一) 患者的心理特征

急诊患者来自各个科室,情况复杂,疑难杂症较多,且有较多是急、危、重症,较为常见且病情凶险,变化快,随时可能发生严重后果,需要给予紧急处理。因此患者的心理反应往往复杂多样且非常强烈。

1. 患者的认知和意志活动特征

(1)感知觉异常:表现为对周围环境特别敏感,如时间、地点、人员及声、光、温度等稍有变化,患者即紧张不安。同时,患者对自身躯体反应的感受性增强,如对心跳、呼吸、体位及胃肠蠕动等都异常敏感。此外,有些患者会出现时间知觉和/或空间知觉异常,个别还会出现味觉异常,甚至会出现错觉和/或幻觉。

(2)记忆和思维能力下降:因受到急性病应激的影响,部分患者的记忆力明显减退,记不清曾经的人、事、物,甚至不能回忆起病史及诊疗经过等重要情况。此外,思维活动也明显受损,缺乏对周围事物的正确判断,做事犹豫不决,猜疑心理较重。

(3)强烈的期待心理:表现为期望获得他人的同情和支持,迫切希望得到及时、正确、有效的诊疗和护理。患者常常盲目地将生死寄托在医生及先进的治疗措施上,幻想奇迹出现,盼望尽早康复。

2. 患者的情绪特征

(1)焦虑:焦虑时的急诊患者常伴发明显的交感神经系统兴奋症状,如心跳加快、面色苍白、出汗、呼吸加速、血压升高、失眠、头痛等。急诊患者产生焦虑的原因是多方面的,如对突如其来的疾病缺乏足够的心理准备,没时间安排工作和家庭生活,经济上困难,躯体疾病所致的疼痛,对医院环境不熟悉,怀疑某些检查和治疗的可靠性和安全性,担心疾病能否得到快速的诊断和及时有效的治疗,对疾病的性质、转归和预后不明确,对医护人员的诊疗和护理技术感到担心等。

(2)抑郁:抑郁时的急诊患者常会产生严重的消极心境和消极意识。在社会行为方面,表现为热情不高、活动减少、兴趣缺乏、唉声叹气、少言寡语、社会退缩,严重的目光呆滞,不理睬周围的人和事,对疾病救治抱着无所谓的态度,甚至抗拒各种救治和护理措施,对生活失去信心,甚至有极端患者产生轻生的念头等;在生理功能方面,表现为神疲乏力、失眠健忘、对病痛的耐受性增高、食欲性欲减退及内脏功能紊乱等。引起急诊患者抑郁的因素很多,如病情危重或加重、不可治愈的疾病终末期、病痛的折磨、器官功能丧失、诊断不明、疗效不好、预后不良、工作和生活严重受影响、劳动能力丧失、家庭收入减少且消耗增多、事业中断和前途无望等。另外,患者的个性及某些社会因素也与抑郁情绪有关。

(3)恐惧:恐惧时的急诊患者常伴有心悸、面色苍白、出冷汗、呼吸加速、血压升高、厌食及尿频、尿急等生理反应。急诊患者在很多情况下都会出现恐惧情绪。在疾病方面,危重疾病本身即可使患者感到恐惧,突闻所患疾病是绝症(如恶性肿瘤)或突发事故所致的严重创伤不仅使患者极度恐惧,甚至会出现情绪性休克。某些急症,如持续性剧烈疼痛(胸痛、头痛、腹痛)、快速性心律失常、严重的胸闷或呼吸困难、大出血(大咯血、大呕血、外伤性大出血)等都能让患者感到濒死的恐惧;在检查和治疗方面,各种内镜检查、各种有创操作(如采血、穿刺、胸腔置管、气管插管、插胃管或尿管等)及打针、输液、输血、手术等治疗措施均可使患者惧怕、畏缩;在环境方面,如抢救室医务人员高度集中的工作和紧张的抢救气氛、各种医疗设备、目睹危重患者的抢救过程或死亡情景及白大衣效应等均会引起患者惶恐不安。

(4)愤怒:愤怒时的急诊患者常伴有颜面潮红、呼吸急促、心跳加快、血压升高、胸闷气短及胃胀、饱感、厌食等生理反应,且常伴发攻击性行为。患者发泄愤怒甚至攻击的对象可以是医务人员、亲友等周围人,也可以是自己。表现为自我惩罚或自我伤害。急诊患者的愤怒情绪最常产生在诊疗过程中,如自觉候诊、候检或候治时间过长,治疗受挫或病情恶化,认为医务人员服务态度差或技术水平低,对医院环境不满,医患沟通不畅或医患冲突等;此外,疾病带来的持续严重痛苦,对患病的不理解(如认为自己患病是命运的不公等)及某些社会、经济因素也会激发患者的愤怒。

3. 患者的行为反应

(1)依赖行为：急诊患者病情多急、危、重，且变化快，因此会受到亲友和医护人员们格外的关心、照料和帮助。这易使其产生事事依赖他人的心理和行为，表现为顺从性增加、主动性减低、意志力减退，能胜任的事也不愿意去做，期望和要求别人更多的关心与呵护。

(2)退化行为：突发疾病的严重应激常会使部分患者表现出某些退化行为，如行为、情感幼稚(如轻微的躯体不适即发出呻吟、喊叫或哭闹等，以引起周围人的注意、关心和同情)，情绪上常依赖于照料他的人们，做任何事都以自己为中心，多专注于自己的身体功能及与自己相关的事物，而对其他事物却冷漠无兴趣。

(3)否认行为：有些急诊患者不敢正视和接纳已发生的疾病事实，借以缓解突然的打击、减轻或逃避心理上的痛苦，从而稳定情绪和恢复心理平衡。患者渴望与医护人员沟通，但又害怕病情超出想象，不敢面对残酷的真相，在就诊时不愿提供相关信息，甚至隐瞒病史。

(4)不遵医行为：与普通门诊及住院患者相比，急诊患者的不遵医行为相对少，但有时也会发生，这涉及医者和患者双方的因素。医疗方面，检验和治疗费用过高或过程繁复、医务人员服务态度差或专业能力不足、治疗方案复杂且医护人员解释不清楚或不完整、医患无沟通、沟通少或沟通不到位及发生医患冲突等；患者方面，对医务人员没好感或缺乏信任、对医嘱或病情产生认知偏差、因疗效不好或不迅速而失去对治疗的耐心和信心、对有些检验或治疗措施害怕带来痛苦或不良后果、认为本次的检验或治疗方法与既往自认有效的不符、经济条件差而难以执行医嘱、企图继发性获益(获得他人许多好处，特别是得到赔偿)而长期保持患者角色等。

(5)辱骂和攻击行为：急诊科是最易发生辱骂、攻击行为的场所，各种原因引起的愤怒(如前述)及治疗受挫等均可导致该行为的发生。由于剧烈疼痛、严重呼吸困难及大出血等不良刺激，患者一到医院就急于获得有效救治，造成自制力下降，极易产生急躁心理。医务人员的言行及诊疗、护理操作等稍有不慎就会招致患者的过激言行，甚至是辱骂、殴打。此外，过度饮酒、吸食毒品、精神疾病、暴力斗殴、自杀致伤及自残的患者本身就性情暴躁、自控能力差、极易感情用事，任何微小刺激都可能使其失去理智，对医务人员甚至是亲友、无关人员轻则辱骂，重则殴打。

(二) 家属的心理特征

作为急诊患者最亲密的人，家属不仅要感同身受地经历疾病的巨大冲击，同时要日夜维系对患者的照顾及代替患者去完成诊疗过程中各种繁杂的事情，还要承受家庭、经济及社会的巨大负担。因此，家属在耗费了大量精力和体力的同时，也会产生与患者十分相似的心理反应，甚至在有些方面表现得更为强烈。

1. 家属的认知和意志活动特征

(1)记忆和思维能力明显下降：这种情况最常见于亲人突发危重病或遭遇意外，而眼前的亲人又处于或血肉模糊，或意识不清，或正在抢救，或濒死状态时。面对如此巨大的刺激，家属犹如坠入了万丈深渊，表现出头晕目眩、记忆力和思维判断力明显下降等问题，严重的甚至可能出现晕厥。

(2)强烈的期待心理：表现为迫切希望患者得到及时、有效的救治和他人的帮助，期盼早日康复。这种心情经常超越患者本人，有时央求甚至跪求医护人员，对于无力回天的疾病仍抱有幻想，不愿放弃。

2. 家属的情绪特征

(1)紧张和焦虑：患者起病急、病情重，家属没有或缺乏应对的心理准备。对医院环境、相关制度、诊疗过程和医务人员都很陌生，加上抢救过程中不许陪护，不能实时与患者交流和掌握患者病情,这都将导致家属心急如焚,因紧张、焦虑而坐立不安、手足无措。

(2)忧郁和烦闷:诸多因素会使家属产生忧郁、烦闷的情绪,如对检验手段或医护人员的技术存在疑虑,在缴费、检验、取药等过程中不顺利,对疾病的认识出现偏差,已知疾病的严重性和后果又不能向患者和他人倾诉,认为诊疗费用过高,不合理要求得不到满足,疾病进展或诊断不明、疗效不好、预后不良,患者对家属不满或要求过多、过高,家庭和经济负担加重等都是导致的诱因。

(3)害怕和恐惧:对疾病的严重性和高死亡风险感到害怕,害怕出现难以接受的严重后果,抢救时医护人员紧张忙碌的氛围、抢救结果的不可预知性、目睹危重患者的抢救过程或死亡情景等均使家属感到莫大的恐惧,有些急诊手术、有创操作及内镜检查等可使家属担心、害怕,患者痛苦的喊叫声往往使家属惊恐不安。

(4)愤怒:家属愤怒情绪的产生主要见于以下情形,对患者病情的迅速恶化不理解,认为医务人员服务态度差、诊疗或抢救不及时或技术水平低,不合理要求未得到满足,短时间内医疗费用过高,医患沟通不畅、医患冲突及某些社会因素等。

(5)失望和无助:不可治愈的疾病终末期、积极的救治在短时间内无明显效果、家中的顶梁柱再无康复的希望等都会使家属无所适从,甚至听之任之,莫大的失望和无助感使他/她们常常只能以泪洗面。

(6)悲痛:获知患者所患疾病为危重症或绝症、患者正处于极度危险或抢救之中、被告知患者已无救治可能、患者被宣告已经死亡等这些突然的强烈刺激,使家属捶胸顿足、悲痛欲绝、痛哭流涕,严重的会出现情绪性休克。

3. 家属的行为反应

(1)否认行为:由于发病突然及医学知识缺乏,有时会出现家属对患者的病情不认同、不接受,更有甚者不承认患者已经死亡的事实,仍要求或逼迫医护人员进行毫无意义的抢救。

(2)不遵医行为:家属发生不遵医行为的原因与患者相同(如前述),但概率比急诊患者小,且经过医务人员及周围其他人的耐心解释和劝慰,家属往往又会依医而行。

(3)辱骂和攻击行为:由于诊疗过程中许多事项都是由家属代患者来完成的,且与医务人员接洽最多的也是家属。因此家属更易发生辱骂和攻击医务人员的行为,且性质可能更恶劣。上述各种原因引起的愤怒情绪可直接导致该行为的发生,有些家属将患者的不治病情或正常死亡等直接归因于医护人员,进而对其进行辱骂、人身攻击。此外,过量饮酒、参与打架斗殴、长期遭受患者疾病折磨等的家属自控能力差、极易感情用事,任何微小刺激都可能使其失去理智,对医务人员甚至是无关人员进行辱骂、殴打。

(4)接受行为:主要见于慢性疾病的终末期,家属对患者的疾病有较全面的知情和理解,加之疾病的久治不愈使他/她们身心俱疲、财力和物力消耗巨大。这些因素使家属心态平和、情绪稳定,能接受患者的任何结局(包括死亡)及急诊科医务人员的任何诉说。

三、医患沟通要点

(一)丰富专业知识,提高专业技能

急诊患者发病急、疾病谱广、病情严重而复杂,往往累及多器官、多系统。因而既需要医护人员熟练掌握本专业的医疗护理知识和急救技能,也需要掌握多个相关学科专业的医疗护理知识和急救技能。医务人员要不断加强本专业及其他相关专业学习,要经常参加急症知识培训和模拟抢救演练,要熟练掌握各种急症的处理流程及各种仪器设备的使用方法,这样才能在短时间内抓住疾病或威胁生命的主要病因进行快速诊断、快速检查和快速救治,才能给患者和家属带来强烈的信任感和安全感,才能为构建和谐医患关系打下坚实的基础。

(二) 增强责任意识，主动提供医疗服务

急诊工作责任重大，稍有不慎，就可能给患者带来不可弥补的损失，甚至会危及生命，同时，急诊医疗也是患者最急需、家属最关心、舆论最敏感的工作。因此医务人员要有强烈的责任意识。医务人员要严格执行"首诊医师负责制度"，对患者的检查、诊断、治疗、抢救、转科和转院等工作全权负责；要及时接诊，仔细询问病史，认真查体，及时完成检查和化验，及时给予治疗，同时密切观察病情变化；要严格执行"会诊制度"，如遇疑难问题、病情复杂病例或同时有多学科疾病的患者，要主动热情服务、不推诿患者，同时立即请上级医师和相关科室会诊，并在场配合会诊和抢救工作；要严格执行"查对制度"，开医嘱、处方或进行治疗时应仔细查对，执行医嘱时要进行"三查七对"，给多种药物时要注意配伍禁忌，输血时要严格进行"三查八对"；要严格执行"值班与交接班制度"，严格把控值班医师资格，值班人员不得擅自离岗，要不折不扣地进行床头交接班，要与接班人员紧密衔接、交代清楚，要详细认真书写交接班记录和交班本；要严格执行"门急诊病历书写要求"，客观、真实、准确、及时、完整、规范地书写病历；在未请示上级医生，也未与转往医院联系的情况下，不随便将患者转院等。医护人员的责任意识强会减少医疗差错或医疗事故的发生，会进一步增强患者和家属的信任感和安全感。

(三) 迅速果断准确，积极有效实施急救

由于急诊患者病情的危重性、突发性、紧迫性，患者和家属心情焦急，因此对急诊医疗的期望值非常高，希望立刻得到救治。医务人员要严格执行"急危重患者抢救制度"，必须积极果断，全力以赴，分秒必争，迅速投入急救中去，不得以任何借口延误抢救。在询问病情、查体和安排相关检查时，尽可能迅速、同步采取急救措施，紧张而有序地实施各项工作。只有这样，才能满足患者和家属对急诊的迫切需要，及时挽救患者的生命，才能使患者和家属对医务人员产生信任、尊重和依赖。此外，要严格执行"急诊绿色通道制度"，要时刻保证该通道畅通无阻。为此，该通道的所有工作人员，应对进入"绿色通道"的患者提供快速、有序、安全、有效的诊疗服务，并能及时将急危重症患者转入病区，争取抢救时间，提高急诊患者的救治成功率。积极有效的诊治和抢救是急诊患者和家属的根本需求，也是急诊医患沟通的关键所在。

(四) 各科协作配合，救治疑难危重患者

急诊中一些突发重大事件的患者往往病情复杂严重，常常涉及多系统、多器官的损害，因而需要急诊医师具备多学科的综合医学知识，同时要求各科室(包括检查、检验等辅助科室)积极紧密地协作配合，避免相互推诿。医务人员要及时组织各相关科室对疑难危重患者进行全方位分析和认真讨论，用系统性、全局性的观点研究患者病情，并在第一时间采取最佳的治疗措施，使患者得到及时、全面、有效的治疗。科室间的团结协作是急诊抢救的重要保障，也是医院急救能力和综合管理水平的重要体现。

(五) 讲究沟通的艺术与技巧

急诊医患沟通具有交流时间短、要求高、矛盾多的特点，因此医务人员不仅要在短时间内及时提供优质的医疗服务，还要及时掌握患者和家属的心理特征，抓住时机及时通过言语性和非言语性交流方式进行沟通，以减轻或消除他 / 她们的不良心理反应。医务人员要在短时间内尽可能对患者所患疾病、目前状况、诊疗思路(需做的检查、检验及救治方案等)及可能的转归等有全面的了解和预判，既要有三言两语的告知，也要有详细的介绍和解答。急诊患者的病情经常会发生变化，所以要在多观察、勤询问的同时主动反复地把病情变化向患者和家属说明，使其有足够的心理准备。

(六) 注重人性化关怀

现代急诊服务除了要更快、更有效，还要更舒适、更人性化。对来急诊就诊的患者，医务

人员接诊时要态度和蔼,多向患者和家属解释,使之感到亲切、舒适,消除患病的恐惧感,并迅速分诊,让患者及时诊疗;对重症绝望的患者,医务人员在紧急采取急救措施的同时,要有"同理心",即能够体会患者和家属的情绪和想法,理解他(她)们的立场和感受,并站在他/她们的角度去思考和处理问题。为此,应把患者及家属当成朋友,用自己的言行去关心、尊重、安慰、鼓励、帮助、感化他/她们,并通过医学知识的宣教,耐心做好心理疏导,排除其心理负担,从而建立起接受治疗的最佳心理环境和身体应激状态,促进患者早日康复;对由于车祸、猝死或其他疾病突然意外死亡的患者,家属面对突如其来的打击,心理难以承受,往往会产生激烈的情绪反应和过激行为。医务人员要用亲切的语言和温和的态度去安慰帮助他们,使其控制住感情的冲动,避免发生自伤或辱骂、攻击他人的行为。医务人员在繁忙的工作之余多一份人性化关怀,会进一步增进医患间的情感,会平和患者和家属的心态,会减少医患矛盾或纠纷。

(七)认真交代病情,如实记录急救经过

急诊医患矛盾比较突出和尖锐,医务人员要充分认识急救中潜在的纠纷和法律问题。在严格执行各项规章制度和以高度的责任心投入工作的同时,要认真交代病情,并如实记录急救经过。在急救过程中,医务人员的语言、行为、表情等都应得当,要用恰当、严肃的言辞进行沟通;要严格执行"病情告知制度",及时向患者和家属交代病情、重要检查、治疗方案及可能出现的病情变化(包括检查往返途中和检查过程中可能出现的病情变化等),特别是预后不良的患者,交代病情应更谨慎和全面,取得患者和家属的理解与配合;同时,要准确判断和认真记录接诊时患者的情况、接诊时间、通知医师时间及医师到达时间、进行抢救时间等,如实记录抢救经过;要尊重患者和家属的知情权和选择权,对重要的检查、治疗和危重病情交代,要同时有书面记录和患者或家属的签字。如实记录病情和抢救经过是处理医患纠纷的重要法律依据,完整准确的资料是保护医务人员自己的需要,也是患者和家属的需要。

总之,急诊科良好医患关系的建立和维系,医务人员丰富的专业知识和坚实的专业技术是基础,良好的沟通技巧是保障。我们无法改变行医的社会大环境,也无法改变患者和家属,我们只能尽量做好自己的工作,努力承担更加重要的责任,不断加强自身的职业和人文修养。只有这样才能主导整个诊疗过程,才能使患者获得最佳的诊疗收益。医患之间相互理解、相互信任、相互支持,才是真正的和谐。

四、常见医患沟通问题与解决方法

【问题1】家属很多,但遇到需立即抉择的问题时(如气管插管、气管切开、有创呼吸机治疗、入住 ICU 等),却意见不一、互相推诿、无人做主。

解决方法:通过短时间内与个别家属交代病情,借机了解家属的人员组成及相互间的关系和矛盾等情况。尽可能找到直系、能够做主的家属,并向能够良好沟通的家属交代病情。如家属间意见分歧较大,则尽量不要逐一交代病情,应尽快聚齐所有有决定权的家属,一起交代病情。进行病情交代时要严肃认真、坦率真诚、语气坚定、切中要害,针对家属们的疑问、担心要准确客观地予以说明,让他/她们真正认识到病情的严重性。与此同时,要尽可能多地观察患者的病情变化,以取得家属们信任。最后郑重地告诉家属们,目前患者情况紧急,急救刻不容缓,需要尽快做出一致决定,否则将延误患者的救治和危及患者的生命。

【问题2】普通急诊患者及家属不允许医师先给急、重症的患者看病,要求按挂号的先后顺序就诊。

解决方法:首先要态度和蔼地表达出对先挂号患者及家属的心情、意见和阻挠行为的理解,从而拉近医患间距离。紧接着诚恳地致歉,用解释性的语言简短说明急诊科就诊的患

者并不完全按"先来后到"的顺序看病，而是按病情由重到轻、由急到缓的流程就诊。然后将患者的病情严重度进行一下对比，让普通患者及家属认识到自己的病情很轻。接下来用"宽宏大量、明事理"等词语夸赞一下，使其有满足感而不好意思再阻挠，同时积极安排患者就座，使他/她们感受到平等和尊重，平复其情绪。最后要语气坚定地告诉普通患者，在看完急、重症患者后立即为其详细诊治，同时要真诚地表达谢意，还可示意急、重症患者及家属表达谢意。

【问题 3】需在急诊进行医学观察的患者要求离院。

解决方法：医护人员要准确、及时、完整地做好病历记录，详细记载患者入院后的诊治等内容；要严格执行病情告知制度，与患者和家属加强沟通，告知不进行医学观察的危险性，对不宜离院的患者，应极力劝阻，认真倾听以了解具体原因，多做患者和家属的思想工作。如患者或家属坚持要离院，应履行相关报批手续，并告知病情危险性及离院后要注意的事项，叮嘱患者要定期回医院进行检查和复诊。这些内容要有患者或家属对告知内容的书面签字确认。

【问题 4】需住院进一步诊治的患者暂时住不上院，患者和家属不满意。

解决方法：首先要态度和蔼地对患者和家属表达同情和理解，并表示歉意，以缓和其不满情绪。然后对暂时住不上院的原因进行合理解释（如病区床位紧张、病情复杂短时不能明确诊断等），并及时将患者安排入急诊观察室，继续及时完成相应的检查和给予正确的治疗，以免延误病情。观察期间，在多巡视病情、多安抚患者和家属的同时，对诊断明确的患者要通知相应专科做好登记，并勤与专科电话交流，一旦有床位要立即收住院，而对尚未明确诊断的患者要及时邀请有关专科会诊，一旦诊断明确要立即收住院。这样做不仅可以消除患者和家属的各种疑虑，还能够提高其对医护人员及医院的信任感。

五、案例分析

【案例 1】患者女性，28 岁，因"发热伴咳嗽、咳黄白痰 2 天"到急诊科就诊。值班医师在短时听取患者对症状的诉说后即开始听诊，发现患者右下肺可闻及湿啰音，经查血常规及结合查体，初步诊断为"肺炎"，拟进行 X 线胸片检查，明确诊断后给予静点"左氧氟沙星注射液"抗感染及对症退热治疗。值班医师结合其年龄再次询问患者月经史及是否怀孕，是否有药物过敏，询问后得知，该患者已怀孕 2 个半月，且对喹诺酮类药物过敏，值班医生停止原计划的 X 线胸片检查，改为痰培养细菌检查及药敏试验，并将抗生素药物换为注射用"头孢呋辛钠"抗感染及对症退热治疗，治疗后患者病情缓解，非常感谢值班医师。

案例分析：询问病史是医师接诊过程中不可缺失的一个重要环节，因为这对诊治患者的疾病会有非常大的帮助，尤其是药物过敏史、妊娠史和月经史对医疗安全至关重要。由于对胎儿具有潜在的危害性，因此孕期妇女一般不应接受 X 线片检查，尤其是孕早期更应尽量避免，而喹诺酮类抗菌药如左氧氟沙星更是禁用于孕期妇女。

本案例中，该医师有较强的责任心，对该患感染性疾病的育龄期妇女妊娠史及月经史仔细询问，因此避免了对胎儿具有潜在危害的胸片检查和左氧氟沙星治疗，从而避免了医疗纠纷的发生。

在急诊工作中，医护人员要有强烈的责任意识，要及时接诊，接诊时要全面仔细地询问病史，认真查体，及时完成检查并给予治疗，这样才会增强患者和家属的信任感和安全感，才会减少医疗纠纷的发生。

【案例 2】患者女性，20 岁，户外骑自行车摔伤后出现阴道出血及腹部隐痛，在朋友的陪

笔记栏

同下到急诊科就诊。接诊的女医师边写病历边询问患者有无性生活史,患者说没有。女医师用怀疑并稍带鄙视的眼光看了一下患者,说道:"躺床上去,把裤子脱了,给你检查。"由于围着诊床的隔帘遮挡不完全,患者环顾着周围人,不肯接受检查。女医师不耐烦地说:"这时候知道害羞了?快点吧,我要下班了。"这时患者生气了,大声说道:"你这医生怎么这样?你什么意思?"女医师不甘示弱,也大声说:"你要和我说实话,到底有没有性行为?不然诊断错了你可别怨我!"此时患者对该医师已经失去了信任感,要求立即退号到别的医院就诊,女医师又随口说:"退就退,没人请你来看病。"听到这话,患者用手指着该医师厉声怒斥道:"你没有医德,不配当医生,等看完病后我一定要投诉你!"说完,一行人怒气冲冲地走了。

案例分析:我国《医务人员医德规范及实施办法》中明确规定,医务人员要"时刻为病人着想……尊重病人的人格与权利……文明礼貌服务,举止端庄,语言文明,态度和蔼,同情、关心和体贴病人……不泄露病人隐私与秘密"。原国家卫生和计划生育委员会和国家中医药管理局也联合要求,医务人员要改变服务态度、规范服务用语,杜绝生、冷、硬、顶、推现象。

本案例中,当事医师缺乏责任心,在没问清病史下即凭经验武断地认为患者的症状是由不当性行为造成的,且态度冷漠,言语生硬刻薄、带指令性,行为上不认真倾听,表现出对患者不耐烦、怀疑、鄙视,不尊重患者,不注意保护患者隐私。由此激起了患者的不满和愤怒情绪,引发了医患矛盾和纠纷。

在急诊工作中,医务人员既要有强烈的责任心,又要增强医患沟通意识,主动沟通,更要讲究沟通的艺术与技巧。要树立"以病人为中心"的医患沟通模式,换位思考,为患者提供温馨、细心、爱心、耐心、真心的人性化服务,在言语、态度和行为方面杜绝生、冷、硬、顶、推等,尊重患者的人格和权利,注意保护患者的隐私,这样才能建立融洽的医患关系和增进医患间信任感,从而避免某些不必要医患矛盾或纠纷的发生。

【案例3】患者男性,54岁,因"5小时内晕厥2次"由家属送来急诊科就诊。1个月来多次乘飞机和长途大巴车旅行。查体发现口唇轻度发绀,心率110次/min,右下肢凹陷性水肿。医师高度怀疑为由右下肢深静脉血栓脱落导致的急性肺栓塞,立即让患者在抢救室绝对卧床、下肢制动,向患者和家属交代病情、随时可能发生的潜在生命危险及注意事项,并准备进行相关检查。此时患者要排大便,就在患者不听劝阻起身欲如厕时突然晕倒、意识不清、口唇发绀、四肢冰冷、大小便失禁,医护人员立刻将其平置于抢救床上,给予吸氧、监测、建立静脉通路。监测示指脉氧56%、窦性心律、心率148次/min、血压70/55mmHg,立即给予气管插管和呼吸机辅助呼吸、经呼吸机高浓度给氧、静脉注射多巴胺维持血压及输液等处理,患者指脉氧和血压快速上升,意识很快转清,急查头颅CT未见异常、CT肺动脉造影示肺栓塞。至此明确诊断"急性大面积肺血栓栓塞症",与家属充分沟通后给予溶栓、抗凝治疗。之后患者指脉氧和生命体征逐渐恢复正常,经急诊绿色通道收入院继续诊治。家属对整个救治过程非常满意,对医护人员非常感激,特送锦旗以表谢意。

案例分析:急诊科急、危、重症患者最多,该类患者不仅病势急,病情重,而且病情变化快,具有突发性和不可预见性,短时间内即可迅速恶化或出现严重后果,要求医护人员要果断准确判断和迅速有效实施急救。

本案例中,急诊医师通过病史询问和体格检查即对疾病有了果断准确的判断,显示出该医师具有丰富的专业知识和临床经验,这大大增强了患者和家属的信任感。在随后病情突然恶化的抢救中,医护人员动作迅速、分秒必争、全力以赴、积极主动,真正体现了"时间就是生命"的理念和救死扶伤的精神。同时,急救技术娴熟、救治方法正确,显示出高超的急救技能。正是由于医护人员的果断准确判断和迅速有效急救,才将患者从死亡线上拉了回来,使其转危为安。这一切家属看在眼里,暖在心里,表达感谢之意自然是在情理之中。

在急诊工作中,遇急、危、重症患者时医护人员须严格执行急危重患者抢救制度,要迅速准确判断,要全力以赴、分秒必争地投入急救中去。在询问病情、查体和安排相关检查时,尽可能迅速、同步采取急救措施,紧张而有序地实施各项工作;要时刻保证"急诊绿色通道"畅通无阻,为患者提供快速、有序、安全、有效的诊疗服务,并及时将急、危、重症患者转入病区,争取抢救时间,提高急诊患者的救治成功率。迅速有效的抢救是急诊患者和家属的根本需求,也是急诊医患沟通的关键所在。

第三节　肿瘤科的医患沟通

PPT 课件

由于肿瘤患者病情的复杂性、医疗技术能力的有限性,加之高发病率与高死亡率,给广大患者带来了巨大的心理压力,也给医务工作者进行医患有效沟通带来了新的挑战。本节从肿瘤疾病特点、肿瘤患者心理特征、肿瘤患者医患沟通技巧、问题与解决方法、案例分析等方面进行分析和阐述。

一、疾病谱特征

临床肿瘤疾病的特点可以用难、繁、耗三个字概括:

1. 难　肿瘤疾病的"难"首先体现在早期诊断难。许多恶性肿瘤往往起病隐匿,在发病初期患者可无任何不适症状,或虽有部分症状但无特异性,因而给早期诊断带来极大困难。其次,肿瘤治疗难度大。临床许多恶性肿瘤进展迅速,尤其是一些分化差、恶性程度高的肿瘤。虽然医生安排了积极的治疗,但仍然难以扭转疾病进展的趋势。另外,恶性肿瘤治疗效果难以确定,易出现转移,且不可预见,各种治疗手段又不能获得一个明确的疗效。对于个体患者来说,不能准确预知患者的生存时间。所给予的治疗方案不能明确治疗的预后,往往要治疗结束后才能给出结果。

2. 繁　首先,临床上肿瘤种类繁多。肿瘤不仅可以发生在全身各系统、器官和组织,而且同一种肿瘤由于组织学类型不同、分化程度不同,所表现的生物学行为也截然不同,这造成患者的预后转归大相径庭。其次,治疗方法繁杂。近些年肿瘤治疗进展迅速,新的治疗手段及药物不断投入临床使用,虽有国内外指南、共识等,但患者疾病分期、合并症、家庭经济等因素不同,仍没有统一的治疗标准,容易造成患者就医的复杂性和治疗的不确定性。尤其对于晚期恶性肿瘤,除常规治疗外,目前治疗方法很大一部分尚处于临床研究阶段,对于患者来说不易选择一个最佳的治疗方案。所以在恶性肿瘤的治疗过程中,和患者及家属的交流以及治疗过程的解释沟通显得尤其重要。另外,随着基础和临床研究的不断深入,循证医学的发展,肿瘤的治疗方案不断更新,有可能将原先传统的治疗观念修正,甚至推翻原先的方案。

3. 耗　临床上恶性肿瘤患者多呈慢性消耗性表现。一些患者经过反复的抗肿瘤治疗(如放射治疗、化学治疗等)后,出现精神、体力的极大消耗。部分晚期肿瘤患者可表现出极度消瘦、食欲减低、全身衰竭、代谢异常等恶病质状态,患者的精神和体能消耗更大。与之相伴随的是治疗花费高昂。临床统计表明,一位恶性肿瘤患者从诊断至死亡,平均的治疗及相关费用可达到 20 万 ~30 万元人民币。

二、肿瘤患者心理特点

恶性肿瘤患者具有以下突出的心理特点：

1. **恐惧或担忧**　首先是家属恐惧或担忧患者知道病情后对患者的身心有不利影响，这使得患者无法知晓真实病情，不能主动参与治疗，没有选择权，容易造成误解，甚至引起家庭纠纷或者是医患纠纷；其次，对于肿瘤病情的进展、治疗的效果、抗肿瘤治疗的不良反应，以及肿瘤检查和复查结果都可能表现出恐惧或担忧的心理特征。患者恐惧、担忧治疗失败带来的致命后果，或治疗措施给身体造成的极度不适或伤害。还有不少患者恐惧或担忧治疗方案给个人和家庭带来巨大的经济负担。

2. **妥协与幻想**　随着对痛苦事实的适应，对美好生活的留恋，患者的求生欲望会逐渐增强。患者一方面被动地正视疾病、向恶性肿瘤妥协，但同时又存在许多幻想，希望奇迹出现，此阶段患者的态度是积极地配合治疗。

3. **绝望与抑郁**　在恶性肿瘤治疗过程中，由于疗效与期望值不符合，或者由于病情的波动与恶化，幻想破灭之后从而确信该病不可治愈，同时由于难以忍受的副作用，使许多患者丧失信心。从满怀希望积极配合治疗转而陷入极度的绝望与抑郁情绪中，患者对周围的事物反应迟钝，失去生活的勇气，产生轻生的念头或者行为，还可能情绪变得无常，不配合治疗。此阶段特别要注意防范患者有自杀等过激行为。

4. **认可与接受**　随着时间的推移，患者逐渐适应角色，开始变得客观、理性地面对和接受现实，接受恶性肿瘤的严重后果，并能认真考虑和正确对待死亡问题。患者显得平静、安宁，不愿给亲人和社会增加负担，希望早日结束生命，此阶段患者对濒死过程的恐惧甚于死亡本身。

三、医患沟通要点

已经确诊为恶性肿瘤的患者，在临床治疗过程中，医患沟通的要点有：

1. **慎重告知病情与预后**（中位生存期、恶性肿瘤发展的基本规律、治与不治的差别）　首先要告知患者家属，为了有利于疾病治疗，防止误解及引起家庭纠纷或医患纠纷，医生原则上要对肿瘤患者告知其真实病情。这不仅对减轻患者及家属心理负担，主动配合医生和护士的治疗有积极作用，而且有利于患者掌握对自己疾病治疗的主动权，并对自己的处境有一个客观的认知，能够主动地处理好社会及相关的家庭事务；其次要告知此类疾病的恶性程度、中位生存期、治疗前景与忧虑。征求家属意见是否告知患者实情及如何根据具体情况谨慎而又积极地向患者告知；除此之外，值得一提的是，诊断过程中的医学信息也需要充分的沟通说明，在标志物信息的沟通中，我们要让患者知道肿瘤标志物对诊断的意义、判断病情的价值及预后的作用以及为什么要对他进行某种或某些标志物的检查，再比如 B 超、CT、MRI 和 PET 等影像学资料的沟通，力求浅显易懂、形象生动，以便患者及家属理解。对于需要进一步检查的，需要告知已有检查的优点及不足，以及下一步检查的优点及必要性，并要通过以上沟通为将来的复查做好铺垫。诊断信息的沟通往往需要多次和反复进行。

2. **目前治疗方案选择**（手术、化疗、放疗、免疫检查点抑制剂治疗、靶向治疗、中医药治疗、中西医结合）　由于恶性肿瘤属于尚未解决的医学难题，治疗过程复杂，诸多医学问题医学界尚无定论，因此需要专科医生，客观真实地分析患者相关诊断信息，将每种治疗的利弊如实告知患者及家属，有效地帮助患者及家属进行治疗的选择，不能夸大治疗效果，但也不能不作为。同时适度并科学地告知治疗风险，既要说清楚风险，又不至于对患者及家属造成过重的心理压力或其他负面影响。

3. 治疗过程常见问题(病情加重、副作用、死亡)　要告知患者及家属治疗过程中常见的病情恶化、放化疗等治疗手段的副作用、恶性肿瘤的相关并发症等各种变化情况。恶性肿瘤治疗周期长,治疗复杂,每个阶段的治疗过程中均可能出现病情进展,也可能出现恶性肿瘤并发的相关危急重症,比如晚期中央型肺鳞癌可能出现咯血,甚至大咯血,晚期食管癌的患者有出现食管瘘的风险等。同时有部分患者存在合并症,那么治疗过程中可能出现合并症的加重等,比如小分子 TKI 靶向治疗过程中可能出现高血压患者血压进一步升高等。并且事先要说明治疗相关的副作用,如化疗可引起脱发、恶心、呕吐、骨髓及心、肝、肾功能不同程度的损伤,放射治疗可造成放射部位损伤,如宫颈癌放疗后可能出现放射性直肠炎、放射性膀胱炎,小儿进行放疗可导致发育不良甚至畸形,影响生育功能等。

4. 树立信心,创造奇迹　既要让患者知道病情的复杂性与治疗难度,也要给患者战胜疾病的信心,还要特别关注患者整个家庭的变化,稳定家庭的核心功能,引导患者家属配合治疗,医者、患者和患者家属共同努力,去创造医学奇迹。

5. 主动防范医疗纠纷,所有治疗要签署相关知情同意书　尽管此类文件不能作为一旦发生纠纷时不赔偿的依据,但可证明患者或患者家属的知情同意,对所采取治疗方案的态度。知情同意既不是"法律文件",也不是医患"共同决策",而是一个具有丰富伦理内涵的概念,说明一个人实际理解并且真正在没有他人控制下有意识地同意专业人员的医疗行为。

6. 做好临终关怀　相当多的肿瘤患者最终要面对的一个难关就是死亡的威胁。对于晚期肿瘤患者,正确的做法是不要不作为,而是要和患者及患者家属充分交流,提供一切可能的方法减轻患者的痛苦。

四、常见医患沟通问题与解决方法

【问题 1】如何对患者家属尽到及时告知的责任?

解决方法:作为医生,应对所负责患者的病情发展做出尽可能准确的预判,对于患者及家属因病情进展而可能出现的不良情绪反应提前掌握。应在充分掌握病情的基础上及早地向患者家属告知后果,避免患者家属因对疾病性质认识不足而产生误判,对治疗方案产生误解,甚至引发医患纠纷。

【问题 2】如何调节自我情绪?

解决方法:有时候由于工作压力和负担较重,医生难免不慎流露出厌烦情绪。这时应及时给予控制,避免不良的情绪对患者造成伤害。平时应注意增强自己的情绪调节能力,加强修养,增强职业责任感和服务意识。

值得注意的是,鉴于肿瘤疾病特点与诊断、治疗的发展,医生应积极主导医患之间更多地开展形式多样的沟通和交流。如在有条件的病区里召开医、护、患之间的座谈、茶话会、患者俱乐部等活动,以活跃科室内医患沟通的气氛。另一方面,医生应不断提高自己对临床肿瘤疾病的认识,提高诊断和治疗水平。这也是建立医患间相互信任关系的重要基础。

五、案例分析

引言:肿瘤患者医患沟通过程中,了解患者社会、心理因素,对树立治疗信念至关重要。

【案例 1】王某,男,61 岁,老红军。1973 年患者声音嘶哑,喉部隐痛,吞咽时有异物感,确诊喉癌。曾去广州部队医院放疗,因白细胞降低,体力不支,病情未改变,1973 年 4 月回湖南当地于某老中医处就诊。医师除给予中药治疗外,还针对其悲观情绪,反复讲解毛主席给王观澜同志的信,以增强其战胜疾病的信心。患者连服 3 个月中药后,下肢冷感等症消失,语音嘹亮,吞咽无阻。每年秋冬,仍间服中药,心情乐观。至 1984 年 3 月随访,疾病阶段性痊愈。

案例分析：本案例中，老中医根据患者老红军的身份，把毛泽东的话也作为治疗手段之一，化解患者精神压力，提高患者战胜疾病的信心，既治病又治人。当患者面临恶性肿瘤等重大疾病时，坚持治疗的信心是至关重要的。医生在与此类患者进行沟通时，要耐心地了解患者背景，选用适宜的方式进行沟通，充分发挥患者的主观积极性，以提高治疗效果。现代医学认为，心理、社会因素对疾病，包括肿瘤病的发生、发展有很大的影响。

引言：肿瘤患者医患沟通中，病情要充分告知，治疗方案的制订需要家属参与，诊疗过程避免疏漏，主动防范医疗纠纷。

【案例2】患者，男性，65岁，退休干部，经济条件较好，子女较多。患者因咳嗽，痰中带血20天，外院胸片发现右上肺占位，纤支镜活检示"右上叶支气管开口处鳞癌"。胸部CT示"右上肺5cm×3cm肿块，纵隔淋巴结转移"。根据患者情况已失去手术治疗条件，但病程中未详细记录，给予患者2个疗程化疗。化疗期间患者恶心、呕吐反应较严重，骨髓毒性明显，建议患者回去休息后再继续治疗。治疗结束时疗效评价为部分缓解，但出院小结和出院记录疗效评价一栏均记录为"治愈"。患者4个月后出现脑转移，在外院治疗，2个月后死亡。患者家属告医院以"误导病情，延误治疗为由"要求赔偿。

案例分析：此案在治疗过程中，医生的问题在于对病情交代不充分，病情谈话没有病程记录，出院小结填写不准确。而患者子女较多，病情及治疗的选择家属意见不统一，对治疗结果的期望值过高。医务人员工作粗心，出院小结填写失误。本医案的教训告诉我们，对恶性肿瘤的患者，医生一定要真实、充分地向患者及患者家属交代病情，不能夸大治疗的效果，在治疗过程中要注意医疗文书的完整性和准确性。

PPT 课件

第四节　外科的医患沟通

外科是研究外科疾病的发生发展规律、临床表现、诊断、预防和治疗的学科。外科疾病可分为感染、创伤、肿瘤、畸形和功能障碍这五大类。这些疾病往往需要以手术作为主要治疗手段，因此外科患者的心理行为变化与手术息息相关。不论等级或复杂程度，手术对患者而言都是较为强烈的应激刺激，会产生一定的心理或者生理反应。这些反应在一定程度上会降低患者机体对手术或者麻醉的耐受力，如不能及时发现并有效处理，甚至会影响手术过程的安全，严重时甚至可能造成手术意外。因此，在外科疾病的诊疗过程中，医患沟通是非常重要的环节。

一、疾病谱特征

外科主要包括损伤、感染、肿瘤、畸形、内分泌功能失调、寄生虫以及其他等七类。内科病症与外科病的治疗方式在一定程度上可以说是相对的，有些内科疾病发展到一定阶段可以采用外科方法，有些外科疾病也不一定必须手术。也就是说原来不由外科治疗的疾病，随着外科技术和基础研究导致的理念更新，开始由外科治疗，并取得很好的疗效。而普外科常见胆道蛔虫病等疾病的发病率逐渐下降，部分消化性溃疡在内科就可以得到治愈。

(一) 治疗效果明确、起效快

需要手术介入的疾病，外科手术可以充分体现收效快、效果好的特点。但需要注意的是在一些疾病的治疗过程中，手术只是其中的一个环节，还需要其他治疗环节的共同参与；而对某些疾病，手术可能只能起到明确诊断的作用。因此，手术疗法对于患者而言是一个巨大的压力,医生应在术前与患者进行充分沟通。

(二) 技术含量高、专业性强

实施手术治疗的患者对医生的技能要求会更高,因此医生需要进行更为专业的训练。手术过程对技术条件及环境条件,如无菌技术、麻醉技术、仪器设备、物资供应等具有较强的依赖性。

(三) 多科系协调、合作性强

实施手术的过程体现了多部门合作,常常涉及临床、医技、后勤等多部门、多工种。即使是单个部门内,也需要团队之间的密切合作,任何一个环节出现纰漏既可能影响治疗效果,又可能影响患者的感受。因此说有效的合作是外科治疗的基础。

(四) 患者预期高、术后压力大

大多数情况下,手术主要实施部位是患者机体上的病灶。手术的基本要求就是在祛除病灶的基础上尽可能保留或还原正常的机体解剖结构和生理功能,但往往患者期望值高,术后变数也多。故而良好的术后医患交流,能让患者对治疗效果有更为正确的认识,也有助于患者的预后康复。

(五) 心理社会因素错综复杂

手术患者的个性特征、情绪状态、应对能力、社会支持程度、独特的生活事件等因素不同,都会对外科手术接受与否产生不同的心理应激。而这些因素会对手术过程中及术后恢复阶段产生较大的影响。因此在心理 - 社会 - 生物医学模式的大背景下,把握好患者的心理活动或家庭条件情况,也是提高临床治疗效果不可或缺的部分。

二、外科患者的心理特征

接受手术治疗的患者,其焦虑恐惧紧张反应不仅仅局限在手术前,也必然会伴随至手术结束。手术过程姑且不论,手术后的症状变化、自身感受、药物依赖、术后护理,以及医生的态度等等都可以影响患者的心理状态以及治疗预后。另外,患者对疾病的认知能力、治疗的经济费用、与医护的有效沟通、对预期结果的过高希望等等,也会影响患者的心理。

(一) 手术前心理特点

患者在接受手术前最常见的心理反应是因手术而产生的焦虑、恐惧和睡眠障碍。一般患者住院 24 小时内焦虑、恐惧程度最高,在适应住院环境和患者的心理角色后,其程度会逐渐减轻。引起术前焦虑的原因有以下几点:

1. 对手术安全性缺乏了解,特别是对麻醉几乎是陌生的,顾虑严重,导致恐惧和焦虑。
2. 对手术医生的年资、经验不放心,担心手术效果,对手术成功缺乏信心。
3. 对手术疼痛或疼痛程度,以及对自己疼痛耐受缺乏认知。
4. 其他方面包括家庭关系、治疗费用以及将来学习、工作、生活的安排等。

这些影响因素的个体差异甚大。一般情况下,年龄小的手术患者、女性患者焦虑反应明显;文化程度高的患者想法及顾虑较多;性格内向、不善言辞、情绪不稳定,以及既往有心理创伤的患者容易出现焦虑情绪。

(二) 手术中心理特点

采取局部麻醉或脊柱麻醉的患者,在手术过程中意识清醒,恐惧心理极其明显,往往表现在对手术中医务人员的言行举止用心倾听、揣摩,且对手术器械撞击声音格外留心。相比局部麻醉和脊柱麻醉的患者,全身麻醉的患者会对实施全麻以前和苏醒以后的所见所闻特别在意。

（三）手术后心理特点

术前焦虑水平高的患者，一般术后仍维持较高的心理焦虑状态。重大手术有可能引起部分生理功能丧失或出现体表特征的改变，这些变化更容易诱发多种心理问题，如愤怒、自卑、焦虑、人际关系障碍等。反复手术而久治不愈的患者，术后心理反应也会更加强烈，有的患者可能因术后一段时间内生活不能自理、长期卧床、难以工作、孤独等原因，继发严重的心理障碍。

三、医患沟通要点

（一）预防性沟通

对于手术治疗的效果判定，一方面来自医学评价标准，是否实现了手术预期最为关键，另一方面则是来自患者的切身感受。譬如术后患者自诉术前患处的异常感明显减轻，就难以用客观的检查加以确认；有的患者由于术后的反应导致病情出现暂时性加重等。因此，术前使患者做好思想准备是保证手术治疗效果的关键。这就要求医生在术前谈话中，要认真向患者介绍手术方式和术后可能出现的各种情况，如某些症状可能在术后出现或加重，不必过于惊慌，一些症状会随着时间进程而逐渐减轻。这种预防性的沟通是十分必要的，如果将这种沟通置于术后进行，许多患者难以接受，甚至可能会因此产生手术失败的猜测，导致医患关系紧张。

（二）围绕手术期的沟通

1. 提问与解释

（1）提问：医生应善于提问，在提问方式上，应尽可能避免教科书式的检查表和病史采集格式化的固定顺序，尤其是要避免连珠炮式的"审问"方式。提问通常有两种方式，即开放式和封闭式。开放式提问能够启发患者的谈话，如"您有哪些不舒服？""请您谈谈之前的就诊经历"等。为了使患者便于理解和回答，提问时要注意尽量一次只问一个问题，且要尽量把问题描述简洁，并根据患者的教育背景，使用患者能够理解的语言。在提问过程中应尽量少问"为什么"，以免患者紧张。开放式提问使患者有主动、自由表达自己的可能，既体现了医生对患者独立自主精神的尊重，也为全面了解患者的思想情感及病情提供了最大的保障。患者愈感到受尊重，就愈可能在医生面前显露自己的真实情况。封闭式提问在某些情况下也是必要的。它可以提高针对患者问题的准确性，获得一些简单的答案，帮助医生明确诸如某个症状的确切部位和性质等情况。此外，医生在提问时要紧扣主题，让患者了解谈话的重点问题，以便使谈话集中在与病情和诊断有关的问题上。

（2）解释：这里所指的解释包括两方面内容，首先是通过倾听与提问对病情、诊断的解释，其次是对整个诊疗过程的解释，而这在医患沟通中起着至关重要的作用。对于外科医生，第二方面的解释尤为重要，这是体现外科医生医患沟通技能的精髓。从临床实践情况看，解释有以下三种方式：

1）主动-被动：在这种方式中，医生具有绝对的权威性和主动性。诊断和治疗的权力全部掌握在医生手中，医生处于主动支配地位，而患者处于被动服从地位。这种解释方式适用于没有主动性的患者，如休克、昏迷、全麻状态、婴儿、精神病患者、严重烧伤以及重度创伤的患者。由于这些患者没有主动参与的能力，因而要求医务人员要具有高尚的医德、高超的技术和对患者高度负责的精神。

2）指导合作：这种解释方式的前提是患者主动需要医生帮助，积极寻求医疗指导，自愿接受医生合作。此时医患关系比较融洽，有利于提高诊治效果。这种方式适用于急性疾病手术后恢复期的患者。该方式的主要特点是医生需要让患者做什么和患者遵从医嘱按医疗要求做些什么。

3）共同参与：这种解释方式的医患双方有近似平等的地位，医患以共同的愿望为基础，相互协商，共同治疗疾病。此种模式适用于所有的心理治疗及大多数慢性疾病（如肿瘤、器官移植等）患者的治疗。特别适用于有一定医疗知识且对疾病诊断、治疗有一定了解的理性患者。

以上三种解释的方式，在实践中运用的效果无优劣之分，只是根据不同的病情、不同患者、不同时期灵活选用。无论哪种方式，都必须是在医务人员的指导下进行，并积极促进其相互转化。例如：创伤失血性休克或重度颅脑损伤，此时的医患关系主要为主动-被动方式，医务人员要全力抢救。经过抢救获得成功，患者成功进入治疗恢复期，此时应以指导合作方式为主，患者可以提出建议，配合治疗。随着病情逐渐好转，患者进入康复治疗阶段以及出院休养维持治疗期应以共同参与方式为主，此时医生应是与患者进行充分沟通与协商，根据患者情况提出建议，如生活要有规律，保证睡眠，按时服药，适当参加体育锻炼等。

2. 术前谈话与签字 手术前，医务人员要同患者做一次详细的谈话，告知患者手术的名称、方法、手术中的感受、手术中可能出现的风险及其处理，从而让患者了解手术的大致情况和适应方法。例如：对局部麻醉下进行腹部手术的患者，应告知在牵拉脏器时会有不舒服或疼痛感，但只要尽量放松，或做几次深呼吸，就可以减轻，若仍无好转，麻醉师会及时给予止痛药物终止疼痛。又如对胃肠道术后留置胃管并禁食水的患者，应事先告知术后咽部会有不适感，且不能经口进食，所有能量的摄入会通过静脉输液的方式进行。此外还应告知患者术前用药的作用和可能出现的症状、术后是平卧位还是半卧位、术后需多咳嗽及时吐痰、应尽早下床活动、需要平卧静养时不宜过早下地、术后如何服用止痛药物或使用镇痛泵等。总之，医务人员应根据患者的具体情况给患者以充分的术前心理准备。

手术前应指导患者加强自我训练，调动患者的主观能动性，配合医务人员迎接手术，能收到较好的效果。例如，训练患者的自我分析能力、控制能力和联想能力，让患者分析自己是采取保守治疗好，还是采取手术治疗好，以主动地控制自己紧张、恐惧的状态。手术前睡眠状态对手术的顺利进行是非常必要的。因此手术前需叮嘱患者休息好，好的睡眠有助于减少体力消耗，有利于手术进行。对害怕术中及术后疼痛的患者，应介绍有多种镇痛方法可以有效控制术中及术后的疼痛，并且可以引导患者联想现在遭受的疾病痛苦，一时的开刀之苦可免除长期的病痛折磨，帮助患者平静地接受手术。

手术前，医务人员要同患者、患者家属谈话，并要求他们在谈话记录上签字，这是一种常规制度。通常情况下，医务人员在征得患者及家属同意后方能手术。患者的承诺和签字说明医务人员（院方）对患者人格和权利的尊重，并告知其手术是以损伤为前提的，患者对是否接受此种治疗拥有完全的决定权利。只有在紧急情况下，医务人员才能在无承诺（签字）的情况下进行手术治疗。其次，签字意味着患者及其家属对医务人员的信任，而对医务人员来说则意味着重大的责任，具有法律意义。

医务人员与患者及其家属谈话时要注意以下几点：

（1）实事求是：要讲清楚手术治疗的意义，手术的有关情况，特别是手术与麻醉的危险性，以供患者及家属参考选择。沟通过程中切忌在描述上主观片面。既要讲清情况，让患者和家属心中有数，又要留有余地，避免因为措辞不当而引起误会，成为隐伏的医患纠纷根源。

（2）善意掩饰：如果患者想知道实情，而家属不愿让患者知晓，应在执行保护性医疗制度的情况下，满足患者的部分愿望。对于某些病情较重，预后较差者，应特别考虑谈话技巧，直接与患者交谈时，可以有所保留，而对家属就应把问题说清说透。

（3）有针对性：医务人员与手术患者和家属谈话要有针对性，既要让患者和家属接受医生的意见,又要把可能发生的问题谈清楚。

(4)风险共担:医务人员不能把患者及其家属的签字当做推卸责任的凭据。不能认为有了签字,就可以不承担风险,不承担手术的任何责任。有了差错、事故而据此推卸责任是不允许的,也是不符合法律规定的。

很多情况下,患者及家属在决定接受手术治疗时都会存在矛盾心理。因此,术前向患者及家属充分说明手术的必要性,以及不及时治疗可能产生的严重后果,以利于患者及家属做出正确决断。患者既要充分理解某些疾病不进行手术就可能出现的生命危险,还要清楚认识术后可能残留某些症状。在与患者家属谈话时,应注意分清家属与患者的关系及家庭成员的构成。一般来说,继承序列越靠前的,越有签字的资格。优先度排在第一序列的是患者的配偶、父母、子女,第二序列的是患者的兄弟姐妹、祖父母、外祖父母。在同一序列中的每一个人都具有同样的权利,这一点应加以注意。特别是当患者失去表达能力时,有时会因家属的意见不统一而产生医疗纠纷。因此通常可以建议家属先统一认识,然后做出决定。

3. 术中医疗行为对患者的影响 手术过程中,医生要高度自律,认真施行手术操作,认真执行查对制度和汇报制度,防止出现差错事故。要注意行为和语言,平和自然,避免无关的言语和杂乱的行为给患者造成不必要的心理负担。患者在手术室停留的时间虽然短暂,但却是整个疾病治疗过程中最关键的一环。接受手术治疗的患者,术前、术中普遍存在紧张、焦虑、恐惧等心理反应,会干扰手术的顺利实施。

(1)举止表情要自然:医务人员之间的交流要平和自然、清晰明了,或通过眼神、小动作等进行交流,不宜在意识清醒的患者面前出现不必要情绪表达,以免患者误解而影响治疗或预后。

(2)说话注意分寸:手术中,医护人员不要讲易于引起患者误会的话,如"断了""糟了""血止不住了""做错了""取不完了"等,以免引起医源性疾病。意识清晰的患者非常在意医务人员的一言一行,术后发生一些不良情况时,患者往往会把其与手术中的情况联系起来琢磨。例如,一位胃溃疡的患者,术中听到医师讲"线要扎牢"类似的话语,就会怀疑腹内缝线未扎牢,术后就会找医师问"线扎不牢有什么后果?"如果医师顺口说:"要出血死人的!"患者就可能产生心理压力甚或引发医疗纠纷。

此外手术台上还应避免谈论与手术无关的话题,容易让处于清醒状态的患者产生医生行为涣散、手术不认真的感觉,也容易引发患者的投诉。

(3)避免不良刺激:手术过程中医疗器械的碰撞声、医护人员的走动声、电器械工作时的噪声和生命检测设备的鸣响等,都会对患者产生不良刺激。在手术前应先和患者进行有效沟通,告知其手术过程中可能存在的声响及原因,并告诉患者如何应对,以免引起患者不必要的惊慌。手术患者的紧张情绪和恐惧心理导致生命体征波动以及对疼痛的过度敏感,都可能影响到麻醉效果和手术进程。音乐放松疗法已在众多国家广泛运用,我国有部分医院也开始了这方面的尝试,在手术室中播放舒缓的背景音乐得到了广大手术医生、麻醉医师、手术室护士及手术患者的欢迎。

4. 术后沟通内容 手术完毕并不代表治疗彻底结束。许多病情变化都发生在术后,如心脏手术后的病情变化是瞬息万变的。因此重视对术后患者的观察,细心与患者交谈,及时发现问题,正确处理,对保证患者生命安全来说是十分重要的。术后谈话应当注意以下方面:

(1)勤观察,多沟通:手术后,医务人员不管如何疲惫,也要细致地与患者或家属交谈,询问病情和术后情况,必要时还要连续观察患者,直到病情平稳。

(2)术后合理使用止痛剂:要向患者及其家属讲清止痛药物使用的三阶梯原则,适量给予恰当的止痛药物处方,防止过量、避免成瘾。

笔记栏

（3）及时处理手术并发症的病理心理反应：如有的患者会把术中体会到、听到的情况与术后的不适联系起来，应告知患者术后不适是暂时现象，伤口愈合后症状就会消失，以减轻患者的紧张情绪。

（4）正确指导患者术后活动：如叮嘱肺部手术后患者多咳嗽、咳痰，以保障气道通畅；腹部手术后患者可适当活动，以加快胃肠道功能恢复，一有排气就要及时告知医务人员；骨科手术后患者要保持功能位，加强功能锻炼；颈部手术后患者要防止大出血，防止影响呼吸等。

（5）及时说明，消除顾虑：有些患者术后身心反应严重，虽然手术顺利实施完成，但也会有疼痛加剧，情绪不稳定的情况发生。此时医务人员要给予指导，帮助患者减少"角色行为"，让患者认识到术后病情是逐渐好转的，以增强信心。

5. 特殊手术沟通特点　对一些重要脏器的切除手术，如生殖系统手术、破坏容貌手术、截肢手术及器官移植等，术前医务人员要反复向患者解释清楚手术可能带来的严重后果，并在取得患者同意后才能手术。对新开展的手术，医务人员应向患者说明手术的原理、方法和可能出现的问题，在征得患者充分理解的基础上再行手术。对整容手术，医务人员要根据条件和可能制订手术方案，对不宜进行整容手术的患者，要耐心解释原因，不可勉强手术。

四、常见医患沟通问题与解决方法

【问题 1】患者因急腹症亟须进行急诊手术治疗却拒绝手术。

解决方法：急腹症是外科常见的急症，常因空腔脏器的器质性病变引发较严重的腹腔内感染。而外科手术治疗直接切除病变组织，直接去除腹腔内感染灶，因此往往是最有效的控制腹腔内感染的方式。我国患者因文化因素影响，对手术治疗常抱有恐惧心理，有些患者会认为"身体发肤受之父母"，因而拒绝切除性手术。针对这类患者，医生应以通俗语言充分告知患者及家属疾病的病理生理过程，以及如果不进行手术可能造成的严重后果。同时，还应充分说明进行切除手术后对身体的影响通常是轻微的。通过这种对比式的谈话，消除患者及家属对手术治疗的恐惧心理。

【问题 2】患者对手术知情同意中的术中风险表示不能接受。

解决方法：术前谈话并签署知情同意书是术前的常规要求。在术前谈话中，医患应就当前诊断、术式、术中可能出现的风险、解决方案和术后转归进行充分讨论。因医患双方知识不对等，在术前谈话中常以患者及家属进行提问，医生进行讲解的方式进行。患者及家属最关心的往往是术中风险和术后转归这两方面，这也作为术前谈话的重中之重。如果谈话中只列举风险本身，这就容易让患者错误地认为手术具有过高的风险和不可控因素，造成不信任感。因此，在术前谈话中除了充分列举可能出现的风险，还应着重说明此类风险出现的概率和如果出现此种风险医生会采取何种有效的解决方案来对风险进行控制。这就让患者对术中风险有了更加全面的认知。

五、案例分析

【案例 1】患者许某，男，52 岁，因反复脐周胀痛，下腹部不适 20 天入院。患者自发病来无明显畏寒发热，自诉既往存在便秘腹泻交替病史，近 1 周来自觉体重减轻，并出现右下腹包块。入院后诊断为右下腹包块待查、结肠癌可能性大。入院后行腹部超声，提示右下腹肿块；行钡灌肠提示升结肠下段可见肠管管腔狭窄、肠道皱襞消失，考虑升结肠恶性肿瘤可能性较大。患者及家属知晓结果后出现明显焦虑及悲观情绪，在查阅医疗书籍及科普读物后，患者及家属要求进行进一步检查，但被主诊医师拒绝。主诊医师于全麻下行剖腹探查术，术中发现阑尾区慢性炎症并肿大，无结肠占位性病变，遂行阑尾切除术。患者术后恢复良好，但对主诊医师产生极大的不满情绪。

案例分析：腹腔肿块是胃肠外科常见的情形，除了腹腔内良、恶性肿瘤，还应考虑其他感染性疾病的存在。本案患者临床症状、影像学的最初结果均指向消化道恶性肿瘤，但在无进一步影像学检查及病理结果的基础上，进行临床诊断并和患者交代病情后进行手术，不论是医疗层面还是沟通层面，其处理方式都是欠妥当的。患者术后恢复良好，并无严重不良后果，但是从心理方面，却给患者及其家人带来了极大的心理压力。因此在处理此类患者时，应尽量在获得病理学证据后，再决定最终术式并和患者家属进行术前谈话。如在术前因各种原因不能取得病理诊断结果，或需要在术中进行冰冻病理检查，应在谈话中说明当前考虑的诊断和可能进行的应对方式。在谈及恶性可能的时候，应尽量以委婉的方式，如"临床上目前的证据暂时不能肯定最终是良性或者恶性，因此需要在术中进行冰冻病理检查，如果快速病理回报是良性，我们会进行某治疗；如果回报有其他的问题，我们会进行某治疗。即使考虑最坏的可能性，这类疾病目前也有完善的治疗方案，是完全可以被治疗的，您也不用过分担心"。以同理心的安慰取代冰冷的"告知"，通常在医患沟通中都会取得很好的效果。

【案例 2】患者王某，女，23 岁，为行重睑术入院。手术过程顺利，术后患者上眼睑水肿，患者自觉术后手术效果与预期差异巨大、手术"失败"，对手术医师产生不信任情绪。经手术医师与其反复沟通，向其解释水肿是术后必然出现的一般性情况，会逐渐消失。术后 1 周患者拆线后水肿已明显消除，术后 1 个月患者复诊，对手术效果表示非常满意。

案例分析：患者王某实施重睑术主要出于"美"的需要，这和以治疗疾病为需求的手术存在较大的差异。这种差异主要表现在患者对于治疗效果的心理预期上。以治疗为需求的手术，患者术前常情绪低落，随着手术后原有症状的消除，患者情绪逐渐转为高昂；而以美容为目的的手术，患者的心态常呈现"U"形，即术前高昂，术后早期出现低落，随着逐渐恢复和手术效果显现，重新出现高昂。因此在和这类患者进行沟通时，除了明确患者的需求和手术能够实际带来的效果，还应就恢复过程中的情况进行充分沟通，让患者充分了解术中、术后初期和最终恢复的全过程，避免误会。

0505

PPT 课件

第五节　妇产科的医患沟通

妇产科作为涉及女性生殖健康的学科，不仅与众多的妇科常见疾病、危急疑难重症相关，还包括妊娠及分娩、产褥等生理过程中的合并症。女性患者作为特定的群体，容易心理敏感脆弱或紧张焦虑，尤其涉及隐私或生殖功能去留选择时，有效的医患沟通对女性患者的生、育、性功能维护十分重要。

一、疾病谱特征

中医认为，妇科病的发生，与外感六淫、内伤七情、生活失度等有关，尤其是情志致病，其中，以怒、思、恐为害尤甚。怒即抑郁忿怒，使气郁或气逆，可致月经后期、闭经、痛经、不孕、癥瘕；思即忧思不解，每使气结，发为闭经、月经不调、痛经；恐即惊恐，每使气下伤肾，可致闭经、月经过多、崩漏、不孕、胎动不安。

妇科的慢性病如炎症、内分泌疾病及不孕症等，其特点是病程长，治疗效果也不尽如人意；而妇科肿瘤，许多需要手术切除病灶才能缓解症状，有些恶性肿瘤即使采取根治性切除或放化疗，疗效或预后并不能让患方接受。

就诊于产科的患者，大多处于正常的生理状态，而非疾病。然而，由于产妇及家属对新生儿的期望值很高,因此,一旦在产前保健或者分娩过程中出现意外或诊断出缺陷,产妇及家属往往不能接受现实并归罪于医方,从而产生医患纠纷。

二、患者的心理特征

(一)性别心理和特点

中医认为"女子以肝为先天"。肝主疏泄,调情志,从生理方面说明女性情感丰富,心理反应敏感。女性患者本身容易出现担心、焦虑情绪,医生态度不佳、就诊费用和治疗效果与其预期不一致时,更容易发生医患纠纷。在诊治妇产科疾病时,会涉及女性患者诸多隐私,如性传播疾病可能与不洁性生活史有关;不孕症的发生可能与婚前性行为、多个性伴侣及计划外妊娠后人工流产等有关;子宫颈癌可能与初次性生活过早及直接或间接感染人乳头状瘤病毒(HPV)等有关。这些疾病对患者的生理、心理以及家庭社会生活等方面均造成困扰和负面影响。若医患沟通不足,可能会出现患者隐瞒病史现象,导致误诊、漏诊。另外,患者对阴道检查常常怀有害羞、惧怕的心理,如果妇产科医生只按程序化方式而非人性关怀态度对待患者,就不容易取得患者信任,在询问病史或检查时很难得到患者配合,更容易导致诊治过程出现困难或障碍,容易发生医疗纠纷。

(二)社会角色和家庭角色

中国女性常年在社会家庭中处于从属、隐忍、牺牲和奉献的地位,使得很多时候女性患者对于自身疾病的检查治疗并不积极。然而随着时代的发展,传统意义上的"男主外、女主内"家庭格局也悄然发生变化,"女主外、又主内"的家庭也不乏存在。现代女性除了承担家庭的重任,还需要和男性一样在学业、工作和社会交往上承受巨大的体力和精神压力。在机体抵抗力下降的同时,女性患病概率随之增加。

(三)性和生育功能的维持

妇科疾病如需要手术治疗,可能涉及能否保留生育器官、维持性和生育功能的决策,并可能影响到患者日后的性生活、家庭的稳定与维持,故患者对手术治疗的意义、后果及结局,尤其是手术的必要性、危险性都有迫切了解的愿望,对治疗的预后也充满担忧甚至是恐慌。

女性情感细腻,凡事容易忧虑担心。比如对待怀孕问题,几个月没怀上,就担心自己是否为不孕症;一旦证实怀孕,又担心是否会宫外孕(异位妊娠);当排除了宫外孕,又开始担心会否流产或早产;临近预产期,又开始操心宝宝的性别、长相、有无畸形残缺及顺产或剖宫产的利弊等。尤其是有过不良妊娠或分娩史的女性,在网络上或道听途说各种不良情况,总是想象不好的妊娠结局会发生在自己身上。对此,妇产科医师在孕妇的孕期保健检查中,要增加心理指导内容,以消除孕妇不必要的紧张情绪。这对孕妇关于妊娠、分娩的期待和胎儿的健康发育,预防流产、早产、妊娠期高血压等都有重要意义。

在分娩时,初产妇往往对分娩过程存在焦虑和紧张,此时产妇和家属会非常依赖医护人员,但若稍有意外又会非常容易迁怒于医护人员。部分产妇因产程进展异常需采用手术助产如剖宫产、产钳、吸引产等,更有少见而危急的情况(如胎盘早剥、脐带脱垂等)需要紧急剖宫产。此时,进行医患之间充分沟通的难度更大,产妇及家属已基本无法进入"共同抉择"的理智状态。

三、医患沟通要点

(一)病史询问和采集时的沟通

在询问病史时,尤其涉及患者个人隐私,医生尽量避免用词不当或医患沟通不足的情况,否则可导致陪诊的家属当场发怒、夫妇猜疑、家庭关系不和谐、对医生怨恨,也可能因为怀着顾忌而隐瞒病史,导致误诊、漏诊。如输卵管炎性不孕症患者,可以选择继续在医生指导下自然试孕,也可以因为年龄、药物治疗时间或男方因素,选择宫腹腔镜手术、人工授精或试管婴儿;又如子宫腺肌瘤属于疑难病,虽有多种治疗方式,但几乎没有一种方法是最佳的。手术或药物,孰轻孰重、孰先孰后,医生需要根据患者的年龄、既往治疗时间的长短与效果、对生育的要求等来做决定。

这时要求接诊医生耐心地倾听患者的诉说,必要时医生需要用患者听得懂的通俗语言重构患者的病史描述,结合客观检查结果,准确判断病情,告知治疗方法。

(二) 专科体格检查和辅助检查前的沟通

许多疾病在做出初步诊断时,需完善各种必要的体格检查、实验室检查和影像学检查等。此时接诊医生需与患者主动沟通,让其知道检查的目的和必要性,让其知晓并认可,做好时间、精神以及经济上的准备。在检查后,要及时告知检查结果,并制订具体治疗方案。如部分有不良孕育史患者,出现反复的阴道流血,当医生需要通过妇科检查了解出血来源于宫颈或宫腔时,患者会顾虑阴道检查对胎儿是否有影响或是否会导致流血增多或流产。此时,需要医生通过耐心解释沟通,消除患者的疑虑,配合检查,及早诊断,正确治疗。另外,要对孕妇告知进行孕期保健的重要性,要让孕妇能按时进行保健,接受孕期检查,这可以及时发现妊娠合并症、并发症,发现胎儿是否有遗传疾病或畸形,并得到及时诊断和治疗,以保障孕妇及胎儿的安全。在孕期产检和保健期间,任何影像学检查都让部分孕妇联想到“辐射”二字,同时担心流产、早产、新生儿畸形等。实际上在影像学检查中,MRI 以及超声对孕妇和胎儿是安全的。同样,在孕期的不同阶段进行的排畸检查,如胎儿颈项透明层(NT)、中期唐氏筛查、三维彩超、无创 DNA 检查、羊水穿刺等技术,尽管各有其适应证和不足,但总体而言都是成熟安全的。因此,对于实验室及影像学检查等检查的风险以及花费需要主动与患者沟通,让其知道检查的目的及必要性,让患者知晓认可并签署同意书。

(三) 治疗中的积极沟通

在诊疗规范指导下,用心感化,引导患者配合治疗。在医疗活动中,医务人员要让患者愿意表达自己的处境及想法,患者通过倾诉可以缓解心理压力,可以增加对医务人员的信任和合作,使双方在治疗疾病这一目标上达成共识。医生要有对患者负责的态度,在沟通时用类似“如果您是我家属,我会考虑治疗方式”的表达方式,真正做到“视病人如亲人”,引导患者配合治疗,将有利于诊疗工作的开展。

1. 门诊的沟通　对于门诊患者而言,除了明确诊断、积极治疗,还需要向患者进行健康教育,采取防病于未然的措施,如定期体检可以筛查出早期的宫颈病变、子宫内膜病变等。这对于及早发现疾病和治疗疾病均有好处。

2. 病房的沟通　妇产科病房是以手术为主的科室,在入院后、手术前、手术中、手术后、出院前的每一个环节都须做好充分沟通。入院后,管床医生通过综合分析病史、症状、体征和辅助检查结果,比较推论,对患者的诊断、治疗、预后初步做一个判断,尽快向患者和家属进行“五告知”,即告知主要诊断、治疗方案与计划、预后、住院天数和大致费用,让患者有恰当的心理准备和预期值。如疾病诊断不明确或治疗效果不佳时,应及时向患者解释原因,对于症状不典型或罕见或合并有多个器官病变的疾病,可能由于目前医疗技术条件有限,难以很快诊断明确;医生要以全院多科会诊乃至院外会诊的方式,积极推进疾病的诊断和治疗。要坦诚、及时地与患者和家属沟通会诊情况,讲明患者病情和下一步采取的诊疗措施。特别是在疾病诊疗过程中,患者在手术时、手术后、化疗时、化疗后、放疗后,病情会发生变化,有时是较严重的变化,甚至危及生命。如术后大出血、弥散性血管内凝血(DIC)、化疗药过敏性休克、伪膜性肠炎、放射性直肠炎等,医生需及时与患者沟通,分析病情变化的原因及预后,并采取相应的治疗措施。积极治疗,使对患者的伤害降低到最小。

(1)术前沟通:治疗前和手术前的谈话,是让患者充分知情、自主选择,要交代手术的必要性、手术方式、范围、可能出现的问题和对策准备,并需要患者及亲属的积极配合。例如对子宫肌瘤患者而言,是剔除肌瘤还是切除子宫,是腹腔镜还是开腹手术或阴式手术等,要使患方知晓各种方法的疗效与风险,使患者充分理解目前医生能够做到的程度及可能遇到的相应风险,让患者深思熟虑,以决策者的角色和医生取得共识,一起决定手术方式。对于产程延长者,需要哪种方式终止妊娠最利于母婴,医生与患者及家属须充分沟通并签署知情同意书,获得患者的理解支持。

对于必须手术的危急症患者,一方面尽快准备手术,另一方面也要向患者及家属充分交代手术的必要性、急迫性及风险性,使其有思想准备。对于暂无手术适应证的妇科急症,如病情尚平稳的宫外孕,需要密切观察患者的病情变化,动态监测血 HCG 和彩超,以决定下一步的治疗方案。这些都需要医生详细向患者及家属解释流程,取得其理解和配合。

(2)肿瘤治疗的沟通:在向妇科恶性肿瘤患者及家属交代病情时,一定注意保护性医疗制度,从患者的生理、病理、心理、经济、家庭等多方面综合考虑,并制订个体化的治疗方案。经过详细的沟通,了解患者对放化疗的担忧及反应,如脱发、呕吐和腹泻等。医生需努力开导患者,打消患者顾虑,树立起战胜疾病的信心,积极配合治疗。

(3)术后的沟通:术后要及时向患者说明术中情况,手术是否顺利、术后诊断(包括肿瘤良恶性)、出血量。剖宫产分娩的产妇和宝宝情况,也要与家属知会。往往“顺利、良性、出血少、成功”等关键词会让患者及家属感激并理解医生的决策,此后的沟通自然更加顺畅。

(4)出院前沟通:出院前,应详细告知患者出院后的注意事项,如后续治疗、复诊时间,安胎患者的随访计划、手术患者的术后性生活和避孕、备孕时间等。在出院记录上,要有上级医生的出诊时间和书面治疗随访计划。

3. 产科的沟通

(1)产科治疗与用药:产科治疗和用药,永远离不开胎儿的安全话题。在用药前或更换药物时,要向患者或者家属交代使用药物的作用,可能发生的不良反应及防范措施、用药注意事项和医疗费用等情况,让患者充分知情并做好思想准备。

许多纠纷往往发生在有生育要求的女性用药上。譬如,患者因为内科感冒或肠炎,或妇科痛症、炎症等就诊,如果月经时间记不清,或不规则出血,或过了排卵期,这时医生用药务必慎重。尤其是注意妊娠禁忌药物(如部分抗生素等),或对于痛经、月经失调及盆腔炎患者使用调经止痛、活血化瘀类的中药、中成药。过了排卵期就应该考虑怀孕可能,要及时查妊娠试验和告知患者月经未潮的注意事项,避免因使用孕妇禁用药物而导致不必要的纠纷。

(2)终止妊娠前的沟通:在孕妇怀孕中后期,被诊断为妊娠并发症后需要提前终止妊娠时,沟通主要注意以下几个方面,对于孕妇的影响;对于胎儿的影响;继续妊娠的风险及可能发生的意外;终止妊娠的风险及可能发生的意外;对于再次妊娠的影响;目前医学能解决的问题;终止妊娠后早产儿或者流产儿可能出现的情况。

(3)产前沟通:在产妇分娩时,在分娩方式选择上,大多数孕妇无论从自身还是从孩子的角度考虑,均以安全和健康为首要因素。部分孕妇能够顺利进行阴道分娩,部分因产程进展异常而需要采取手术助产、产钳、胎吸等措施,更有部分出现少见而危急的情况(如胎盘早剥、脐带脱垂等)需要紧急剖宫产。此时,需要医务人员的准确判断、果断决策和积极干预,以保障产妇和新生儿的安全。在争分夺秒的情况下,急诊的分娩决策与有效沟通尤为重要。进行医患之间充分沟通的难度较大,因为此时产妇的状态不允许“共同抉择”。这就需要医务人员取得产妇和家属的绝对信任,要言简意赅地明确告知,现在所做的是保护您和孩子的生命安全。分娩过程中，要以安慰鼓励为主，让产妇努力配合并消除恐惧。若在产前保健及临产前医务人员已经给孕妇和家属作过沟通，概要讲解过分娩过程、可能遇到的风险以及应对措施，并且孕妇和家属已经大概知晓，则沟通过程会容易许多。

四、常见医患沟通问题与解决方法

【问题1】孕妇对医学常识缺乏了解，拒绝诊疗过程中必要检查。

解决方法：接诊医生在诊断过程中不仅要明确患者的身体状态，也要关心病人的心理状态。当患者拒绝诊疗过程中必要检查时，一定要耐心询问缘由，从而找到突破口，化解患者心中的担心，才能将诊疗工作顺利开展，避免对患者误诊和耽误疾病的诊治。

【问题2】患者依从性差，住院期间违反医院管理规定。

解决方法：患者住院后，跟医院已经形成合同关系，但院方不能够限制患者的人身自由，患者有权提出离院外出活动。某种意义上，这无疑增加了医院管理的难度。因此，主管医生或值班医生应向患者详细讲明外出的危险，包括因病情变化可能导致的各种医疗风险及其他不可预知的风险和应注意避免的事项，明确医院对患者外出期间发生的不良后果不负有责任。医生应该将沟通内容记录到病程记录中，并要求患者填写请假申请书，纳入病案中。

【问题3】孕妇自行选择终止妊娠手术。

解决方法：接诊医生在明确诊断妊娠的前提下，应该尊重患者的意愿，同时提供医疗建议。如果患者选择终止妊娠，应告知适合的后续治疗方案，药物流产、人工流产、引产等治疗方式，近期及远期可能出现的并发症与注意事项等；如患者选择继续妊娠，应告知孕期保健的必要性，孕期保健的具体步骤以及必要的检查。

五、案例分析

【案例1】王某，女，33岁，因异位妊娠住院，按照医院制定的临床路径评分，行保守药物治疗，于3日前行氨甲蝶呤（MTX）治疗，并住院观察血HCG下降情况。住院期间患者坚决要求出院，主管医生马上与患者及家属沟通，向其交代治疗情况，告知异位妊娠随时会有破裂、出血性休克等严重危及生命的危险，目前的病情不适合出院。患者及家属知晓病情的严重性后，继续住院观察，直至血HCG下降符合出院指征后出院。

案例分析：因各种原因，患者在未康复时可能会提出出院的要求。虽然在自动出院过程中存在着一定的风险，诸如病情恶化、感染加重、器官功能衰竭等不良后果，但自动出院是患者的权利，因此主管医生应与患者及家属积极沟通，讲清后果，尽量挽留，将谈话内容记录在病程记录中，并让患者和家属签字确认，以避免不必要的纠纷。

【案例2】张某，女，停经34周，血压升高3天。入院诊断：重度先兆子痫，已完成地塞米松促肺成熟治疗。医师建议患者剖宫产终止妊娠，患者认为现在还未"瓜熟蒂落"，拒绝剖宫产。通过耐心沟通，患者同意剖宫产终止妊娠。手术顺利，新生儿2 000g，Apgar评分10分，母子顺利出院。

案例分析：子痫是严重的妊娠期疾病，表现为妊娠期频繁抽搐，持续时间长，可以陷入深昏迷。在子痫前常有一些严重表现，被称为重度子痫前期，主要包括收缩压大于等于160mmHg，或者舒张压大于等于110mmHg，有血小板的减少或者是右上腹及上腹部的疼痛、肝肾功能损害、肺水肿、新生儿生长受限、脑功能和视觉障碍，如视力模糊、复视、头痛等，如不能及时终止妊娠，会危及母体及胎儿生命，造成严重后果。医师向患者及家属做了详细的解释，①患者现在病情恶化，继续妊娠会使得病情加重，可能会出现心脑血管意外、子痫等；②现在胎儿已经完成促肺，出生后会有儿科大夫到场积极抢救并且转入儿科病房，一般预后较好；③如果继续妊娠，可能母体会有多器官并发症，如果发生胎盘早剥等意外，也会危及胎儿生命；④存在早产风险；⑤终止妊娠后，医师会继续关注患者病情变化及新生儿情况。

第六节　儿科的医患沟通

PPT 课件

小儿脏腑娇嫩，形气未充，患病后有起病急、病情重、变化快、死亡率高等临床特点，由于儿科医患沟通主体是医生 - 患儿 - 患儿家属的三边综合体，小儿对疾病反应特殊，身心发育尚未成熟，无法精确描述病情；家长易"关心则乱"，对患儿病情过度紧张焦虑；加之医务人员对有效医患沟通重要性的忽视等诸多因素，儿科成为医患纠纷事件的高发科室。《中国卫生健康统计年鉴(2021)》中显示，截至 2020 年，我国儿科医生数量约 16.8 万人，占全国医院 420 多万医生总数的 4%。对照第七次人口普查数据中 0~14 岁儿童 2.5 亿的数量，大致测算，每千名儿童拥有的儿科执业(助理)医师数仅有 0.66 名。紧张繁忙的工作加上复杂的医患关系，使得儿科医疗环境日益严峻。而有效的儿科医患沟通不仅有利于小儿疾病向愈，促进儿童心理的健康发育，建立良好和谐的医患关系，而且可推动儿科医疗环境的改善。因此，倡导儿科医务人员学习积极有效的儿科医患沟通方式势在必行。

一、疾病谱特征

(一)脏腑娇嫩，形气未充，年龄越小越突出

小儿为稚阴稚阳之体，各系统解剖结构、生理功能、病理特点均与成人有所不同，并非单纯的成人缩小版。早在《灵枢·逆顺肥瘦》记载有"婴儿者，其肉脆血少气弱"，儿科鼻祖钱乙也认识到"小儿在母腹中乃生骨气，五脏六腑，成而未全"。小儿时期机体各系统形态发育尚未成熟，生理功能尚未完善，尤以肺、脾、肾三脏最为明显，且年龄越小者表现越为突出。

1. "肺常不足"　肺为娇脏，主皮毛，小儿肺常不足，皮毛不密，腠理疏松，卫外不固，易于感触外邪，影响肺脏宣发肃降等功能，小儿感冒、咳嗽、肺炎喘嗽、哮喘等肺系疾病发病率高。

2. "脾常不足"　脾为后天之本，气血生化之源，小儿生长发育迅速，迫切需要充足的营养支持，然而小儿脾胃运化功能尚未健全，稍有饮食不节或疾病影响等即可损伤患儿脾胃，使脾胃运化、受纳、腐熟水谷精微功能失调，引起呕吐、泄泻、腹痛、积滞、厌食等一系列消化功能紊乱的疾患。

3. "肾常虚"　肾藏精，主骨生髓，为先天之本。与小儿骨、髓、发、齿、耳的形态功能发育和生殖功能成熟密切相关。若小儿肾气不足，肾精失于充盛，影响骨、髓、发、齿、耳的发育，可引起五迟、五软、解颅、遗尿、水肿等肾系疾病。

4. "肝常有余"　肝主风，主惊，小儿肝常有余并非指肝的功能充盛有余，而是强调小儿脏腑经络柔嫩，气血未充，感邪之后，邪气易于鸱张，化热化火，引动肝风，出现壮热、抽搐、昏迷，甚至角弓反张等变化迅速的危急重症。

5. "心常有余"　心为君主之官，主神明，小儿心气不足而心火有余，肾阴不足而心火易亢，外邪上扰或内蕴化火，易扰动心神出现烦躁惊乱、神志昏迷、啼哭无常等心经被扰的病证。

6. "稚阴稚阳"　小儿乃"稚阴稚阳"之体，御邪能力较弱，易于感触时邪，外感时邪从口鼻入，肺卫(胃)受袭，易患麻疹、流行性腮腺炎、水痘、手足口病等传染性疾病；脾胃受邪，

易患痢疾、霍乱、肝炎等传染病；时邪易于在小儿中相互染易，造成流行，并易于内陷心肝，引起一系列危急重症。

(二) 病因相对单纯，不同年龄段儿童疾病谱不同

小儿病因较成人单纯，以外感六淫、疫疠之邪及内伤乳食为主，发病以肺脾两系疾病较为常见，对传染性疾病如水痘、百日咳、麻疹、流行性腮腺炎、手足口病等具有易感性，先天禀赋、胎产、意外因素等是必须纳入考虑的致病因素。其中新生儿疾病需重点考虑先天禀赋、护理不当等因素，同时需考虑是否有产伤、窒息、颅内出血等；婴儿期生长发育旺盛，而脾胃功能薄弱，运化较弱，来自母体的抗体逐渐减少，因此肺系及脾系疾病多发，6个月以内需考虑婴儿有无手足抽搐症或中枢神经系统感染；幼儿期小儿神智懵懂，对外界充满好奇心但危险识别能力差，烫伤、异物吸入、中毒等意外事故时有发生；学龄期儿童社交范围扩大，心理行为问题如多动症、抽动症在此期被检出率较高；青春期儿童进入生长发育的第二次高峰，肾精逐渐充盛而天癸至，此期间小儿情绪多变且不稳定，多见精神、心理和行为问题。

(三) 发病容易，传变迅速，易虚易实，易寒易热

1. 发病容易，传变迅速　小儿脏腑娇嫩，形气未充，阴阳稚弱，御邪能力不足，加之小儿寒温不能自调，乳食不能自节，故小儿较成人易于患病，且往往起病较急、来势凶、变化快。而小儿心常有余、肝常有余，邪气客犯，易于入里，出现烦躁惊乱、抽搐动风甚至昏迷的危重证候。若小儿患病后没有得到及时有效的治疗，往往可导致病情急剧加重。

2. 易寒易热　小儿"稚阴未长"，邪热又易损伤阴液，呈阳亢阴伤的状态，表现为阳、热之象；小儿"稚阳未充"，或感受寒邪，阳气稚弱易遭损伤，容易出现阳虚之证，或实热燔灼耗伤阳气，阳气衰脱而转为阴寒之证。

3. 易虚易实　小儿形气未充，一旦感邪，邪气易实而正气易虚，实证往往可迅速转化为虚证或者虚实夹杂并见，出现错综复杂的证候。如小儿肺炎喘嗽毒热闭肺证，若正虚心阳不支，常常迅速出现心阳虚衰的危重证候。

(四) 脏气清灵，易趋康复，但时有变化多端

小儿病因较为单纯，且为纯阳之体，生命力旺盛，组织修复力强，疾病虽起病急、来势凶、变化快，但若处理及时得当，用药恰当，护理得宜，与成人相比病情好转迅速，且较少转化成慢性或留下后遗症。但年龄较小、体质偏弱以及营养不良的小儿自身抵抗力较弱，病情易致突变，需严密观察，积极处理，使之度过危险时期。也有患儿起病时较轻，但由于病原体毒力较强、自身抵抗力较弱等原因，病情骤然加重，甚至导致死亡。

二、患儿及家长的心理特征

(一) 患儿的身心特征

1. 认知及表达能力欠佳　小儿认知能力不足，对症状的表达和描述能力欠佳，婴幼儿仅能通过本能反应表达不适及要求，患病后可见哭闹不安，精神萎靡，情绪低落等；较大一些的儿童也不能完整、准确地描述症状，对症状的具体部位、性质及严重程度描述不清，甚至出现描述错误的情况，如主诉脐周疼痛的患儿在触诊检查可发现疼痛部位可能在上腹或其他位置；青春期儿童描述能力虽接近成人，但易受青春期特殊的心理、生理影响。

2. 对疾病耐受力弱，对疾病的反应较强　小儿脏腑娇嫩，免疫及神经系统结构、功能的发育尚未完善，故患儿对疾病的反应较强，对疾病不适感的耐受能力较弱，以长时间的啼哭、不食不乳、夜不安寐、精神萎靡、面白汗多、不愿行走等为主要表现，当不适感稍有缓解，患儿又如常人，表现出类似疾病反复发作的假象。此外，由于正虚无力抗邪，病情严重的婴儿时有表情淡漠、体温不升或不食不哭，或啼哭无泪，疾病特征性症状不明显，容易造成误诊

漏诊。

3. 情绪调控能力较差 小儿虽具备一定的情绪调控能力,但能力欠佳。疾病引起的不适感加上对检查治疗的恐惧感易使患儿产生烦躁、恐惧、易激惹、哭叫吵闹等强烈的情绪变化。由于低龄小儿对事物的记忆处于简单的程式阶段,这个阶段对事物认知以事物的特征感知为主,有过不愉快就诊经历的患儿,再次见到穿白大褂的医护人员及诊疗相关药物器具时会联想到不愉快记忆,产生抵触、紧张激动等情绪,出现闪躲拒服、哭闹不愿滞留等行为。

4. 感情脆弱,患病后心理变化大 小儿日常生活能力不足,需要依赖家长的协助引导,心理发育也尚未成熟,更为信赖自己熟悉亲近的家人。患病后患儿各方面技能可能出现退缩,进一步加重其能力不足与自尊心强之间的不平衡感;疾病引起的不适感也使患儿感情更为脆弱,常常表现出渴望家人时刻陪伴、关注与安慰,黏人表现更为明显,出现易哭、易闹、恐惧、不安等情绪,有的患儿甚至发生夜惊、不眠等现象;此外,反复发病(尤其是慢性疾病导致的长期反复住院)引起学龄期儿童的身体不适及学业落后易使患儿产生自卑、消极心理。部分小儿患病后易形成心理负担,住院进入陌生环境,易焦虑、紧张,出现哭闹、沉默不语,甚至拒绝治疗的现象,这既可能是疾病的后果,亦可成为加重病情或造成疗效不佳的原因。

5. 检查及治疗时不易配合 对未知事物的恐惧,对抽血、静脉输液、针灸治疗等疼痛的畏惧,使小儿对临床检查及治疗极其抗拒;由于口服药物大多味苦,中药汤剂尤为明显,婴幼儿难以理解药物使用的必要性,不愿接受治疗,一旦喂药,不是紧闭小嘴,就是哭吵挣扎,使得治疗难以顺利进行。

6. 情绪及思维方式易受家长影响 家长作为孩子的抚养者,是儿童性格形成以及对外界事物认知的关键因素,父母的情绪及思维方式会直接影响到小儿。若父母是温和的、放松的,患儿在生病状态下也会相对放松,反之,当家长过度紧张、焦虑,在一定程度上可加重患儿的焦虑及恐慌,不利于疾病向愈。此外,小儿懵懂,并不能够全面解读医生及家长言语的含义,某些病情相关的话语可能会引起患儿的恐惧心理,影响治疗效果。

(二)患儿家长的心理特征

1. 紧张焦虑情绪 小儿无法准确地描述病情,患病后反应也相对特殊,病情变化快且易于反复,家长对小儿病情缺乏了解,一旦小儿患病就倍感紧张。紧张情绪的产生主要包括以下几方面原因:担心疾病对患儿身心产生不良影响、担心药物治疗的副作用、担心一些侵入性检查的副作用、担心长期反复住院治疗对患儿体质及精力的影响、担心患病影响患儿学业的心理、沉重的经济负担加重家长的焦虑情绪。此外,部分家长夜间照顾患儿,白天仍需要上班,导致休息不足,进一步诱发其紧张焦虑情绪的产生。在临床诊治过程中,儿科医务人员经常见到家长在描述小儿病情时情绪失控,泪流不止。家长高度焦虑不仅增加自身心理负担,同时会影响小儿情绪。

2. 抑郁及怀疑心理 部分疾病虽经多种方法治疗,但疗效不佳,由急性病发展为慢性病。家长在反复就医过程中逐渐对治疗丧失信心,尤其对于内向、悲观的家长,易产生抑郁情绪。

3. 对患儿溺爱的心理 我国家庭多为独生子女家庭。孩子是整个家庭的中心,家长重视小儿,对其照顾无微不至,不忍小儿承受伤痛。部分家长对小儿某些异常行为表现出过分的担忧、焦虑而四处求医诊疗;也有家长在诊疗时夸大患儿病情以期得到医生的高度重视;疾病诊治过程中,家长忌讳抽血、胸片等检查的有创性及副作用;中药汤剂大多味苦,小儿多哭闹不愿主动服用,家长心疼患儿,时有擅自停药,半途而废的情况;疾病护理过程中,医嘱建议饮食清淡以利于疾病向愈,家长则担心清淡饮食易使患儿营养不足,忽视医嘱给予患儿补益类或过量的饮食,引起饮食积滞等问题。

4. 对医护不信任的心理　由于部分疾病的特殊性及目前医疗发展的局限性,在患儿患有慢性疾病或者诊断不明时,家长易产生怀疑心理,包括对医护人员技术水平不信任,对由于医院医疗设施和治疗环境的局限造成治疗能力和条件不足的不理解等等。随着社会媒体对乱用药、拿回扣等医疗不良事件的披露以及夸张、错误的引导,公民维权意识逐渐增强,难免有部分家长对医生的行为持不信任态度,加之网络信息众说纷纭,低年资医生的行为尤其容易受到质疑。家长以挑剔、消极的态度对待医生提供的诊疗方案及相关医嘱,不愿配合相关检查及治疗方案。例如,坚持使用或抗拒抗生素以及糖皮质激素等药物。并且,家长对疗效和医疗服务质量的期望值往往较高,若患儿病情在短时间内没有得到有效缓解或护理水平没有达到预期,容易引起家长不满而引发医疗纠纷。

5. 对中医药治疗认识与接受度不足　近年来,越来越多的家长携小儿寻求中医药相关治疗,对中药汤剂的接受度也逐渐提高,但仍有很多家长对中医药治疗小儿疾病的认识存有一定误区,包括:①认为中医药治疗的主体以慢性疾病及体质调理为主,对儿童急性病的治疗效果不佳。②对中药汤剂的接受度较中成药低,认为中药汤剂熬制麻烦,味多苦,且量多,小儿一定无法服用或拒绝服用。③在慢性疾病的调治过程中,患儿病情稍有所好转,就擅自骤然停药,导致患儿病情反复。

三、医患沟通要点

与其他科室医生 - 患者模式不同,儿科医患沟通主体为医生 - 患儿 - 患儿家长的三边综合体,医务人员同时扮演着医生、朋友以及亲人的角色。

(一)高质量的医疗技术水平

信任是良好沟通的关键环节,精湛、高超的医疗技术及操作水平是取得患儿及家长信任的重要前提和关键因素。若儿科医务人员能够从容有序、及时妥善地提供有效的诊疗方案,取得较好的临床疗效,必然能获得患儿及家长的信赖,为有效的医患沟通夯实基础。

(二)善于解读患儿肢体语言的变化

儿科历来有"哑科"之称,由于受到语言表达能力和社会生活经验的限制,患儿对病情的描述往往不全或错误,且小儿病情变化快,这就要求儿科医务人员善于解读患儿的肢体语言,通过及时捕捉患儿的神情、姿态、声音等肢体语言变化,结合家长对患儿病情的介绍以及相关临床检查,及时做出合理诊治。

(三)与患儿沟通的要点

1. 保持童心,拉近与患儿的心理距离　低年龄患儿易于对未知环境以及就诊过程产生恐惧心理,对医生的行为极为敏感而感到畏惧,因此,医务人员与患儿沟通时扮演的角色多为朋友和家人。医务人员以一颗童心与患儿相处,将体格检查过程当做与患儿共同参与的游戏。例如将心肺听诊比喻成"打电话";询问患儿最喜爱的动画片或游戏,将自己和患儿比喻成动画片中患儿喜爱的角色,更容易拉近医生与患儿之间的距离,增加患儿的配合。

2. 关爱患儿,安抚患儿紧张焦虑情绪　小儿感情脆弱,患病后心理变化较大,儿科医务人员应以亲人、朋友的身份,给予患儿充分的关爱。语言方面:语速要慢,语言温和;使用可以拉近距离的称呼,医生以亲人称谓自称,如"叔叔""阿姨"等;积极询问患儿的昵称,或称呼患儿为"宝宝""小可爱"等;多采用"你真棒""真配合"等鼓励性语言赞赏患儿;非语言方面:医务人员应神情专注,目光的接触应专注、温和、慈爱、充满关怀和鼓励,以和蔼的态度、友善的微笑来安抚患儿紧张情绪;动作轻柔,避免对患儿造成刺激,查体前轻轻和患儿握手、抚摸手背或轻摸脑袋以示友好;为小儿心肺部听诊时,可轻轻拥抱患儿,消除患儿不安情绪;通过适当面部表情的变化来转移患儿的注意力,减轻患儿恐惧感;当患儿配合诊察治疗时为其竖起大拇指以示赞赏。

3. 尊重患儿,提高患儿主动参与的意愿　随着自我意识逐渐增强,患儿常表现出主动参与就诊,渴望医生关注的意愿。当儿科医务人员积极与患儿沟通,对患儿的行为表示出尊重与重视,往往可以提高患儿主动参与的意愿。在为患儿检查治疗前,以小朋友可以理解的话语耐心向患儿解释即将做什么检查、采用某种治疗方案的原因以及可能产生何种不适,消除患儿的恐惧焦虑情绪,可进一步取得患儿的信任,使其积极配合。

4. 针对不同年龄患儿,采取不同的沟通技巧　不同年龄段小儿的心理发育有所差别。与婴儿期患儿的沟通强调非语言性,在接触婴儿时说话语气温和,予以适当的爱抚,查体动作应轻柔温和,善于观察小儿的肢体语言变化等;幼儿期之后患儿的语言发育逐渐完善,自我意识逐渐增强,此期应充分尊重、关爱、鼓励患儿,语言温和,富有童心,把诊疗活动当做游戏,增加患儿积极参与就诊的意愿;青春期儿童各方面能力已接近成人,但情绪多变且不稳定,医生与患儿的沟通强调以和蔼友善的态度安抚患儿情绪,循循善诱,耐心解释病情,语言体现平等,以及疏导患儿精神情绪问题。

(四) 与家长沟通的要点

1. 善于倾听,富有同理心　家长作为医患沟通的主体,在儿科医患沟通中起着举足轻重的作用。医务人员应充分体谅患儿家长的心情,认真倾听患儿及家长对病情的诉说并做出积极回应,使家长感受到医生对患儿病情的重视,缓解家长紧张焦虑情绪。由于患儿家长往往缺乏医学专业知识,希望面面俱到地将患儿所有症状表现都告知医务人员,缺乏重点,部分家长为获得医生的足够重视,夸大病情。因此,医护人员应注意在倾听、理解重要性的同时,注重倾听技巧,认真耐心听取其叙述,为其解惑的同时对其话语重点进行提问和引导,从中提取到既完整又重要的病史资料。倾听过程中注视患儿及患儿家属的眼睛及面部,注意观察患儿及家属的肢体语言,尽量避免出现边做别的事情边与其交流的情况,以免被患儿家属认为不尊重患儿。

2. 语言形象,通俗易懂　儿科医务人员语气需平和,语调要亲善富有同情心,对患儿家长的问题做到有问有答,答而不厌,使用形象生动、通俗易懂的语言,尽量避免运用专业术语,如小儿哮喘痰鸣音的问诊,可表达为嗓子里是否有"齁齁"的声音。表达务必清楚准确,避免产生歧义。

3. 沟通应及时有效　及时有效的沟通是医患双方相互理解的关键,及时与家长沟通患儿的病情、对疾病的判断、判断依据、即将采取的治疗措施、儿科治疗方案的利弊、疾病预后及护理、患儿已存在及可能产生的心理问题等信息,使家长对小儿病情有所了解,获得家长的充分支持。沟通过程应注意以疾病事实为基础,本着实事求是的原则,表述内容真实、准确,解除家长的疑虑,避免侥幸心理,不可为减轻家长的思想负担,交代病情时有所保留。此外,医护人员与家长之间的谈话应避免让患儿听到,以免加重患儿心理负担。

4. 耐心与自信　医务人员应充分理解家长心理,避免表现出不耐烦情绪,维持自信神态以缓解家长焦虑心情,认真询问病情并进行体格检查,给予初步判断,耐心解答病情,适时安慰家长,告知本次疾病的特点、可能出现的伴随症状以及相关处理策略,消除家长不必要的紧张和顾虑情绪,鼓励家长配合接下来的诊疗活动,辅导家长对患儿进行常规护理。

四、常见医患沟通问题与解决方法

【问题1】患儿病情反复,家长焦虑、不信任。

解决方法:儿科医务人员耐心倾听患儿及家长对病情的描述,尽可能详细地向患儿家长解释疾病的发展规律、伴随症状、常见症状处理方法以及病情转归情况。对长期进行药物治疗的患儿,应详尽告知其疗程、疗效、副作用及注意事项,使家长对患儿病情心中有数。这既缓解了患儿及家长的紧张情绪,又有利于使患儿得到更好的护理。

【问题2】患儿病情危急,一旦危急疾病的预后没有达到患儿家长预期,家长难以接受事实,容易触发医患纠纷。

解决方法:接诊医生应及时与家长进行沟通,利用通俗的语言如实告知家长患儿目前病情以及预后,使家长有心理准备,告知家长所有医护一定会尽力救治患儿。同时有条不紊,积极有效地处置患儿病情,若救治条件无法达到相应要求,应尽可能协助将患儿转至符合条件的医院救治。面对患儿家长怀疑、不满情绪时,医生应准确了解患儿家长产生这种情绪的原因,耐心、真挚地与其进行沟通交流,避免激化医患矛盾。

【问题3】由于患儿临床症状不典型或受到医学诊断及治疗水平的限制,医务人员尚不能在短时间内对儿科某些疑难病例做出确切的诊断,当诊断性治疗未取得显著疗效时,家长担忧患儿病情,自然会出现紧张急躁的情绪,难免会对医生产生怀疑而引发医患矛盾。

解决方法:儿科医生应耐心仔细倾听患儿及家属的病情介绍,进行全面的体格检查,密切关注患儿病情变化,不错过可能的症状体征要点;积极坦诚与患儿家属进行沟通,使患儿家长了解目前临床诊断或治疗上的不足;积极向上级医生请教,开展科室商讨、邀请其他科室及权威专家进行会诊;若由于本院诊断或治疗条件仍未达相应水平,患儿家长要求出院,如实与患儿家长沟通、致歉,积极向家长推荐更为权威的医院。

【问题4】慢性疾病引起的长期身体不适、反复住院以及学业落后易导致患儿产生自卑心理和悲观情绪,长期慢性疾病给患儿家庭带来的沉重经济负担,也进一步加重家长紧张焦虑情绪。

解决方法:儿科医务人员应充分体谅慢性病患儿及家长心情,强调慢性病长期规范治疗的必要性及有效性,帮助患儿树立积极治疗疾病的信心;耐心详细地询问患儿用药以及日常调护情况,及时发现影响治疗效果及复发的可能因素,帮助患儿制订更为完善的用药及调护方案。

【问题5】临床某些疾病的确诊检查存在有创性或一定副作用,如CT、腰穿,甚至抽血等,家长担心相关检查对患儿的身体影响,拒做相关检查,给临床疾病的诊疗带来一定困难。

解决方法:儿科医务人员应尽可能减少有损伤性的检查或治疗,但对于具有临床诊断意义的检查和必要的有创性治疗,应努力与患儿及患儿家长进行利弊沟通,解释相关检查和治疗的必要性,争取患儿及家长配合。

【问题6】中药汤剂是中医辨证论治的主要形式之一。中药复方既可针对患儿主要证候,又能兼顾不同患儿所感病邪及体质的差异,因人制宜,整体调整,且中药汤剂吸收较快,毒副作用小,可取得较好的疾病调治作用。然中药汤剂多味苦、色黑、量多,且熬制过程麻烦,临床接受度较低。

解决方法:解释中药汤剂的作用,说明中药汤剂有整体调整的作用,可因人制宜辨证加减,对患儿病情的缓解以及体质的长期改善作用颇佳;解释中药汤剂虽然味苦,初始煎煮时改良煎煮方法加上适当诱导,大多患儿可以口服中药汤剂,消除家长顾虑;以形象生动的语言方式耐心向患儿讲解中药汤剂对目前身体不适情况的改善作用,鼓励患儿主动配合服药。

【问题7】小儿血管细小,高热、腹泻等脱水情况下血管充盈更差,加上患儿因恐惧而哭闹挣扎,静脉进针往往难以"一针见血"。家长心疼患儿以致情绪失控而责怪甚至打骂护士,护士的心理压力过重更容易引起失误而进一步加重矛盾。

解决方法:医护人员在静脉穿刺前避免过度刺激患儿,适当安抚患儿以尽量取得患儿配合;注射前向患儿家长说明患儿血管较细,在患儿不易配合的情况下,可能会出现一次扎针不成功的可能性,使患儿家长提前做好心理准备;若未进针成功,应保持镇定并积极寻找其他进针部位或寻求手法更为娴熟的医护人员帮助操作,并向患儿及家长诚恳道歉。

五、案例分析

【案例1】患儿周某,男,10个月,因"发热2天",来门诊就诊。患儿2天前夜间发热,热峰39.2℃,予布洛芬混悬液(美林)口服后降至正常范围,今日下午患儿热势又起,偶有喷嚏,无其他明显临床症状,门诊查血常规示无明显异常。患儿热势反复,家长紧张焦虑,请试行医患沟通。

案例分析:①耐心倾听患儿家长对病史的描述,神情专注,及时对家长关于病情的疑问进行解释。②患儿为小婴儿,体格检查前可微笑逗逗患儿,轻轻与患儿牵牵手,抚摸手背,以取得患儿信任,体检时应动作轻柔,避免刺激小儿。③告知家长患儿目前诊断为感冒,为儿科常见疾病,预后良好,治疗以对症处理或配合中药口服为主。④向患儿家长交代如何观察患儿病情,如精神状态及有无其他伴随状态。如精神状态尚可,无其他伴随症状,说明病情不重,可在家服药观察,反之,需及时就医。⑤调护过程中注意适当多饮水,多休息。若患儿低热可予物理降温;当体温超过38.5℃时,可予泰诺林滴剂或布洛芬混悬液口服;若患儿既往有反复高热惊厥病史,体温超过38℃可予药物退热。

【案例2】患儿蒋某,女,15个月,因"高热2天"至急诊就诊。就诊时患儿仍发热,体温40℃,急诊体格检查见患儿精神较差,嗜睡,易惊,舌及颊黏膜处散在疱疹,双侧手足可见斑丘疹及疱疹,脑膜刺激征阳性,急需转至传染病医院,请试行医患沟通。

案例分析:①首先对患儿患重疾表示重视与同情,对患儿家长焦虑的情绪表示理解,立即对患儿进行常规对症处理。②如实告知患儿家属目前高度怀疑为重症手足口病,该病为传染性疾病且病情较急,须尽快转至传染病医院。③详细告知家长该病可能的预后,同时告知传染病医院对重症手足口病的治疗经验丰富,可提供更完善的治疗方案,从而消除患儿家长转院顾虑。④尽可能为患儿联系急救车辆,有条件的话安排医护人员陪同前往。

【案例3】患儿张某,男,6岁,因"咳嗽半月余,伴发热5天"至门诊就诊。两肺听诊未闻及明显异常,但仍怀疑肺炎可能,建议胸部X线检查明确诊断,家长认为患儿肺部听诊正常,担心X线检查对患儿有辐射,拒做检查。

案例分析:①肺炎的诊断需要一定临床体征或理化检查来帮助明确,耐心向家长解释很多肺炎患儿肺部听诊均无异常,根据患儿目前病史及临床表现,高度怀疑肺炎可能,需要X线检查以明确诊断。②一次肺部X线检查并不会对小儿产生影响,明确告知家长诊断后有利于制订正确的治疗方案,促进患儿疾病早日康复,减少疾病对患儿的影响。

【案例4】患儿吴某,男,7岁,因"注意力不集中伴小动作增多5月"至门诊就诊。患儿5月前入学后,老师反馈患儿上课注意力不集中,小动作多,时常扮鬼脸打断同学听课,学习成绩差。老师向家长反映情况,建议患儿来医院就诊。完善相关检查后,医生确诊吴某为注意缺陷与多动障碍,告知家长需要服用药物缓解部分症状,家长认为小儿年幼,无法服用药物,拒绝治疗。

案例分析:①向患儿家长解释疾病对患儿的影响及治疗的必要性,经过治疗患儿可集中注意力,有助于学业的提升。②向患儿家长详细解释药物的机制、疗效、可能出现的不良反应及服药期间的注意事项。③同时告知患儿家属除药物治疗外,可联合心理治疗,通过行为治疗和认知治疗帮助患儿改善症状。

【案例5】患儿朱某,女,3岁,因"发热伴咳嗽3天"至当地社区医院就诊。血常规检查示白细胞数量及C反应蛋白明显升高,遂静脉滴入抗生素治疗,因患儿哭闹反抗,加之血管较细,2名护士协助经手背静脉处进针两次均未成功,家长情绪急躁,请试行医患沟通。

案例分析：①适当安抚患儿，避免对患儿过度刺激，并耐心向患儿家长解释患儿血管较细，且不易配合，可能会出现一次扎针不成功的现象。②积极寻求更为熟练的医护人员帮助操作。③向患儿及家长诚恳道歉。

PPT 课件

第七节　针灸推拿科的医患沟通

针灸推拿学科是唯一以治疗手段命名的学科，是我国中医学的重要组成部分，它是以中医基础理论为指导，运用针刺、艾灸和推拿方法防治疾病的一门临床学科，包括针灸学和推拿学两部分。针灸推拿学理论体系形成于《黄帝内经》时期，经过历代医家的传承和发展，针灸推拿学已逐渐形成了完整的理论体系和独特的治疗方法，并成为治疗技术特色鲜明、临床应用极为广泛的一门学科。

一、疾病谱特征

（一）疾病谱宽泛、疗效独特

经络是人体运行气血、联络脏腑、沟通内外、贯穿上下的径路，它将人体各部的组织器官联系成一个有机的整体，运行气血，营养全身，使人体各部的功能活动得以保持协调和相对平衡。在正常生理情况下，经络有运行气血，感应传导的作用，而在发生病变时，经络就成为传递病邪、反映病变的途径。经络学说是针灸推拿学科的理论基础，在临床上针灸推拿学科治疗的疾病种类繁多，几乎包括内、外、妇、儿、骨伤、五官、急症等各科疾病，显示出较强的治疗优势，一些病症可以即刻取效。

（二）神经系统、骨骼肌肉疾病多见

神经系统常见疾病如脑卒中、颅脑损伤、脊髓损伤、小儿脑瘫、周围神经损伤等，无论是急性期还是恢复期，其表现的运动功能障碍、感觉功能障碍、认知障碍、言语功能障碍等都是针灸推拿技术手段适宜的病症。此外，骨骼肌肉疾病如颈椎病、肩周炎、腰椎间盘突出症、急慢性腰损伤、脊柱小关节紊乱症等，针灸推拿治疗都有较好的疗效。同时由于针灸推拿治疗不受场地、环境的影响和限制，所需费用低廉，没有药物的不良反应和毒副作用，越来越被广大的患者接受和认可。

（三）病程较长，医患沟通需求更强

针灸推拿科治疗的常见疾病无论是神经系统疾病，还是骨骼肌肉疾病，相对病程都较长。这就需要更好的医患沟通，使得患者或家属有足够的思想准备，更好地配合接受较长疗程的治疗，这有助于取得良好的治疗效果。

（四）健康保健方面的独特优势

随着人们生活水平的日益提高，健康意识的显著增强，健康观念的不断更新，人们对健康的保养也越来越关注。针灸推拿自古以来就是延年益寿、养生保健的重要方法之一，如艾灸法、足部按摩等均能够提高人体的免疫力，从而发挥"治未病"的预防保健功能，有效调理人体亚健康状态。针灸推拿避免了对肝肾等功能的不必要伤害，在治未病领域发挥着重要的作用，日益显示出其强大的生命力和良好的发展前景。

二、患者的心理特征

（一）期望值过高

针灸推拿科就诊患者很多为慢性疾病、疑难疾病患者。患者往往经过多种治疗方法、长

时间反复治疗效果不明显才到针灸推拿科就诊,对针灸推拿治疗抱有较高的心理期待。

(二)恐惧心理

针灸、推拿技术是中医特有的治疗手段,针刺、放血等疗法易于产生疼痛感,初诊患者对之缺乏感性认识,容易产生恐惧心理。

(三)疑虑重重

针灸推拿治疗技术需要较强的操作技能,针灸医师手法的优劣在一定程度上会影响针灸治疗效果。因此,有些时候,患者在治疗中对医生或对医生的某些手法操作会产生怀疑,进而影响疗效。

(四)以自我为中心

部分患者在就诊前曾进行过一定疗程的针灸、推拿手法治疗,容易形成对针灸、推拿的惯有意识,自觉久病成良医,熟悉经络腧穴、针灸方法、推拿手法,并要求医生能按照自己的需求来进行治疗。一旦发现医师治疗手段与自己预期要求有所出入,便会产生怀疑及不满情绪,干扰正常的治疗过程。该阶段有时会产生角色对换的情况,即医生为满足患者要求完全听从患者要求进行治疗,甚至过度治疗。

三、医患沟通要点

(一)耐心听取患者的倾诉

针灸推拿科医生要专心、耐心地倾听患者的倾诉,把握患者的主诉。针灸推拿科经常会遇到"多言"的患者,对待这种患者更要有耐心,认真听完患者的倾诉,了解患者的病史和诊疗过程,抓住患者现在最想解决的痛苦,不要随意打断患者的叙述,对于不明白的地方,注意适时地提出疑问。对于针灸推拿科常见疾病,如中风病患者合并言语障碍者,针灸推拿科医生在倾听患者倾诉同时也要耐心倾听患者家属的叙述,必要时帮助患者捋清思路,准确表达。

(二)告知患者病情及要采取的治疗措施和预后

患者对自己的病情有知情权,要向患者做通俗易懂的解释,告知患者及其家属将要进行的治疗措施及步骤,使患者及其家属对治疗过程有心理准备。告知患者及家属患者所患疾病的预后,以防患者及家属过度担忧或对治疗效果有不切合实际的期待。对于针灸推拿科常见的瘫痪及意识障碍的患者,医护人员要告知患者及家属注意及时翻身、叩背、排痰等,注意预防肺部感染、压疮、尿路感染、烫伤等并发症。

(三)注意语言的艺术

针灸推拿科医生在与患者解释疾病的过程中要时刻顾及患者的感受,要采用患者可以接受的语言,不能采用激烈的言辞使患者恐惧或对自身疾病不重视而耽误治疗,更不能因为自己的情绪而影响对患者的态度。医生可根据患者实际情况运用各种表达形式指导患者接受和配合治疗。对于文化水平较低、理解能力不够强的患者,尽可能应用通俗易懂的语言,少用专业术语。

(四)做好针灸推拿前的解释安慰工作

对于第一次接受针灸推拿治疗的患者,针灸推拿科医生要在治疗前对患者做好解释工作,缓解和消除患者的紧张、恐惧心理,得到患者的认可。预先告知患者及家属在针灸、推拿治疗过程中和治疗后可能出现的情况,得到患者和家属的配合,以保证预期的临床疗效。

四、常见医患沟通问题与解决方法

针灸推拿学科临床运用广泛,治疗病种几乎覆盖所有临床科室,在治疗过程中容易出现一些常见的异常状态,甚或一些损害。所以针刺治疗的事先告知或沟通交流尤其重要,一般的异常状态,譬如针刺出血、滞针等,要及时解释,安抚患者,避免引发医疗纠纷;若发生针刺意外要积极采取有效措施,妥善寻求解决方法。

【问题1】患者询问医生为什么针刺时没有酸、麻、胀等感觉。

解决方法:解释要从科普和专业两个角度进行。患者一般认为针感就是酸麻胀痛,没有这样的感觉就没有疗效。科普角度,就是针感有多种,要选择适合病情的,不一定就是酸麻胀的感觉。对于某些疾病,针感的确轻微,但也会收到相应的疗效。从专业的角度,可以简要介绍得气的相关知识。

【问题2】患者在针刺过程中出现头晕目眩、面色苍白、恶心欲吐、心慌气短、汗出等晕针症状。

解决方法:晕针症状是针灸过程中极易出现的一种异常情况。出现晕针情况的,可能是初次接受针灸治疗的患者,也可能是反复多次接受针灸治疗的患者。也可以因为气候过于闷热、最近一段时间过于疲乏,甚或因为没有吃早餐就来针灸而发生。

对初次接受针刺治疗的患者,应先做好解释工作,消除对针刺的顾虑,解除恐惧心理。为患者选择舒适持久的体位,最好采用卧位。选穴宜少,手法要轻。若劳累、饥饿、大渴时,应嘱患者进食、休息、饮水后再予针刺。针刺过程中,医者应随时观察患者的神态,询问患者的感觉,一旦有不适等晕针先兆,应及早采取处理措施。

【问题3】医生出针时拔针困难,患者感觉疼痛不适。

解决方法:这种情况就属于滞针,滞针是指行针或留针时医者感觉针下涩滞,提插、捻转、出针均困难,若勉强捻转、提插,患者感到疼痛。一般是由于患者精神紧张、体位改变或针刺手法的不当,出现"滞针"现象。

对精神紧张的患者,应先做好解释工作,消除顾虑。一旦出现"滞针"现象,应先安抚患者情绪,不要强行起针,延长留针时间。如果滞针是由肌肉痉挛引起,可用循、按、弹等手法使局部肌肉放松,或在滞针邻近部位再刺一针;若是因为体位改变引起,可帮助患者恢复针刺时体位,即可出针;若是手法不当如过度捻转引起,只需向反方向捻转即可。

【问题4】留针过程中患者感觉针刺处疼痛难忍。

解决方法:疼痛产生有多种原因,如前所述的滞针状态会出现疼痛,留针中发生弯针,也会引发疼痛。

处理办法是可引导患者恢复原有体位,也可以在针刺局部进行按摩,缓解紧张,使肌肉放松。但在处理前后一定要给予患者适当的解释。

【问题5】行针时或出针时发生断针现象。

解决方法:断针现象是指行针时或出针时发生针身折断,残留患者体内的现象。一般见于患者体位改变;弯针、滞针未及时正确处理;行针时强力提插、捻转,局部肌肉猛烈挛缩;电针时电流强度突然增大;针具质量欠佳,针身或针根有损伤剥蚀等。

一旦出现断针,嘱患者不要紧张、乱动,防止断针继续陷入深层。如残端显露于皮肤外,可用手指或镊子取出。若断端与皮肤相平,可用手指挤压针孔两旁,使断针暴露体外,用镊子取出。若断针完全没入皮内,应在X线下定位,手术取出。

【问题6】患者询问医生为什么拔针后针刺部位有出血或皮下血肿。

解决方法:拔针后出血或皮下血肿是指出针后针刺部位出现针孔出血,或肿胀疼痛、皮肤青紫等。针刺前应告知患者针刺出针后有可能出现针孔出血或皮下血肿,并仔细询问患者有无出血病史。出针后发现出血应立即用棉球进行较长时间按压,直至出血停止。要告诉患者若出现皮下血肿,小者可不采取措施,任其自行消退,若皮下血肿大,可采取先冷敷止血,再热敷促使其局部的瘀血消散吸收,不必过于紧张。

【问题7】在施灸过程中出现患者皮肤灼烫伤。

解决方法：施灸过量、时间过长或手法不熟练,有时会导致皮肤灼伤或烫伤,甚至是水疱。因此,施灸过程中医者要精神专注,随时注意观察患者的神色,询问患者的感受,一旦有不适情况应及早采取处理措施。患者由于病痛的折磨,心情易烦躁,有误会产生时容易激动,应该耐心仔细地解释安抚患者情绪,告知患者发生烫伤或水疱后的预后。水疱较小时可不予处理,嘱患者注意保持局部清洁,任其自行吸收;水疱较大时,可用无菌细针挑破水疱,放出液体,涂上紫药水,用消毒纱布包敷,以防感染。

五、案例分析

【案例1】女性患者,45岁,主诉"腰痛伴左下肢放射痛半月,加重3天"。患者曾在西医院骨科牵引、理疗10天,治疗效果不明显,曾于私人诊所内服和外用药物(具体用药用量不详),症状未见减轻,反而有所加重,听说针灸治疗腰椎间盘突出症有效,遂来中医院针灸科治疗。自带腰椎MRI示"L3~L5椎间盘轻度突出(中央型)"。中医诊断:腰痛病。患者入针灸科治疗,主治医生为其针刺"环跳穴"时,患者出现左下肢放射感,心里疑惑认为针灸会进一步加重左下肢放射痛症状,遂向针灸科主任投诉。

案例分析:紧张是初次接受针灸患者的常见心理,个别患者还会有一定的顾虑,担心"给扎坏了";还有患者是苦无他法选择,迫不得已进行针灸治疗,对针灸还不是特别信任。如此种种,说明针灸疗法的应用还有许多工作要做,针灸疗效还要进行必要的宣传。对初次接受针灸疗法的患者,用通俗易懂的方法对其讲明针灸特点、针灸方法、针灸感觉和治愈实例等,增强患者对针灸的信任度,消除怀疑心理,在此基础上再对患者进行有效的针灸治疗。此案例因主治医生未充分了解患者的心理状态,也未向第一次接受针灸治疗的患者解释针灸得气的感觉,故而引起患者产生误解。在针灸科主任耐心细致地解释下,患者的思想顾虑得以消除,随着治疗的持续,也感受到针灸的益处。

【案例2】男性患者,65岁,主诉"入睡困难半年"。该患者于半年前无明显诱因出现入睡困难,最初每晚依靠口服1片地西泮能睡约4小时。近1个月每日睡前口服3片地西泮仍无睡意,时而能睡3小时左右,白天精神萎靡、周身无力,为求中医治疗前来中医院诊治。中医诊断:不寐病。主治医生在为患者望、闻、问、切四诊合参辨证开具汤药后,选择针刺内关、神门、心俞、厥阴俞、三阴交等穴。针刺内关穴捻转时,患者出现面色苍白、汗出等晕针症状,家属紧张不已。

案例分析:晕针是针灸临床常见的异常情况,与患者的年龄、体质、病证以及情绪状态等都有一定的关系。本案例患者年纪较高且较长时间休息不好,极易发生晕针现象,作为医生要有一定的预判。具体治疗时,在选择针刺体位、穴位数量,以及手法轻重等方面都要慎重。针刺过程中,更要随时观察患者神态,询问患者感觉,避免发生晕针状况。一旦有不适等晕针先兆,应及早按晕针的处理方法采取处理措施,并留置患者一段时间,待其状态平稳后再让回家休息。

【案例3】女性患者,38岁,主诉"颈项部疼痛3天"。自带颈椎MRI示"颈椎生理曲度变直;C4~C5、C5~C6椎间盘信号稍低,C4~C5椎间盘稍向邻近椎体周围膨出,相应硬膜囊前缘略受压;颈髓内未见明显异常信号影"。中医诊断:项痹病。针灸推拿科医生为患者针灸治疗,选取颈部夹脊穴针刺,留针30分钟。针刺留针5分钟后,患者家属前来寻找医生,代诉患者颈项部疼痛难忍。医生迅速查看、询问患者,了解出现疼痛的原因。

案例分析:此案例中,患者自诉留针过程中,曾有转头接打电话的情况,可以推测是由于体位的变动导致弯针,引发疼痛;嘱患者恢复原体位后,疼痛明显缓解。通过这样的案例告诫我们医生,针刺前的医患沟通极为重要,要认真叮嘱患者留针中不能随意变动体位,以免引起针刺的疼痛、不适感,甚至出现断针现象。

【案例4】男性患者,41岁,主诉双下肢活动不利20余天,车祸外伤史,双下肢肌力均为0级,肌张力高,双侧膝反射亢进,双下肢病理征Babinski征,Chaddock征均为阳性。针灸科医生为患者针灸治疗,在选取左下肢悬钟穴进行捻转提插时,局部肌肉猛烈挛缩出现断针,患者家属情绪激动,向针灸科主任投诉。

案例分析:治疗中出现断针,要视具体情况采取不同的处理方法,如果断端没入患者体内,在安抚好患者情绪,避免紧张的情况下,可以协调上级医生或相关科室一同将断针取出。并告知患者断针发生不会影响病证治疗,打消患者顾虑。再选派患者较为信任的医生进行后续治疗,或提供一些其他治疗的便利条件,争取患者及家属的谅解。最后要查明断针是医生的粗暴手法还是针具质量所致,进行对应的处置,努力避免同类问题的再发生。

【案例5】女性患者,26岁,因面瘫来针灸科治疗。在针灸治疗结束后由实习医生起针。患者自觉口角处有胀痛感,照镜子发现口角针灸处鼓起一个直径1cm左右的包,患者向实习医生咨询,实习医生推说不知,引起患者强烈不满,遂向带教老师投诉。

案例分析:实习过程中出现问题,实习医生应及时向带教医生汇报,切忌隐瞒实情,避免出现不必要的医疗纠纷。带教老师了解情况后,首先要告知患者此情况为针刺伤及血管、按压不够而致,对病情康复以及身体状态不会出现其他影响,打消患者的顾虑,并讲解血肿的处理方法,取得患者的谅解,然后再对实习医生进行教育,督促其更好地熟悉业务。

【案例6】女性患者,69岁,因风湿性关节炎来针灸科进行治疗。在针灸过程中,主治医生对患者外膝眼穴进行温针灸治疗,不料在操作时艾炷放置不稳,直接掉落在患者皮肤上,患者呼痛,主治医生急忙将艾炷移除,但未及时采取烫伤治疗,患者局部皮肤发出水疱。第二天患者在家属陪同下来医院投诉。

案例分析:灸治过程中发生烫伤,医者应当立即处理好烫伤部位,并向患者做好解释,即使当时未出现水疱,也要叮嘱患者回家后注意观察,告知出现水疱的处理方法,让患者及家属有心理准备。

如果水疱不大,可用甲紫药水涂擦,不要抓破,一般数日后即可吸收痊愈;若水疱过大,宜用消毒针具或注射器头针,刺破水疱,放出水疱内液,外用消毒敷料保护,数日内痊愈。确因医者操作引发烫伤,应态度诚恳,承认错误,积极沟通,争取患者及家属的最终谅解。

【案例7】女性患者,72岁,因左侧肩周炎来针灸推拿科进行治疗。在推拿过程中,推拿医生未告知患者突然对患者的肩关节进行了扳法操作,患者未做好心理准备,出现面色苍白、头晕症状。医生急忙扶住患者卧床休息,测量血压、脉搏均正常,观察患者反应,安抚患者,向患者诚恳道歉。

案例分析:对高龄患者,一定要慎用扳法。如有必要实施该手法,应向患者详细说明扳法注意事项。医者在推拿操作过程中应做到手法轻柔和缓,经常询问患者是否能耐受,切忌使用蛮力和暴力,避免出现晕厥,引起纠纷。如果患者发生晕厥后首先应立即停止手法操作,使患者平卧,采取头低脚高位。较轻者静卧片刻,饮温开水或糖水后即可恢复正常;重者可配合掐水沟、按压内关、擦涌泉等腧穴急救,必要时配合应用中西医综合急救措施。

第八节　骨伤科的医患沟通

中医骨伤科学,又称伤科或正骨科,是一门主要研究防治皮肉、筋骨、气血、脏腑、经络等各种损伤性疾患的学科。中医骨伤科历史悠久,源远流长,是人们长期与损伤及疾患做斗争的经验总结,对维护人们的身体健康做出很大贡献,具有丰富的学术内容和卓越的医疗成就。

一、疾病谱特征

中医骨伤科学诊治范围是四肢、脊柱、骨与关节的各种损伤,如骨折、脱位,急性或慢性软组织损伤;由损伤所造成的并发症、后遗症;以及骨髓炎、骨结核、骨肿瘤等骨病。损伤多由外界因素作用于个体发生,主要由外力伤害引起;骨病与脏腑气血功能失调关系密切。损伤患者的特点是病情急、重、变化快、容易漏诊;骨病的特点是病程长、缠绵难愈、预后差、致残率高等。人体遭受暴力打击后,除发生骨折、脱位外,还可能合并全身或者局部并发症,有些并发症可能短时间内危及生命,如创伤性休克、重要脏器损伤、血管神经损伤、深静脉血栓、肺栓塞等症状必须紧急处理;有的需要在治疗骨折的同时或后期处理,如坠积性肺炎、压疮、尿路感染、关节僵硬、骨折延迟愈合、不愈合和骨缺血性坏死等。因此检查时必须做到周密细致,确定有无并发症。

二、患者的心理特征

(一) 治疗前的心理特征

1. 急性损伤患者和家属的心理特征　骨伤科患者中有相当一部分因为急性损伤而就医,患者因受伤前缺乏心理准备,心理上主要表现为恐惧、忧郁、疑虑、愤怒等;在行为上多表现为激动、易怒,也有人表现为凝视、冷淡或木呆。患者及其家属往往不知所措,在对待病情上极易表现得不够理性,可能因一时冲动酿成严重后果。

2. 慢性损伤患者和家属的心理特征　非急诊就诊的慢性损伤患者和骨病患者,多表现为疑惑、痛苦。与急诊不同的是,慢性疾病患者及其家属会理性地思考,治疗前关心疾病的诊断、诊断的可靠性、致病原因、需要做什么检查、怎么治疗、治疗有什么副作用、治疗效果怎样、需要多少费用,特别关注是否会留下后遗症或导致残疾等。

(二) 治疗中的心理特点

骨伤科患者在治疗中可能有肢体疼痛、肢体部分活动受限或完全受限,由于疗程较长,患者会担心致残、耽误学习工作或失去工作、自己的疾病会连累家人等问题。

由于疾病,患者的生理、心理及社会角色状况都可能改变,不少患者有抑郁表现,如忧愁、悲伤、后悔、自责或抱怨;也有患者呈现出烦躁、易怒、自暴自弃等情绪反应。

三、医患沟通要点

骨伤科患者中急性损伤而就医者,患者因对受伤缺乏心理准备,主要表现为恐惧、疑虑、愤怒等心理特点,很容易情绪失控,做出不理智举动。医护人员除积极治疗,更需要注意医患沟通,避免不必要的误解和伤害。在语言交流方面,应该多使用礼貌性语言,让患者及家属感觉受到尊重。在治疗期间,应给予患者理解和同情,多使用称赞性语言进行交流,使患者坚强、增强治疗的信心,特别是在骨折治疗中的功能锻炼阶段,需要顽强的毅力,患者的努力需要得到医务人员的肯定。在给患者做检查和治疗时,动作要轻柔。在暴露患者的隐私部位时,应该请无关人员回避,并主动关上门、拉上屏风,做好对患者隐私的尊重和保护,消除患者的紧张与害羞心理。

(一) 诊查项目选择和告知

骨伤科是建立在解剖、生理、病理、诊断和中医基础理论之上的临床学科。由于专科的疾病特点,患者就诊后,接诊医师不但需要仔细询问受伤原因、受伤经过、伤后表现、有无昏迷和诊疗经过中的病情变化,还要熟悉被检查部位的解剖关系和生理功能,明确每项检查的目的。骨伤科医师在诊治过程中要与患者及家属充分沟通,如需要进行详细的骨与关节检查时,告知患者在检查过程中会出现疼痛及不适,使患者有一定的心理准备,并做到手法轻柔、准确,不反复。骨伤科需要影像学检查(X 线片、CT、MRI、肌电图等)和实验室检查,综合分析才能得出正确诊断,需要告知患者每项检查的特点、有无放射性、适应证以及医疗费用。要首选适合患者病情、费用低的检查方法,不额外增加患者经济负担。其中 X 线片方便快捷,是骨科最常用的检查,X 线片可以整体观察损伤部位的骨质情况,了解骨折情况及骨折愈合情况。CT 从不同切面观察脊柱、骨盆、四肢关节较复杂的解剖部位和病变,有较好的软组织分辨能力,不受骨骼重叠及内脏器官遮盖的影响。对比可以发现 X 线片很难辨认的小碎骨块,如髋关节腔内的股骨头或者髋臼骨折的小骨块。磁共振(magnetic resonance imaging,MRI)可以很好地显示软组织病变,在脊柱脊髓损伤、骨髓水肿、膝关节韧带损伤等方面很有价值。这些影像学检查各有优缺点,临床中需要根据病情合理选用。

(二) 病情风险程度的告知

骨伤科疾病的种类不同,疾病特点和风险程度也不同,要根据不同的病情采用不同的沟通方法,使患者容易接受。例如急性损伤患者的特点是病情急、重、变化快、容易漏诊,严重创伤早期很容易出现休克、重要脏器损伤、血管神经损伤等严重危及患者生命的并发症。患者家属开始一般难以接受突发的状况,或期望值过高。医师需明确告知患者目前的病情、诊治方案、预后等,需要告知患者及家属风险并紧急处理,后期容易出现骨折延迟愈合、不愈合或者缺血性骨坏死、关节僵硬、肌肉萎缩等并发症。脊髓损伤导致截瘫患者很容易出现肺部感染、尿路感染、压疮等并发症,康复期长、效果差,患者心理负担和家庭负担重。骨病的特点是病程长、缠绵难愈、预后差、致残率高等,在沟通过程中需注意患者诉求,必要时进行心理疏导。如慢性骨髓炎患者病程可达数年、需要多次手术、肢体出现畸形或者关节功能受限;骨与软组织肿瘤患者的复发率高、部分预后差。手术是骨科常用的治疗方法,但手术也有一定的风险,应告知患者及家属各种风险。

(三) 治疗方案的征求和认同

骨伤科的治疗遵循"动静结合、筋骨并重、内外兼治、医患合作"原则,根据损伤的具体情况,分别选用相应的治疗方法。治疗方法主要有药物、手法、固定和练功,必要时配合微创、针刀、手术等侵入性治疗,临床中应根据患者的年龄、全身状况、基础疾病、受伤程度、职业特点等有针对性地应用。采用如中医特色手法、夹板固定、功能锻炼,必要的活血、消肿、接骨、续筋、补肝养肾的中药内服,以促进损伤的早日恢复。

骨伤科的治疗中患者的生命和安全必须放在首位。严重创伤,比如多发骨折同时存在颅脑、胸腹等损伤,需要优先处理危及生命的损伤,病情稳定后才能治疗骨关节损伤。特殊的环境下,如地震、战争造成大批伤员,处理方式相对简单。高龄的股骨转子间骨折,如果全身情况差,不能耐受手术,则选择牵引为主的保守治疗;如果考虑手术治疗,需要讲明手术风险,征得患者及家属理解并签字同意,还需要做好各种风险如脑梗、刀口感染、肺栓塞、肺部感染的预防和治疗工作。在损伤的治疗中有时还要手术,如对组织缺损的修补、骨折的内固定、关节脱位的切开复位等。

(四) 引导患者配合治疗

骨伤科患者的病程较长,并且大多需要卧床很长时间,部分患者后期还需要拐杖、轮椅、坐便器等辅助器具,患者行动不便,护理压力较大,给患者及家属带来极大不便和沉重负担,厌倦情绪时有发生。骨伤科的治疗原则之一是医患合作,患者及其家属的积极配合对疗效和预后有着直接的影响。患者心情舒畅,精神状态良好,能促进疾病康复;骨科患者的关节制动,常导致肌肉萎缩、关节僵硬,更需要患者自主的功能锻炼;骨折愈合需要适当的压应力,这种锻炼也需要患者的主动配合。

四、常见医患沟通问题与解决方法

(一)与急性损伤患者的沟通

对于急性损伤患者,医务人员应表示关心和尊重,急人之所急,主动提供帮助,并使用安慰性语言安慰患者,增强患者的安全感。让患者及其家属感到医院对患者的重视,正在积极采取措施为患者进行检查和治疗,整个诊疗过程是积极、有序、充满温情的。

(二)与慢性损伤患者的沟通

慢性损伤患者和骨病患者治疗前往往有较多的疑问。患者在入院后,医护应该主动与患者及家属交流,说明患者目前的病情及治疗计划;同时,让患者认识自己的主管医师,遇到问题可以直接找主管医师解决或咨询。

(三)与患者及家属手术前的沟通

明确诊断,要采取手术治疗前,要与患者及其家属交流下一步的治疗方案。需要使患者及其家属了解病情,对手术治疗的效果有所认识。要告知手术风险及可能会发生的并发症,使患者及其家属能从心理上有所准备。对于手术,所有患者都会紧张,担心疼痛、麻醉意外、手术效果不好等。医生与患方进行沟通时,不妨将其家属,特别是家属中的关键人物考虑进去,在与他们充分沟通后,让他们再与患者沟通,往往会取得很好的效果。如果患者家属众多,意见分歧,这时应该给家属一定的考虑时间,让他们充分讨论,做出治疗选择。

(四)与出院患者的沟通

患者出院时,主管医师要将诊断证明、出院证明等材料交给患者或其家属。根据患者出院后的心理特点,在患者出院前,主管医师除了以书面形式将诊断证明及出院医嘱告知患者及其家属外,还应该亲自以口头的形式告知出院后的注意事项、功能锻炼方式、功能锻炼强度、何时负重、负重时需要什么辅助工具保护、何时复查,还可以告知电话,如果患者有疑问,可以及时咨询。通过这样详细的介绍,可以让患者更加轻松地出院。这也是医师人性化服务的体现。患者出院时,主管医师可以约定其在门诊日随访,这样医师容易掌握患者病情变化,患者对主管医师也熟悉,有一定信任度,交流起来容易得多。

患者出院后,还应对患者进行定期复查、随访,可以通过电话、信、微信等方式随访。回访时首先向患者或家属询问出院后的康复情况,需要哪些医疗帮助,在此基础上给予健康指导,提出解决问题的办法。使对方在心理上有一种亲切感,有利于下一步的沟通和交流。回访人员要有专业知识,在接听患者的电话咨询时,注意以下几方面:把握患者的目的;要耐心、细心倾听;注意礼貌及态度。

五、案例分析

【案例 1】70 多岁的王先生摔伤导致右腕部肿胀疼痛、活动受限,到医院急诊科就诊,医生检查拍片后诊断为"右桡骨远端骨折"。患者有高血压、糖尿病病史多年,综合患者情况,并征得患者同意决定行手法复位、夹板固定,整复后拍片复查。王先生一看整复后的片子,发现骨折部位没有完全对合,立即找到急诊医生,质问:"为什么把我的骨头对歪了?"

案例分析:医生可以更加清晰地告诉患者,骨折部位完全对合,就需要手术,因患者年龄大,基础病多,手术风险偏大,所以经过评估建议保守治疗,术前的医嘱交代,就是说明这一情况,并在征得同意后实施了手法复位。通过观看复位后影像资料,显示骨折对位对线良好,已经达到功能复位,保持此位置骨折愈合,辅以功能锻炼,不会影响以后的腕关节功能。同时告诉患者,复位固定后需要观察右手肿胀、外观颜色变化,如果有异常情况要及时反馈医生复查。最后再告诉患者手法整复不苛求"严丝合缝"的解剖对位,是高龄体弱患者常用的方法,但也会很好地恢复功能。经过耐心解释,王先生脸上露出了笑容,说"不手术也能治好骨折,传统疗法就是好,既不痛苦、花费又少"。

【案例2】30岁的王先生右侧髋关节疼痛1年,在当地医院诊断为右侧股骨头坏死,医生说没有很好的办法,等到关节面塌陷换个关节就行了。但患者很担心残疾,并且担心关节置换,故而到处求医,最后花费1个月的时间才挂上省城医院的知名专家号,专家的诊室门口排满了患者,等轮到他看病时,专家体格检查了不到2分钟、看过X线片后,就让他做髋关节的CT和磁共振检查。王先生很是难受,很快就在微博里面留言,说排队1个月、看病两分钟,还说这个专家太不认真了、太敷衍患者了。

案例分析:这个就是典型的医患沟通不良造成误解的案例。每个患者都希望医生详细地检查、耐心地讲解治疗方案,应用最理想的治疗方法。但这个案例中,在专家眼里,本病例诊断已经明确,仅仅需要完善检查,就能确定下一步治疗方案。因此,接诊时间短,医嘱也相对简单,没有考虑到一个年轻患者面对可能的肢体障碍的焦虑心态,引发了患者吐槽。这也提示我们要有医患之间的"共情",应给予患者充分的理解和同情,在可能的条件下,耐心倾听,详细询问患者的发病过程及诊疗经过。

本案例还提示我们,诊疗活动需要良好的医患沟通,如果建议进一步检查、补充资料,也要告诉患者进一步检查的意义、诊断步骤和目的,而不是简单地让患者去检查,这样患者的感受完全不一样。医生也能在忙碌的诊治中得到患者的理解。

第九节　康复科的医患沟通

PPT 课件

康复医学作为一门独立的医学学科,是临床医学的一个重要分支,是现代医学体系的基本组成(预防-治疗-康复)。20世纪80年代,我国开始发展康复医学。1983年中国康复医学会的成立标志着我国康复医学学科正式形成,1996年原卫生部要求各个综合医院建立康复医学科作为临床二级学科,明确了学科的定位。21世纪以来,我国康复医学得到长足发展,康复医疗进入腾飞阶段。

一、疾病谱特征

(一) 治疗目标的特殊性
康复科与其他临床科室不一样,不但要治疗疾病,更重要的是提升功能,即通过训练,尽可能地使病、伤、残者的功能障碍得到改善,提高患者的生活质量,使其回归家庭、回归社会。

(二) 治疗对象的多样性
1. 残疾者　据世界卫生组织统计,全世界目前约有占总人口10%的各种残疾者,每年以1 500万人的速度递增。我国1987年的抽样调查表明,言语、智力、视力、肢体和精神残疾者占总人口的4.9%,分布在18%的家庭中。但是这一调查未包括慢性病、内脏病、老年退行性病而致严重功能障碍者。我国残疾人联合会的统计数据显示,截至2020年2月,中国共有8 500万残疾人,约占中国总人口数的6.2%,可见康复对象人数众多。康复治疗是改善残疾者躯体、内脏、心理和精神状态的重要手段,也是预防残疾发生、发展的重要手段。

2. 老年人　人口老龄化是国际性问题。身体障碍与年龄一般成正比,年龄越大,各种疾病或功能障碍的发生率越高。根据国家卫生健康委、全国老龄办发布的《2021年度国家老龄事业发展公报》显示,截至2021年末,全国60周岁及以上老年人口达2.67亿,占总人口的18.9%,65岁及以上老年人口达到2亿以上,占总人口的14.2%,预计到2035年前后,我国老年人口数将突破4亿,将超总人口数的30%。老年人群将成为康复医学服务的主要对象之一。

3. 慢性病患者　主要是指各种内脏疾病、神经系统和运动系统疾病患者。这些患者往往由于疾病而减少身体活动,并由此产生继发性功能衰退,例如慢性支气管炎导致的肺气肿和全身有氧运动能力降低,类风湿关节炎患者的骨关节畸形导致功能障碍等。这些问题除了需要进行常见的临床医疗,还应进行积极的康复治疗,才可改善患者的躯体和心理功能,减轻残疾程度,提高生活独立性。

4. 疾病或损伤急性期及恢复早期的患者　许多疾病和损伤需要早期开展康复治疗,包括传统的方法,以促进原发性功能障碍的恢复,并防治继发性功能障碍。例如:骨折后在石膏固定期进行肌肉的等长收缩运动,有利于骨折的愈合,预防肌肉萎缩,减少关节功能障碍。心肌梗死后的早期运动治疗有助于减少合并症,维护心功能,是心肌梗死住院时间减少3~5天的关键措施之一。

5. 亚健康人群　根据中华中医药学会发布的《亚健康中医临床指南》定义:亚健康是指人体处于健康和疾病之间的一种状态。处于亚健康状态者,不能达到健康的标准,表现为一定时间内的活力降低、功能和适应能力减退的症状,但不符合现代医学有关疾病的临床或亚临床诊断标准。康复治疗可以提高亚健康人群的功能,合理的运动锻炼也有利于提高组织对各种不良应激的适应性,预防疾病的发生。例如积极的有氧训练有利于降低血脂,控制血压,改善情绪,从而提高体质,减少心血管疾病的发作或延缓发展。

(三) 治疗方式的综合性

治疗对象的功能障碍一般有很多种,康复治疗的方法主要有物理疗法(PT)、作业治疗法(OT)、言语治疗(ST)和康复工程(RE),还包括心理治疗(PST)、中国传统康复治疗(TCM)、康复护理(RN)和社会服务(SS)等内容。与之对应的康复团队人员有物理治疗师、作业治疗师、言语治疗师、假肢/矫形技师、心理治疗专家、中医师、康复护士、社会工作者等。在中国大陆,康复团队一般都以康复医师为组长领导,治疗时统一安排,分工合作,多学科和多专业共同致力于患者功能康复。

(四) 治疗时间的长期性

康复科治疗的常见疾病无论是脑瘫、偏瘫、截瘫,还是颈肩腰腿痛等,相对病程较长,有些甚至要终身治疗,不可能像临床急性病那样,可以"药到病除"。这就需要患者和家属要有足够的耐心,医生和治疗师治疗前要做好充分说明,使之能够接受和坚持较长时间的康复治疗,才能取得良好的治疗效果。即使出院回家,也要坚持社区康复和自我锻炼。

二、患者的心理特征

由于康复科治疗的目的和方法等都不同于其他临床科室,许多患者和家属对康复还不是很了解,缺少心理准备,若沟通不善,往往会形成比较明显的心理落差。如脑血管意外、脊髓损伤等遭受重大疾病或损伤而致严重功能障碍的患者,其比较典型的心理特征大致分为5个阶段:

1. 休克阶段　这是人对创伤的即刻反应。意外事故突发时,患者往往处于休克或精神麻木状态,对巨大的打击表现沉默或无明显反应。这种情况可持续数小时或几天。

2. 否认阶段　创伤致残的打击往往超出患者的心理承受能力。虽对自己的残疾开始有所认识,但仍怀有不切实际的幻想。这是一种否定性心理防御,把现实与预后完全否定,以缓解心理压力。此阶段可持续数周至数月。

3. 混乱阶段　随着时间的推移和康复治疗的进行,患者逐渐明白残疾不能完全治愈或可能终身残疾,感到自己是一个"废人",情绪很不稳定,感情很脆弱,表现为易责怪怨恨他人、易冲动或心情压抑、悲观失望、抑郁沉默,甚至有暴力和自杀倾向。

4. 对抗阶段　患者认识到自身残疾后,有时会出现心理和行为倒退,产生过度的依赖现象,对康复训练不积极,有些甚至不愿出院,缺乏积极独立生活的心理和行为,不愿意面对现实。

5. 努力阶段　患者接受了残疾的事实,从心理到行为逐渐开始适应。同时认识到自我生存的意义,并积极参加康复训练,努力争取生活自理,重新定位自己,开始新生。

以上几个阶段往往交叉存在,无法截然划分。虽然许多患者看上去已经陷入绝望,但其内心深处还是渴望从痛苦中解脱出来。通过长期引导性、支持性心理治疗,尤其是真心实意地关心、帮助、陪伴、安慰患者,就可以使患者尽快面对现实,重新认识自我,增强其自信心,消除各种心理障碍,以良好的心态积极、主动、持久地进行康复训练,争取早日回归社会。另外,心理治疗宜早不宜迟,患者越早面对现实,康复治疗就越主动,康复的效果也就越好。

三、医患沟通要点

(一)预防为主的早期沟通

在临床康复治疗过程中,要主动和患者及其家属沟通,洞察可能出现问题的苗头,及时做好记录,并把这类患者及其家属作为重点沟通对象。一般来说,由于康复治疗的周期较长,一旦患者及其家属对治疗效果与服务态度产生疑问或不满,往往会在日常言语或行动中有所体现,如要求更换治疗师等。此时治疗师应及时与患者及其家属进行专门的沟通,避免矛盾的激化,达到防患于未然的目的。

(二)更换沟通对象

当康复治疗人员与患者及其家属间出现矛盾或沟通困难时,可主动和同事商量,让有经验的同事代替自己与患者及其家属主动沟通,换一个角度,了解产生矛盾的原因,并积极寻求化解矛盾的方法。当同事出面仍不能解决问题时,应及早向上级主管人员汇报,如主管技师或治疗组长等,由上级主管人员安排并出面与患者及其家属沟通,以尽快排除矛盾。另外,当康复治疗人员与患者沟通困难时,还可考虑与其家属进行沟通。或者当与患者某位家属沟通困难时,可与患者家属中知识水平较高者进行沟通,并由其进行调解说服工作。有时为了沟通需要,甚至可以在征得老患者同意的前提下,让同一类患者中康复得比较好、有威望的老患者去做新患者的工作,效果有时比治疗人员直接沟通还好些。

在沟通的过程中,要始终让患者及其家属明白,沟通的目的不是为了解释或掩饰,其主要目的是让患者尽快更好地康复。

(三)集体康复宣教沟通

康复治疗有时是一项长时间的工作,往往需要患者家属的配合或参与。因此,对患者及其家属进行相对系统、长时间的康复宣教就显得尤为必要。针对科室收治的某类病种或功能障碍的不同类型,定期、分门类面向患者及其家属举办一些科普宣传活动,重点讲解该种疾患或功能障碍的临床表现、康复治疗方法及治疗过程中的问题,并强调患者及其家属主动配合诊疗的重要性。并对一些简单的动作和操作进行现场教学,如翻身、体位摆放等。通过这种集体性的沟通,可以增强患者对自身疾病和障碍的认识,理解各种诊疗措施的作用,增强其对康复治疗的信心,同时无形中也化解了各种因理解差异所造成的医患矛盾或纠纷。

(四)书面视频材料沟通

除了以上类似授课性质的科普宣传外,还可以印制一些康复宣教手册,免费分发给患者及其家属阅读。如将上述的讲课材料加以整理,汇集成册,放置在门诊、病房走廊、治疗室等地,供患者及其家属随时取阅或带回病房仔细阅读,以增进其对疾病的了解。当然,还可以将相关的疾病科普影片或授课讲解过程的视频在走廊、治疗室定时播放,也会有同样的沟通效果。注意用这种沟通方法时,书面资料不要影响科室卫生,视频资料不要影响和干扰患者的训练及休息。

(五)协调统一沟通

康复是讲究团队合作的,沟通也一样,当康复团队中的成员对某种疾患或问题的解释没把握时,可请示上级主管人员或由康复团队成员间进行预先商量,形成统一的认识后再与患者及其家属沟通。同样,对兄弟单位或科室的治疗措施,在患者及其家属面前也不要妄加评论,因为这很可能导致患者及其家属与别人的沟通障碍甚至医患纠纷,从而造成不应有的沟通障碍。

(六)注意沟通的言语艺术

在与患者及其家属交流时,要时刻注意言语的艺术性,既要提高患者对康复治疗的信心和积极性,也要显示康复治疗有一定的难度。所以说话要有分寸,尽量不要使用一些太过肯定的词汇。因为医学是一门很难完全预测的学科,任何事情都有可能发生。因此在交流时,既要说出自己的信心,也要表达出其中的困难,既要展示成功的可能,也要告知过程中的风险。只有这样,才不会造成患者及其家属的盲目自信或断章取义,从而在出现问题时保留协调的空间和余地,还可以防止被人钻空子。同时,在医患沟通时,适当的沉默是必要的,还应记住切忌争执。

(七)注意沟通的时机

医患之间的沟通,还要注意选择合适的时机,程序性的事情应按部就班地向患者及家属交代清楚,及时沟通。患者及其家属问到的问题如果是简单的或者医者熟悉的内容,就应该当时做出答复,如果所提的问题内容很复杂或者自己不熟悉,医者也要明确答复的时间并积极通过不同途径找到答案并准时答复。这可以为建立医患之间的信任奠定基础。

(八)可以借助网络等新媒体沟通

当今社会,科技飞速发展,人和人之间的沟通方式也在发生改变。除了传统方式,在沟通过程中适当借助新媒体,也是与时俱进的创新,QQ、微信等都是可以采用的方式。如果使用得当,不但可以及时沟通,缓解医患矛盾,而且可以节省时间,优化出更完善的治疗方案,有利于进一步跟进治疗,即使患者出院后也可以进行相应指导。如使用微信沟通,应在相互初步了解的基础上,征得患者的同意后,或者在患者主动要求下,互加微信进行沟通。注意在沟通过程中尽量不要涉及与疾病治疗无关的人和事,恪守职业道德,尽心尽力完成治疗任务。

四、常见医患沟通问题与解决方法

康复方法临床运用广泛,几乎覆盖所有临床科室,只要有功能障碍,都可以用康复的方法进行训练。在治疗过程中容易出现一些异常情况,若不及时纠正,会对患者产生一些伤害,所以事先要和患者进行沟通,避免患者紧张。若出事故,要积极采取有效措施,诚恳地向患者道歉,决不能欺瞒患者,必要时应做出相应赔偿。常见问题及解决方法:

【问题1】患者对自己的功能障碍不了解,对治疗方法及过程很迷茫,信心不足。

解决方法：康复科是医院里比较年轻的科室，很多患者还没有康复意识，对自己的康复治疗不了解也属正常，所以康复医师和治疗师要在治疗前对患者进行系统的评估，并根据评估的结果对患者的功能障碍进行定性和定量的描述，同时设置好短期和长期的治疗目标，告诉患者或家属治疗后可能达到的程度。还有，治疗过程中也要及时解释患者提出的问题和出现的各种变化。当然，医务人员也可以根据个人的从业经验，讲述之前治过类似患者的变化情况，让患者初步明白自己的病情和治疗的方向。同时，在表达方式上，尽量用简明通俗易懂的语言。

【问题2】患者康复一段时间后，对效果不是很满意。

解决方法：医务工作者一定要重视，耐心做出解释，认真修正方案。沟通的要点是，①如果康复治疗的方向和方法都是正确的，效果还是不好，可能是积累不够，需要坚持量变引起质变。②如果经检查和治疗发现是方向和方法不够完善影响疗效，就应及时修正方向，优化方案，并密切关注改变后的治疗变化。康复治疗是一个动态变化的过程，优化方案是永恒的主题，只有尽心尽力才可能做得更好。

【问题3】患者康复后出现疲劳和疼痛。

解决方法：康复后出现疲劳属于正常现象，但疲劳应以不影响第二天工作、学习、生活为度，若持续训练引起疲劳过度，也会影响治疗的效果。康复后的疼痛现象要看情况而定。一般而言，康复后没有疼痛最好，轻微的疼痛是允许的，只要疼痛及时消失即可。如果疼痛持续1天以上或持续加重，就要引起重视，因为治疗已经引起了损伤，应尽早予以临床处理。

【问题4】患者在康复过程中出现意外情况。

解决方法：医疗是有风险的，康复也不例外，只不过康复的风险相对较小，所以，康复治疗时也应注意防范风险。如脑卒中患者可能在训练过程中出现第二次发病，长期卧床患者可能因骨质疏松或深静脉栓塞引起意外等。康复治疗师在治疗之前应和患者家属进行沟通，讲解可能存在的风险，让家属知情，必要时，可以签署治疗协议书。在治疗时，必须积极防范风险，如动作轻柔，操作规范，耐心细致。一旦有异常迹象，应果断终止治疗，尽快分级上报各级技术主管，如主管技师、治疗组长、科室主任等，采取有力措施，组织参与抢救，将事态控制在最小的损失范围之内。

【问题5】患者出院后的康复和沟通。

解决方法：康复患者出院后，还应继续康复。出院时，应向患者及家属交代清楚，康复医学是功能医学，不同于临床医学，功能的提升在于不断地正确训练。许多患者出院时功能还可以，于是认为自己已经痊愈，但如果不坚持训练或锻炼，功能一定会下降。所以出院后应自我锻炼或到社区机构就近继续进行康复训练，医务人员也应经常联系患者并保持指导和沟通。条件允许的患者可以定期到医院评估并接受指导，有些在家中卧床的患者也可以由医务人员上门服务。

【问题6】患者在住院期间，治疗之余怎么配合？

解决方法：患者住院治疗期间，主要以医院的系统康复治疗为主，适当辅以自我训练，随着治疗效果的不断积累，患者的功能会越来越好。治疗组可以教会患者及家属一些基本的简单动作，让患者治疗之余回到病房自我训练，以配合整体治疗。一方面补充治疗量的不足，另一方面提高患者参与的积极性。不过要注意几点，①所有的自我训练动作都是在治疗师的指导之下，患者学习合格后才能独立操作，而且治疗师要密切关注训练后的变化情况，并及时做出修正。②所有的动作都要和患者的整体训练相匹配，其难度要和患者的训练阶段相一致，所以要根据实际情况不断调整。③所有的动作都要易学易操作，同时要防止训练过度。

【问题7】患者在住院期间,嫌治疗时间不够,要求加治疗时间。

解决方法:患者及家属想快点恢复,这种心情可以理解,但康复科医务人员有责任给患者及家属交代清楚,康复治疗是一个科学严谨的医学行为,不是简单的时间累加。以运动治疗为例,其运动处方就有很多参数,包括运动方式、运动强度、运动时间、速度、频率及疗程等。除此之外,康复医师和治疗师还要根据患者的功能状况和变化情况不断调整参数。所以,所有的变动必须建立在对患者功能变化的科学评估之上,治疗师不能随意改变,患者及家属更加不能在其他时间随意增加治疗强度。

五、案例分析

在临床接诊过程中,治疗师不仅要重视与患者的沟通,也要重视与医生、患者及患者家属的沟通,四方的良好沟通是建立医患和谐、互信关系的重要途径,掌握必要的沟通技能有利于沟通效果的提升。

多方联合架起沟通桥

【案例1】

患者林某,男,60岁,因车祸致头颈部外伤,伤后及时送上海某知名医院手术治疗,行"颈后路 C3~C6 椎板切除减压术,椎板钩 C3~C6 侧块螺钉内固定、植骨融合术",手术很成功,术后处理到位。病情稳定后,转入康复医疗机构进行康复治疗。诊断为:颈椎脊髓不完全损伤后所致四肢瘫。

案例分析:脊髓损伤引起四肢瘫的康复是一个复杂漫长的过程,对患者及家属而言,也是一个严峻而又现实的考验,特别是患者本人,一时难以承受。所以,康复治疗(包括心理治疗)宜尽早全面铺开,只要术后病情稳定就可开始进行。早期功能训练对防止废用综合征有意义,同时,早期的心理沟通也有利于患者早点回归到现实中来,使患者更加主动。首先要建立并坚定信心,包括三个主体的信心,医生和治疗师的信心来自对预后和功能的准确判断,家属的信心取决于对患者无私的关爱,患者的信心建立在对生活的热爱和渴望上。然后就是争取将每一次治疗做好,巩固信心,坚持下去,功能就会更好。

沟通除了治疗师和患者进行"一对一"细致治疗并针对性沟通,还可以采取"小组训练"的形式进行。如,①多个治疗师训练一个患者,包括运动治疗师、作业治疗师、心理治疗师、矫形支具师等在医师的领导下互相配合,同训一个患者。②一个治疗师同时训练几个情况差不多的患者,通过患者之间相互鼓励、相互竞争、共同承担压力、共同进步来最大限度提升治疗效果。③将患者带到公园、社区等公共场所进行训练,缓解长期训练的压力。总之,沟通好了,患者的康复治疗也就自觉主动些,进步自然就快了。

专业是最有价值的沟通

治疗师要一切以患者为中心,关注患者心理和求医意愿,并用专业的视角认真设计和优化诊疗方案,做到善于与患者进行沟通,提高医疗就诊满意度。

【案例2】

患者邓某,男,47岁,患者长期伏案工作,两年前出现颈、肩部酸胀,偶有头晕,感觉头脑不清醒,平卧休息后好转。后上述症状逐渐加重,工作1小时后即感颈肩部酸胀难忍,不能坚持工作,下午的工作几乎不能完成,并开始有明显的眩晕感。多发生在晨起和稍微运动头部后,觉天旋地转,需立即平卧,数分钟后好转,服盐酸地芬尼多片、倍他司汀也未能减少眩晕发生。诊断为:颈椎管外软组织损害;颈源性眩晕。

案例分析:一般患者在治疗前,首先会问自己的病是怎么形成的,能不能治好。作为医务工作者,不管是医师还是康复治疗师,都应本着科学的精神认真地回答这个问题,专业是最有价值的沟通,只要"判断准、解释清、做得到",就是对患者及家属最大的安慰。治疗师首先分析这个患者,知道他的情况主要是长期伏案形成并逐渐加重的。站在康复治疗的角度,从生物力学角度进行分析,颈椎管外软组织因长期被牵拉负重,发生损伤也就是情理之中了。至于颈源性眩晕,很有可能是损伤的软组织发生炎症,压迫血管神经使功能低下所致。两个诊断应该是相通的。治疗的方向是,先用手法或仪器将损伤的软组织恢复正常的长度、弹性和力学性能,使大脑供血充足,消除症状。然后患者本人要注意个人工作时的姿势正确、持续工作一段时间后要注意休息,同时还应在业余时间加强训练和锻炼,这样才可以尽量不复发或少复发。

复习思考题

1. 患者拒绝创伤检查,害怕心脏冠脉造影,如何沟通?
2. 急诊科的医患沟通要点有哪些?
3. 术后谈话应注意的问题有哪些?
4. 如果你是一个妇产科医生,对照本章第五节第4个案例,你将如何去做?
5. 简述与患儿及家长的医患沟通要点。
6. 针灸推拿科医患沟通的要点有哪些?
7. 骨伤科患者及疾病的特点是什么?
8. 康复科患者的心理特征有哪些?

————————————●（孙贵香　马铁明　王英英　王　昕　尹洪娜　杨　琦　陈俊逾　陈　颜）

0510

扫一扫
测一测

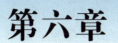

第六章

医 际 沟 通

学习目标

知识目标:学习医际沟通的概念、原则、方法与技巧;了解医护沟通的目的和重要性,了解理想医护关系模式,熟悉医护人员在医护关系中的作用,了解临床科室与辅助科室沟通的重要性;学习了解护患关系的概念及特征、护患关系模式,熟悉护患沟通的作用。

能力目标:掌握医际沟通的方法和技巧,掌握临床科室与辅助科室在相互沟通中需要注意的问题,掌握常见护患沟通问题与解决方法。

素质目标:学会灵活熟练应用医际沟通技巧,建立良好的医际关系。

良好的医际关系是现代医学发展的必然要求,是保障医务人员身心健康的重要环境,是医院的生存根本,更是构建和谐社会的重要条件。良好的医际关系建立在成功的医际沟通的基础上,因此,医际沟通技能的掌握对于医务工作者尤为重要。

第一节　医际沟通概述

一、医际沟通概念

(一)医际关系

1. 概念　"医"指医疗机构中的工作人员。"际"是相互之间。医际关系,广义泛指在医疗机构工作中的从业人员之间的关系,狭义特指同一医疗工作单位从事医疗服务行业的医务人员之间的相互关系。它既包括直接从事医疗活动的医务人员之间、医务人员与行政管理人员之间、医务人员与后勤人员之间的关系,还包括医生与医生、医生与护士、医护与医技人员之间的关系。

2. 模式　是指在医疗实践的相互关系和联系中,医务人员各自所处的地位。其模式主要有:

(1)平等协作型:主要表现在医生这一群体中人与人之间在人格上平等,在工作中相互协作。在平时工作中应摒弃个人名利的追求,摒弃学历、资历、年龄、职务、地位、学识等差异引起的偏见,以科学求实的态度处理工作中遇到的每一个问题,不断调整相互之间的关系。这种关系充分表达了人际关系中的真诚和友好,这种模式是医学发展史中基本的医际关系模式。

(2)主导从属型:这种医际关系是基于医学实践和具体过程的需要,是对医学实践活动中客观规律的反映,指在医疗实践活动中有主配角之分,医务人员之间客观上存在着职业、职称和职责上的不同,他们依照自己的学识、资历和技术对患者承担着不同的责任,上一级对下一级医护的行为依次负责。以临床医生为主导,各临床科室之间、临床与医技科室之间相互配合,将各科所有的医疗信息反馈到主管医生那里加以综合,提出方案进行处理。这种关系的局限是,它有时被强化成主仆关系,即下一级医护人员绝对服从上一级医护人员的指令,这不利于下级人员发挥主观能动性和创造性,阻碍了其才能的发挥,同时也不利于医学学科的发展。

(3)争利忘义型:这种类型的医际关系完全不顾医务人员的天职和荣誉,把患者的利益丢弃在一边,连最基本的救死扶伤也做不到,全力去追求个人名利,计较个人得失。工作中不去相互协作,相互尊重,而为了个人名利不择手段,相互诋毁,把他人甚至集体的荣誉、想法据为己有,遇到问题弄虚作假、推卸责任;他人出现医疗纠纷时幸灾乐祸、落井下石,或是不惜造谣中伤同行损害其名誉;也有少数人相互吹捧、相互包庇,形成利益小集团。这种医际关系历来受到广大医务人员的谴责与唾弃,尽管人数不多且不是主流,但是仍然破坏了正常的医际关系,最终受损害的是单位和个人的名誉、利益,同时也损害了患者的利益。

3. 医际关系的道德原则 医际关系的道德原则是协调医际关系所应遵循的行为准则。医务人员的工作既要相对独立,又要相互支持。医务人员之间彼此信任是互相协作的基础和前提。它包括:

(1)共同维护患者与社会的利益:坚持患者利益至上,是良好医际关系的思想基础。这要求医务人员理解同情患者,关心满足其生理、心理需要,以和蔼的态度、诚恳的语言、高度负责的精神去服务,并保持冷静和容忍力。当患者个人利益与社会公益发生矛盾时,医务人员需意见一致,耐心解释,服从大局,同时使患者损失降低到最低。

(2)彼此平等、互相尊重:尊重人格相互体谅,尊重他人才能、劳动和意见。

(3)彼此独立、互相支持和帮助:彼此保持独立性,又互相提供方便、支持和帮助。

(4)彼此信任、互相协作与监督:彼此信任是互相协作的基础和前提,发挥自己的积极性、主动性、创造性,赢得他人信任,加强沟通和联系,相互理解。

(5)互相学习、共同提高和发挥优势:不断进取,自我完善,互相学习,取长补短,共同提高。

(二)医际沟通的概念

沟通:是指信息发出者将信息按一定的渠道发送给信息接收者,从而获得反馈和理解的过程。这种过程不仅包含口头语言和书面语言,也包含形体语言、个人的习性和方式、物质环境——赋予信息含义的任何东西。

医际沟通:简单地说就是医务人员之间的沟通。在同一所医疗机构中包括了医务人员与行政管理人员之间、医务人员之间、医务人员与后勤之间、医生与医生之间、医生与护士之间、医护与医技之间、医技与医技之间的沟通。全球医学教育最基本要求中对沟通能力的要求是,医生应通过有效的沟通,创造一个便于与患者、患者亲属、同事、卫生保健队伍等其他工作人员和公众之间相互学习的环境。

医务人员沟通技能最基本的要求是:倾听和收集有关信息的能力;运用沟通技巧,理解和平等对待患者与家属;与同事、教师、社区等进行有效的沟通和交流;团队协作精神,拥有与他人共事的能力;有效进行口头和书面的沟通;能向听众传递他们所需要的信息,与他们探讨关于解决个人和社会重要问题的行动计划。

(三)医际沟通的分类

1. 根据医际沟通的形式分类 根据医院内部的医际沟通形式的不同,分为正式沟通和非正式沟通。

正式沟通一般指在组织系统内,依据组织明文规定的原则进行的信息传递与交流,例如医院内部的文件传达、召开会议、上下级之间的定期情报交换等。其优点在于严肃、约束力强;其不足在于依靠组织,多层次进行传递,沟通速度慢。

非正式沟通是一种通过正式规章制度和正式组织程序以外的其他各种渠道进行的沟通,例如交谈、电话、短信、电子邮件等。其优点在于形式灵活、速度快;其不足在于信息难以控制,易于失真、曲解,导致小团队、小圈子的形成,影响集体凝聚力。

2. 根据医际沟通的方向分类　医院内的医际沟通根据方向可以分为纵向沟通和横向沟通。

纵向医际沟通是指医院内不同管理层级之间的沟通;横向医际沟通是指医院内相同管理层级之间的沟通。目前绝大多数医院内医际沟通主要表现在自上而下的传递沟通、部门和员工间的横向沟通和由员工自下而上与管理者进行沟通这三种主要方向。从表面上看,医院有较健全的沟通模式和沟通渠道,但是缺乏实际功效,医院内的沟通更多地停留在疏通关系以满足个人需要上。

沟通并不是简单的事,在医院这个特定的环境中,知识分子云集,科室部门众多,专业结构复杂。科室之间、专业之间、同事之间、医患之间等随时都会产生各种各样的问题和矛盾,内部沟通不仅面广、量大,且要求更高、难度更大。可见,有效的内部沟通是医院和谐运作的保障。美国著名未来学家奈斯比特曾说:"未来竞争是管理的竞争,竞争的焦点在每个社会组织内部成员之间及其与外部组织的有效沟通上。"沟通对于任何组织都是非常重要的。

二、医际沟通意义

随着人们生活水平的提高、维权意识的增强,近年来,医患纠纷也日益增多,医患矛盾成为社会关注的一个焦点。虽然造成医患纠纷的原因是多方面的,但缺乏有效的沟通是其中重要因素之一。医院内的沟通不仅仅是医患之间的沟通,还包括医生与医生之间、医生与护士之间、临床科室与非临床科室之间、医生与患者之间、护士与患者之间的沟通等,它们之间是相互影响、环环相扣的。

(一) 有利于医学事业的发展

当代医学发展呈现出显著的综合特征。临床医学各学科之间的综合,基础医学学科之间的综合,临床医学与基础医学之间的综合,医学与自然科学、社会科学、工程技术相互间的渗透,使融洽医务人员之间、医务人员与其他学科人员之间的关系变得越来越重要。

为了适应综合化趋向,一方面医务人员要尽力"以博促专",努力扩大自己知识背景;另一方面不同专业的医务人员之间必须加强协作和配合,攻克医学上的难题与复杂手术,这不仅是对危重患者救治的需要,也是对普通疾病诊治的需要。否则,会影响正常诊疗活动的进行和医疗质量的提高。这种协作和配合除依靠医院的规章制度,主要还是靠医务人员的自觉和建立在共同医德基础上的良好医疗人际关系。

(二) 有利于医院整体效应的发挥

医院是一个有机整体,在这个整体中如果医务人员相互关系和谐,每个人都会心情舒畅,工作兴趣受到鼓舞,积极性、主动性和创造性得以充分发挥,工作效率就会大大提高。同时,再通过群体之间的互补和制约,使每个人的潜力得以充分展现,从而使群体产生一种超乎个体能力简单相加的集体力,这种集体力具有任何个体不具备的性质和功能,是一种质的飞跃。因此,医院不用花资金、也不用增加编制,就可以产生整体的正效应,即医院的医疗、教学、科研、预防、管理效益得以提高。相反,医务人员之间相互关系的紧张、松散就会使得矛盾丛生,是非不断,相互间难以配合和协作,这样不但不会产生超乎个体能力总和的集体力,而且内耗增加,每个医务人员的积极性因受到压抑而调动不起来。因此,发挥医院的整体效应,提高医院的各项工作效益,正确处理医务人员之间的关系是至关重要的。

(三) 有利于医务人员成才

医学人才的成长依赖于社会的宏观条件和单位的微观条件以及个人的主观条件。在社会的宏观和单位的微观条件中,人际关系是很重要的,尤其是单位内医务人员之间的关系是医学人才成长的重要环境。良好的医务人员关系是自己在同行中保持主动和获得信任、支持、帮助的前提,它有助于事业的进取、心理的健康和才能的发挥,由此带来的积极作用成为医学人才健康成长的良好土壤。不可否认,也有少数医务人员以自我为中心,对个人得失斤斤计较,使自己失去了与其他医务人员的和谐关系,由此带来的消极作用制约了个人技术、才能的发挥,在自身成长的道路上设置了一个个障碍,最终可能导致英雄无用武之地。因此,在一个整体中,每个医务人员都应经常反省自己的人际关系,组织上也要加强协调并促进人才流动,使医务人员能够健康成长。

(四) 有利于建立和谐的医患关系

正确处理医务人员之间的关系有利于建立和谐的医患关系。在医疗实践过程中,医务人员之间的相互联系和交往是以患者为中心进行的。医务人员之间的相互支持和密切协作,有利于患者疾病的诊治和康复,因此有助于医患之间和谐关系的建立。相反,医务人员之间发生矛盾、出现冲突,彼此之间的关系就会产生隔阂,那么正常的医疗活动将受到影响,甚至难以进行。如后勤氧气供应不及时,手术难以进行,边缘性或复合性疾病各科相互推诿,就会延误患者疾病的诊治时机等,其结果是危及患者的利益,引起医患之间的矛盾或纠纷,从而恶化医患关系。所以,从某种意义上说,医务人员之间的相互关系是医患关系的外在表现,而医务人员之间的良好关系有助于建立融洽的医患关系,不良的医务人员之间的关系是引起医患矛盾和纠纷的根源之一。

三、影响医际沟通的因素

(一) 医院内规章制度的影响

医院的规章制度是规范职工思想行为的制约机制,是医院道德规范、行为准则、科学管理、正向价值观的综合反映。它不仅约束医院职工的行为,更有利于调动和发挥职工的积极性、创造性,还能协调医院领导和职工之间、医务人员之间以及医务人员与患者之间的关系。因此,在建立和落实制度的过程中,要着眼于把职工的意愿和反映引导到符合医院的改革发展和实际工作需要上来,要着眼于制度的情感建设,注重医疗服务的人性化。因此,建立系统完善、构架清晰、动态优化的规章制度是医院顺利进行内部沟通的保证。

(二) 医院内组织结构的影响

医院内组织结构是医院内部组织之间一切联系方式的总和。它表现为等级权力链、部门化、责任中心。等级权力链是人处在不同的权力层次,形成指挥与服从的上下级关系。这种不平等的地位容易造成不同的心理状态,会影响沟通效果。这也是上下级之间很难做到知无不言、言无不尽的原因。部门化是专业化分工的要求,它将有相似技能或相关科室的职工集中在某一个部门。职工处在相对封闭的环境中,缺乏对医院整体的了解,形成小团体利益和狭隘心理,影响了部门之间的横向交流。责任中心强调完成任务,使职工重本职工作而忽视全局,强化了竞争而削弱了合作。"各人自扫门前雪,休管他人瓦上霜"是其心理的真实写照,阻碍了医院职工之间的沟通。

(三) 医院内沟通渠道的影响

一般来说,沟通是双向的、互动的。但现实中大多医院主要是单向沟通,缺乏回应与互动,使沟通循环不能顺利进行。在日常的管理中,管理者没有利用一些有效的手段(如召开联合研讨会、交流会等),没有专门设置时间、场合、联络人员进行院内沟通和信息的调查反馈。事实上,很多医院并没有医际沟通的概念,因此,院内沟通就失去了载体,导致沟通状况不佳。也有些医院的医护人员内部非正式沟通比较好,但缺乏正确的引导和管理,容易造成"小圈子"的形成,也会影响医务人员之间的相互关系,影响医院整体的和谐与稳定。

(四) 医院领导层的影响

医院领导层对沟通的认识与支持会对沟通效果有巨大影响,领导是组织内部沟通体系的建造者,是能否建立组织内部沟通的决定者。领导层的支持活动主要体现在以下的几个方面:一是领导者的支持,这是成功进行医院内部沟通的基础;二是制度组织的支持,这是成功进行医院内部沟通的保障,它使得整个活动的推动过程有了明确的责任归属;三是资源的支持,这是成功进行医院内部沟通活动的推动力,所有沟通渠道的建设与维护都离不开资源的支持,没有它,沟通将无法进行下去。现在很多医院,领导缺乏对医院沟通的足够重视。而且管理者下达任务让职工执行后,自己因为工作繁忙并没有亲自参与到具体工作中去,不能切实考虑到职工遇到的具体问题,又没有有效地与执行者进行沟通,在出现问题时,往往容易和下属产生分歧和误解,影响决策的执行力。

(五) 沟通双方人为因素的影响

在医院中从事医疗诊治的有医生、护士,另外还有与之匹配的职能科室人员。每个人的教育程度不同,思维方式和性格也各不相同,对待问题的理解有差异,这就影响到沟通,甚至可能出现交流障碍。因此,医务人员之间应相互尊重,理解对方,尊重他人的劳动,以建立良好的医际关系。

知识链接

有这样一则寓言故事:有一把坚实的大锁挂在铁门上,一根铁杆费了很大的力气,还是无法将它撬开。钥匙来了,它瘦小的身子钻进锁孔,只轻轻一转,那大锁就"啪"的一声就打开了。铁杆奇怪地问:"为什么我费了那么大力气也打不开,而你却轻而易举地就把它打开了呢?"钥匙说:"因为我最了解它的心。"沟通最重要的就是要了解对方的心理,多从对方的角度来思考问题,这样才能建立更好的双方关系。

第二节　医际沟通原则与技巧

一、医际沟通的原则

良好的医际关系,有利于提高医院的整体工作效率,提高医院方针、政策的执行能力。要建立良好的医际关系,必须坚持以下四条基本原则。

(一) 建立彼此平等、相互尊重的同志关系

保护患者的生命与健康,捍卫患者的正当权益,这是医务人员的共同义务与天职。"一切以病人为中心"是医务人员所应共同遵循的道德原则,也是建立良好医际关系的基础。医院是社会医疗活动的重要载体,是医务人员共有的大家庭,每个医务工作者都应当守护自

笔记栏

己的工作单位,维护医院的整体利益。

在维护患者和医院利益的共同目标下,医务人员有不同分工,有上下级之分,但在工作性质、人格上没有高低贵贱之分,彼此是平等的。如在医护关系中,过去那种所谓的"医生的嘴、护士的腿"的主从型关系模式必须向并列 - 互补型关系模式转化,即医护关系并排平列,无主次、从属之分,才能达到医护间的平等。

医际间的平等建立在互相尊重的基础上。尊重是指一个人渴望被别人承认和信任,这种心理人人都有。因此,医务人员之间要相互尊重,不能随便训斥、嘲笑、指责他人。例如,医务人员不应随便指责行政管理人员官僚主义、不产生效益等,而要自觉尊重他们的管理,反过来,管理人员不能听不得医务人员的意见,要别人唯命是从,而是要善于听取职工的建议,主动关心职工的利益。

医际间的相互尊重表现在要重视别人的意见,不妒贤嫉能,不医者相轻,不贬低他人抬高自己。例如,同级医务人员之间,在晋升、调级时,要多看他人的长处,不要"各以所长,相轻所短"。在发生医疗差错时,要相互尊重,实事求是,与人为善,积极查找原因,及时采取补救措施;不要幸灾乐祸,甚至落井下石;更不能支持、怂恿患者或其家属到医院闹事,放任闹事者破坏医院的秩序,借机泄恨,这是极不道德的行为,其结果只能是严重恶化医际关系和医患关系。

由此可知,在"一切以病人为中心"的共同宗旨下,建立平等、相互尊重的医际关系,才是真正的志同道合、同心同德。

(二)建立相互信任、彼此支持的协作关系

医院是功能极为复杂的社会机构,具有资金密集、人力密集、科技密集、专业多样化的特点。医院内部分工是医学发展的必然结果,它有利于医学的不断深化。医务人员各司其职,搞好本职工作是医务人员的基本责任。在此基础上,医务人员在不同的工作岗位上,要相互支持和彼此协作。相互信任是相互支持、协作的基础。

因此,良好的医际关系要求每个医务人员都要立足本职,不断巩固专业信念,发挥自己的主动性和创造性,最大限度地提高自己的工作效能。在立足本职、安心本职的基础上,要以自己工作的可靠性赢得他人的信任,同时也要相信他人工作的主动性、可靠性和能力。如检验人员以自己检验的准确性赢得医生的信任,才能减少不必要的重复检验,医生也要相信检验人员的工作,尽量不要搞"大撒网式的检查"和不必要的重复检验。这样才能在相互信任的基础上,通过各自的努力,建立有效的支持与协作关系。

建立相互信任、彼此支持的协作关系,不仅是医学发展和提高工作效率的需要,也是搞好各自本职工作的必要补充。每个医务人员都要积极创造条件,为患者提供更为便利的诊疗服务。如护士要主动协助医生,观察和及时提供病情、建议病人认真执行医嘱;医生也要体贴、尊重护士的劳动,倾听合理化建议,同时参加一些力所能及的护理工作。再如总务人员,要及时主动上门服务,使医护人员更好地工作;医务人员也要尊重后勤人员的劳动,不提过分的要求。

(三)建立优势互补、共同提高的竞争关系

医务人员的自我完善包括身心素质、思想道德素质和科学文化素质等方面的完善。这不仅是医务人员个体成长的需要,而且也是良好医际关系的基础。其中,道德素质的完善,主要是指在深刻理解社会公德和认识道德本质的基础上建立起来的医德认识、情感、意志和信念,进而形成医德良心并进行道德的自我完善。最后,通过医德修养达到职业上的"慎独"境界等。在自我完善的过程中,医际间相互学习,这种学习既体现了和谐的道德关系,又是自我完善的必要补充和重要途径。在医际关系中,由于各人的年龄不同,智能优势不

一,道德品质各异,相互之间可以学到更多东西,只要能坚持就能起到取长补短的作用,实现医际之间的互补和继承功能。

医际间的互相学习,可以达到共同提高的效果。但共同提高绝不是不许"冒尖",而是鼓励发挥各自的优势、鼓励竞争。这体现了医际间新时代的关系,可以形成你追我赶、学习先进、帮助后进,使先进更先进的生动局面。但必须明确,现在所提倡的竞争,是为了发挥自己的技术特长和技能优势,为了更好地为患者服务和尽量使患者满意,是为了对社会主义卫生事业的发展做出更大的贡献。

良好的医际关系是现代医学发展的客观需要,是提高医、教、研效益的重要因素,是建立新型医患关系的重要条件,是保证医务人员健康成长的重要环境。每一名医院管理者都应当重视医际关系的研究,努力营造良好的医际关系,促进医院内涵建设的发展。

(四) 加强医德修养,提高医德境界

医德修养是道德品质修养的组成部分,是医品品质、医德意识的自我教育,是在长期的医疗实践活动中逐步锻炼和养成的一种高尚的自然习惯。经过长时间对医德原则和规范的认识和体验,医护人员会形成稳定的区别丑恶、善良、诚实、虚伪等方面的道德观念,能自觉调整个人的行为,使之符合医德准则。良好的医德是良好医际沟通的人文基础。

二、医际沟通的方法与技巧

医院作为一种特殊的组织形式,具有与其他行业不同的结构形态和特征,沟通也有自身的特点。

(一) 沟通方法

1. 下行沟通　信息依靠组织系统由上而下传至基层员工,员工能够通过此途径了解并支持管理层,有助于管理层的决策和控制。

院领导与中层领导之间的沟通:主要是通过周会的形式,传达和贯彻上级颁布的各项法令、法规、政策、精神以及医院的各种决议、决策和近期工作安排,总结阶段工作及布置后续工作。

各层领导与员工之间的沟通:通过日常会议,把医院的各项方针、政策及具体工作传达到每位员工。

院长还可以通过召开全院职工大会,对全院职工进行素质教育,由院领导亲自主讲医院的指导方针、经营管理理念等内容。

下行沟通的优点是这种方式使下级科室和成员能够及时了解医院的工作目标和领导意图,增强员工的凝聚力和归属感,协调医院各个组织层次的活动,加强组织原则和纪律性,促使医院良性运营。其缺点在于下行沟通中的"漏斗效应",即存在沟通效率逐步下降、沟通信息逐渐衰减的现象;长期使用下行沟通,会使下属感觉领导高高在上,影响团队士气。

2. 平行沟通　平行沟通大多发生于不同命令系统地位相当的人员之中,弥补了其他沟通的不足,减少了事权冲突,使各部门之间能密切合作增进友谊。医际平行沟通包括医院决策人员之间、科室管理人员之间、医院同一科室或不同科室员工之间的信息沟通,方式多种多样。

科室之间可以通过召开职能部门例会进行沟通,科室负责人就医院当前的工作重点、热点、难点问题进行通报,对需要各科室相互协作的内容进行整体汇总,使全院形成一盘棋的工作计划。

员工之间的沟通,分为正式的和非正式的沟通。如科室召开例会,对科室工作存在的问题进行分析、讨论,指出工作中的不足和存在的困难,并提出建设性意见。员工之间也可以存在学习及生活方面的自由交流。

笔记栏

3. 上行沟通　即下级以报告、建议、谈话的方式,向上级反映情况,使上级能够及时了解和掌握下属当前的想法和意见,并及时采取措施改善目前的问题。

上行沟通的优点是这种方式可以使高层了解下属情况,提高管理水平;其缺点在于由于员工害怕打击报复不愿意反映真实情况,或是因为个人目的使传递信息失真。

4. 其他形式　医院还可以通过发放简报、杂志等形式加强内部沟通,力争把医院总体方针政策落实到每一位员工。

(二) 沟通技巧

沟通是为了增进了解,构架良好的人际关系。但是与人沟通是要讲究方法和技巧的,并非无所顾忌地说话。一般来说,沟通包括六个步骤:第一步,产生想法目标,做到知己和真心;第二步,确定表达方式,做到知彼和关心;第三步,注意情况变化,做到关注和精心;第四步,领悟反馈内容,做到聆听和细心;第五步,接受对方承诺,做到中肯和用心;第六步,达成双方协议,做到诚信与同心。此外,沟通中还应该注意以下方法和技巧:

1. 身份确认　针对不同的沟通对象,即使内容相同,也要采取不同的方式。学会创造和利用有利的沟通情境,针对不同的沟通对象做到审时度势。比如:作为中层领导人员,既要传达院领导的方针政策,又要把下属的意见反馈给院领导,承担不同的角色,沟通的方式也有所不同。

2. 尊重对方　尊重对方要求沟通者讲究言行举止的礼貌,尊重对方的人格和自尊心,尊重对方的思想感情和言行方式。这里既包括要善于运用相应的礼貌用语,也包括遣词造句的谦恭得体、恰如其分,还包括平易近人、亲切自然的态度。善于倾听是良好沟通的开始,一个好的听众比一个能言会道者更容易说服人。

3. 良好的目光接触　心理学研究证实,良好的目光接触是一种有效的沟通方式。据调查研究,医护人员在查房、治疗和护理过程中,每次与患者目光接触 2~3 秒,就可以使患者感到亲切与温暖。但与人进行目光交流时应注意:用平视的目光;交流人员多时,要环顾全场,让每个人都感到自己的重要。

4. 创造机会接近对方　在与人沟通时,为了密切彼此的关系,增进彼此的信任,可以通过握手、拍肩、搀扶等多种方式创造机会,进入对方的心理接近区域。

5. 利用相似吸引定律　寻找并强调共同点,增进彼此的亲近感。在沟通中,要学会利用居住地、爱好、孩子、习惯、工作等媒介,寻找到共同点,使对方不自觉地产生一种"同族意识",增强彼此的信任,沟通也会更容易。

6. 先肯定对方,再提建设性意见　在沟通心理学中,批评或指出对方的错误时,有一个非常重要的"yes but 定律",该定律要求我们做到:当批评或指出对方错误时,应首先表扬对方,然后再批评或指出错误并提出建设性意见。表扬要做到具体、真实。

第三节　医 护 沟 通

良好的医护关系既是医护人员医德修养和医德实践的具体体现,也是完成医疗过程、解除患者疾患,促进患者康复的重要保证。

一、医护沟通的目的和重要性

(一) 医护沟通的主要目的

医护沟通的主要目的体现在四个方面:

1. 获得信息,达成共识,更好地为患者提供服务。
2. 规避风险,配合默契,减少差错事故的发生。
3. 相互监督,减少疏漏,优势互补,提高医疗护理质量。
4. 提高工作效率,促进医护关系融洽、和谐。

（二）医护沟通的重要性

1. 保证医疗过程的完整性　医疗过程是医护间不断交流信息的过程,是治疗信息的传递和反馈的过程。在信息交流中任何一环节的信息阻塞,都会影响整个医疗过程的进行,因此,良好的医护关系是保证医疗过程完整性的基本条件。

2. 适应医疗过程的多样性　由于疾病的类型不同,患者的心理、社会状况不同以及治疗手段和缓急程度不相同,要求医生和护士在医疗过程中不断调整关系,以适应治疗的多样性。医护关系是动态的,只有在信息交流中才能更好地协作与互补,并各自以特定的专业知识和技能"互补",共同完成医疗任务。由于医护各自业务水平和医德修养水平的不同,在工作中可能出现"角色偏差",并列平等的医护关系可以使其相互监督、相互制约。

二、理想的医护关系模式

理想的医护关系模式是交流 - 协作 - 互补模式,这种模式要求医护之间及时交流有关患者的信息;对工作采取配合、支持、协作的态度;尤其在患者病情突变或需急救时,能相互代替应急处理日常工作,注意满足彼此的角色期待;切实按尊重、信任、协作、谅解等医护双方道德关系原则来处事。

三、医护人员在医护关系中的作用

（一）医生在医护关系中的作用

研究证明,52% 的人认为,在医院护士比医生的地位低。要改变这个普遍的传统观念,一方面要求护理人员提高自身的业务素质和技术水平,另一方面也需要医生的支持和配合。有学者在医护关系对护士工作满意度的影响研究中发现,护士的工作满意度与医生有关。医生对护理工作的理解和支持有利于提高患者对护士的信任,有利于改善医护关系。

（二）护士在医护关系中的作用

护士每天接触患者的次数和时间均比医生多,在日常护理工作中,常能发现一些有价值的病情变化,为医生正确判断病情提供了依据。同时,护士还是医疗计划的具体执行者,也是医疗计划的查漏补缺者。因此,通过医护沟通,医生能及时掌握患者的病情状态、心理状态、精神状态等,能在患者出现问题时及时解决。

四、医护沟通的方法与技巧

在医际关系中,医护关系占十分重要的地位,对整个医疗过程的影响很大,处理好医护关系对于提高医疗质量、维护患者的健康有着重大意义。在处理医护关系时应遵循互相配合、互相尊重、平等协作的原则,充分发挥医生和护理人员的积极性,发挥现代医院的整体效应,提高医疗护理质量。

（一）把握各自的位置和角色

医生和护士虽然工作的对象、目的相同,但工作的侧重面和使用的技术手段不尽相同。医生主要的责任是做出正确的诊断和采取恰当的治疗手段,护士的责任是能动地执行医嘱、做好躯体和精神护理,向患者解释医嘱的内容,取得患者的理解和合作。不盲目地执行医嘱,如果发现医嘱有误,能主动地向医生提出意见和建议,协助医生调整、修改不恰当的医嘱。要达到这种效果,护士必须具备扎实的专业知识,不懂的时候及时查询或者咨询,不盲目执行医嘱的前提是自己必须知道和明了。当医生医嘱出现错误时,护理人员有责任在执行医嘱前的查对过程中发现错误,并请医生及时纠正。反之,如果医生医嘱错误,护理人员也未认真查对就执行了错误的医嘱,对此发生的不良后果,医生负主要责任,护理人员也将负次要责任,即护理人员要负没有发现或指出医嘱中明显错误的责任。护理人员有义务在其能力范围内,严格把好诊疗的最后一关。

(二) 真诚合作、互相配合

医生和护士在医院为患者服务时,只有分工不同,没有高低之分。医生的正确诊断与护士的优质护理相配合是取得最佳医疗效果的保证。医护双方的关系是相互尊重、相互支持、真诚合作、不发号施令与机械执行的关系。该合作的实现,还是在于医生和护士双方的磨合与相互理解,双方需减少抱怨和指责,在工作中真诚合作,共同为医疗安全负责。

(三) 关心体贴、互相理解

医护双方要充分认识对方的作用,承认对方的独立性和重要性,支持对方工作,护士要尊重医生,主动协助医生,对医疗工作提出合理的意见,认真执行医嘱。医生也要理解护理人员的辛勤劳动,尊重护理人员,重视护理人员提供的患者情况,及时修正治疗方案。

(四) 互相监督、建立友谊

任何一种医院差错都可能给患者带来痛苦和灾难,因此,医护之间应该监督对方的医疗行为,以便及时发现和预防,减少医疗差错的发生。一旦发生医疗差错,应该不护短、不隐瞒、不包庇,要给予及时纠正,使之不铸成大错。当然必须与人为善,不可幸灾乐祸,乘人之危打击别人。

案例分析

以下案例说明了错误的医护沟通情境,正确的医护沟通需要把握各自的位置和角色,真诚合作、互相配合,关心体贴、互相理解,互相监督、建立友谊。

存在问题的医护沟通

刚毕业不久的护士小王在准备配制患者每日输液的药物时,发现小孔医师的医嘱单上为 16 床病人开的医嘱为"5% 葡萄糖溶液 250ml+ 醒脑静针 15ml"静脉滴注。16 床病人是一个 70 岁的老奶奶,有着多年糖尿病病史。而糖尿病病人是不能单独使用葡萄糖作为配制药物的基础溶液的。王护士发现后,就立即高声喊道:"孔医师,你16 床的液体开错了! 赶快改一下。"孔医师立即从病房里出来问:"喊什么喊,你不知道病房是需要安静的吗! 哪里出错了?""你给 16 床开了葡萄糖溶液,16 床是糖尿病病人。"王护士解释道。"不就是个葡萄糖嘛! 改成生理盐水不就行了嘛! 大惊小怪干什么?"孔医师有点生气。在这么多同事、病人面前被一个小护士当面指错有点下不来台。"你们护士不就是打打针,量量体温、血压什么的吗? 病人是不是糖尿病,你管那么多干吗?"王护士觉得非常委屈,于是就向科室主任周主任汇报了此事。这事被孔医师知道后,对王护士就更有看法了。平时在一些小细节上时不时地为难王护士。明明能一次性下的医嘱,他要分成几次开出。能做简单的治疗方案,他偏要选择操作复杂的治疗方案。

第四节　临床科室与辅助科室的沟通

沟通是为了达到既定目标将信息、思想、情感在个人或团队间传递,并达到理解效果的过程。随着医学科学技术的发展,辅助检查在临床医学中的运用越来越广泛,为提高临床诊断水平和制订合理的治疗方案提供了很好的支持作用。辅助科室在医院中的地位也日益提高,与临床科室起着不分伯仲的重要作用。辅助科室工作中任何一环节的问题都会直接影响到医院整体医疗质量和服务水平。在医院的日常工作中,临床诊治是医疗工作最终目的所在,是核心工作。因此,临床科室与辅助科室应进行良好的沟通,以保证临床诊治的效果。一切以诊疗工作为核心,一切以为患者服务、救死扶伤为宗旨是临床科室与辅助科室的沟通原则。

随着医疗技术的发展和科学技术的进步,医疗辅助诊断仪器设备越来越先进,对一些疾病的诊断水平越来越高,临床工作也越来越多地依靠高、精、尖的辅助诊断技术的支持。为临床提供诊断依据为主的辅助科室对临床诊疗工作的介入和指导性日趋突出,使辅助科室与临床科室的关系更加紧密。一方面辅助科室要以患者为中心,牢固树立方便患者、方便临床科室的服务思想,根据临床可能的需要而确定自身业务工作内容和范围,决定其新业务、新检查的开展及实施。另一方面临床科室对辅助科室有很大的依赖性,因此辅助科室技术水平的高低和工作质量的优劣直接影响着临床工作。长期以来,辅助科室与临床科室只有关于某些少见疾病或某些特殊议题的沟通,欠缺长期化、制度化的交流,在目前国际上各个医学专业不断纵深发展、求精求细的背景下,彼此之间的交流沟通亟待加强。

一、临床科室与检验科的沟通

检验科是医院中接收患者血液、体液和组织细胞等生物样品,在实验室内进行分析,并向临床医师发出检验报告的一个临床试验诊断科室。随着科学的发展,检验科的作用和地位日益显著,它不仅为临床诊断、治疗、预防等提供科学依据,还在临床医学研究中发挥着积极作用。检验科与临床科室关系密切,二者只有做好沟通协调,才能保证检验项目为临床所需,检验报告的准确及时。

检验科与临床科室进行沟通应注意如下问题:①新项目的开设应主动征求临床意见,掌握临床的具体需求和期望,熟悉项目对疾病诊断的价值,了解患者对费用的承受能力。②定期在院内开展一些有关新检查项目、新检验进展、标本采集及送检要点等方面的讲座,或者定期出版上述内容的检验通讯,使临床科室更加清楚地了解相关项目的临床意义和检验科对于标本的具体要求。③若发现某些标本不符合检测要求时,要及时联系临床说明情况,让其重新采样送检。④对于危急值、可疑或难以解释的检验结果要足够重视,必须立即和临床科室医生取得联系,了解具体的情况,以免延误患者病情。⑤定期收集临床科室的需求和建议,以便检测工作更好地为临床和患者服务。⑥临床医生如对检测结果提出疑问,无论年资高低,都要认真对待,并说明问题。

同时,临床科室与检验科沟通应注意如下问题:①主动学习检验新进展,掌握标本采集和送检的要求,熟悉检验科的分工,避免把几个检查项目开在一张化验单上导致标本量不够的情况。②采集标本时操作要符合规范,标本量要满足检验需求,送检要及时。③熟悉影响检验结果的因素,正确理解检验结果的参考值范围。④若对检验结果有疑问,临床医生应该与检验科工作人员直接沟通,不要让病人拿着检验报告单找检验科。⑤临床表现与检验结果极端不符时,要尽快联系检验工作人员核对或重测,避免医疗差错。

总之,临床科室和检验科虽然分工不同,但在治病救人过程均扮演着重要角色,因此都应该有主人翁精神,在出现问题时,不要互相埋怨和推卸责任,应该采取积极的态度进行沟通。

二、临床科室与影像科的沟通

医学影像科担负着全院各临床科室的影像相关检查任务,为临床诊断和治疗提供技术支持和诊疗依据。影像科一般包含 CT、磁共振、放射线、超声波检查等。影像学诊断先要有检查操作,随后才能出片子和检查结果,往往耗时较长。

以超声检查为例,消化系统的检查需要空腹,而超声科作为为全院临床科室提供服务的部门,就诊患者较多,患者候诊需要花很长时间,有可能影响病房的治疗,给临床治疗工作带来诸多不便,也给患者带来了生活上的不便。根据这些情况,临床科室应该跟超声科协调,超声科也应该根据患者具体情况,对于住院空腹患者,提早开始检查,尽量在八点半开始治疗前结束返回病房,不影响临床科室的工作。

在医院中,临床科室和辅助科室在医院的不同位置,来回运送患者和取回检查的结果需要时间,而急诊急救又需要争分夺秒。因此,针对急诊科室,可以预先与辅助科室沟通,以便辅助科室做好准备,预留出检查的仪器、床位和会诊医生,便于患者到达辅助科室后及时就诊;对于急诊的就诊报告,尽量随诊随发,为患者的治疗争取时间。

检查申请单是临床科室与影像科沟通的重要手段,因此必须规范填写,尽可能准确、详细地为影像科提供患者的临床资料,从而使影像科有的放矢地进行检查,做出切近临床的诊断意见。如果没有足够的临床资料,影像科单凭影像图片做出的诊断结果可能需要条条罗列,以致临床大夫难以取舍,从而影响对患者疾病的准确诊断和治疗。

影像科在读片时,虽然部分典型病变较易识别,但"同病异影""异病同影"现象一直存在,这就是影像报告中经常出现"可能性大""请结合临床"的重要原因。对此临床医生应给予理解,并结合患者的症状、体征和其他检查结果综合做出诊断。

现代影像学设备多种多样,检查方法也各不相同。在检查前影像科与临床科室应做好沟通工作,明确检查目的,优化检查项目和顺序,从而避免重复及不必要的检查,减轻患者的痛苦和经济负担。

在医院的日常工作中,临床诊断与辅助诊断不符的情况在所难免。这种情况下,尤其显示出沟通的重要性。临床科室与辅助科室人员要有主人翁精神,彼此主动加强沟通,通过会诊等方式就出现争议的问题进行探讨,分析原因,得出符合实际病情的诊断意见。这有利于临床的诊治工作,保证医院各科室的诊疗水平,共同维护患者的健康和生命安全。

第五节 护患沟通

一、护患关系的概述

(一)护患关系的概念及特征

护患关系是护理人员与患者间在提供和接受护理服务过程中自然形成的一种帮助与被帮助的人际关系。有时还是两个系统之间的关系,即帮助系统(包括与患者相互作用的护士和其他工作人员)和被帮助系统(包括寻求帮助的患者和家属、重要成员等)之间的关系。

其特征包括：

1. 专业性与帮助性　护患关系是以解决患者在患病期间所遇到的生理、心理、社会、精神、文化等方面的问题,满足其需要为目的的一种专业性的人际关系,是帮助者与被帮助者之间的关系。因此,护患关系是一种专业性人际关系,又称为治疗性人际关系。

2. 工作性　护理人员与患者之间是因工作需要而交往,是一种职业行为。不管面对何种身份、性别、年龄、职业的患者,护理人员都应与患者建立并保持良好的护患关系。因此,要求护理人员对所有患者做到一视同仁,真诚地帮助一切有需求的人。另一方面,护患关系双方应避免过度的感情卷入,以免影响双方情绪,导致其他非工作关系,影响护理人员的工作效率及个人生活。

3. 以患者为中心　护患关系的中心是患者的健康及安全,一切护患交往及活动都是以解决患者的护理问题为目的,以患者的健康为宗旨。

4. 多方位关系　护患关系不完全局限于护理人员与患者之间,它涉及医疗护理过程中多方位的人际关系。护理人员与患者家属、医生、其他健康工作者和社会人群等之间的人际关系也是护患关系中重要组成部分。这些关系会从不同的角度,以多方位的互动方式影响彼此的沟通,从而影响护理效果。

5. 时限性　患者入院,护患关系开始建立;患者康复出院,专业任务完成,护患关系便宣告结束,具有时限性。

(二) 护患关系模式

1. 主动 - 被动型　是最古老的护患关系模式。此模式受传统生物医学模式的影响,将患者视为简单的生物体,忽视了人的心理、社会属性。此模式的特点是"护士为患者做治疗",模式关系的原型为母亲与婴儿的关系。在此模式中,护士常以"保护者"的形象出现,处于专业知识的优势地位和治疗护理的主动地位,而患者则处于服从护士处置和安排的被动地位。此模式过分强调护士的权威性,忽略了患者的主动性,因而不能取得患者的主动配合,严重影响护理质量。在临床护理工作中,此模式主要适用于不能表达主观意愿、不能与护士进行沟通交流的患者,如神志不清、休克、痴呆以及某些精神病患者。

2. 指导 - 合作型　是近年来在护理实践中发展起来的一种模式,也是目前护患关系的主要模式。此模式将患者视为具有生物、心理、社会属性的有机整体。此模式的特点是"护士告诉患者应该做什么和怎么做",模式关系的原型为母亲与儿童的关系。在此模式中,护士常以"指导者"的形象出现,根据患者病情决定护理方案和措施,对患者进行健康教育和指导;患者处于"满足护士需要"的被动配合地位,根据自己对护士的信任程度有选择地接受护士的指导并与其合作。在临床护理工作中,此模式主要适用于急性患者和外科手术后恢复期的患者。

3. 共同参与型　是一种双向、平等、新型的护患关系模式。此模式以护患间平等合作为基础,强调护患双方具有平等权利,共同参与决策和治疗护理过程。此模式的特点是"护士积极协助患者进行自我护理",模式关系的原型为成人与成人的关系。在此模式中,护士常以"同盟者"的形象出现,为患者提供合理的建议和方案,患者主动配合治疗护理,积极参与护理活动,双方共同分担风险,共享护理成果。在临床护理工作中,此模式主要适用于具有一定文化知识的慢性疾病患者。

以上三种护患关系模式在临床护理实践中不是固定不变的,护士应根据患者的具体情况、患病的不同阶段,选择适宜的沟通方式,以达到满足患者需要、提高护理水平、确保护理服务质量的目的。

笔记栏

二、护患沟通的作用和方法

护患沟通是指护士与患者之间的信息交流及相互作用的过程。所交流的信息与患者的护理及康复直接或间接相关,同时也包括双方的思想、情感、愿望及要求等多方面的沟通。

(一) 护患沟通的作用

随着医学模式的转变,良好的护患沟通是促进护患之间理解和支持、提高服务质量、构建和谐医疗环境的强大保障。护患间的沟通及相互作用,是发展及维系护患关系的基础及必要手段。护士通过学习运用恰当的沟通方法,才能获得患者的信任,进而全面地收集与患者相关的信息,并以此为依据,为患者制订个体化的整体护理方案,以满足患者生理、心理、社会等多方面的需要,促进患者早日康复。

(二) 护患沟通的方法

沟通的方法有两种:言语沟通和非言语沟通。

言语沟通是指借助语言实现的沟通,是信息交流的重要形式。言语可分为口头言语与书面言语沟通。口头言语交谈,是护患交流思想和感情的主要方式,它可以清楚、迅速、直接传达信息、表达情感。书面言语有时也被采用,如与听障人士间的沟通;医院里的导诊牌、入院须知、健康教育宣传单等。

非言语沟通又称体势语言沟通,是指借助面部表情、身体姿势、眼神、手势和说话时的声调等实现沟通。非言语沟通可分为三类:一是动态无声的,包括手势、面部表情、目光接触及身体姿势等,如点头、摇头、耸肩、微笑、皱眉及各种手势、抚摸和拥抱等;二是静态无声的,如容貌、体格、坐、站、蹲姿、仪表、相互间的空间距离等;三是副言语,指说话时的语调、音量、语速、节奏和言语流畅等。

三、常见护患沟通问题与解决方法

(一) 与不同在院阶段患者及家属的沟通

1. 入院阶段的沟通　新入院患者对所患疾病认识不清,对医院环境陌生,对检查和治疗手段不了解,因此表现出紧张、恐惧和焦虑等,还有些患者存在不信任医务人员的心理反应。对新入院患者的入院沟通,可使患者在感知上形成一个良好的第一印象,护士面带微笑、语气温和地向患者做自我介绍,缓解患者的心理压力,调动患者的主观能动性,使其在住院期间身心处在接受治疗和护理的最佳状态。

(1)选择适当的时机:对新入院的一般患者,护士给予热情的迎接,道一声"您好",递上科室简介或入院须知,帮助患者进入病房,安置患者。主动向患者介绍自己和责任医生以及病区环境。对于急诊患者,因病情多危重,护士要在实行必要的护理措施之后再进行宣传介绍。如立即给氧、建立静脉通道、准备抢救器材和用品等。患者看到这样迅速、准确而又有条不紊工作的护士,会消除紧张情绪,对护士更加信赖和尊敬,起到事半功倍的效果。

(2)沟通内容全面:向入院患者及家属介绍在院期间的注意事项,如个人物品的安全、病区内物品的使用等。向患者和家属介绍病区的医疗设施、医护人员的情况如主管医生的姓名和医院的规章制度。在介绍的同时注意接纳患者及家属的意见,耐心解答他们的疑问。

(3)注重语言技术:护士在入院宣传中要注重语言技术,用平易近人的语气、语调提供支持性语言,表达对患者最大限度的理解,使患者在良好的交谈气氛中表达自己的思想。护士要根据患者的年龄、资历、个性、心理特征,调整自己的说话语气和方式。对老年患者要表示尊敬,要有合适的称呼,不能直呼其名,言语恭谦,语速放慢;对待年轻人要耐心疏导,切忌说教式地介绍,避免说"你该做什么,不该这么做",应该告诉患者为什么要这样做,这样做的好处是什么,引导患者自发地、积极地配合治疗;对待急性子的患者要开门见山,做自我介绍时可说:"您好,我是某某,是您的责任护士,有事情可以随时叫我,我会为您提供帮助。"语言简洁干练;对待慢性子的患者要缓慢讲述,语调柔和、语速放慢,让患者有充分的反应时间。

2. 治疗阶段的沟通　治疗阶段是指度过住院适应期至出院之前患者在医院内接受治疗和护理的时期。这一时期,患者治疗变化多,病情改变大,患者希望医护人员热情、大方,工作经验丰富、技术好;希望护士给予自己更多的关注;希望得到更多的疾病方面的相关知识以及了解自己病情随治疗进行而发生的变化。在制订护理计划时,医护双方要互通信息,护士认真执行医嘱,同时,为了维护患者的利益与保证医疗护理安全,医生和护士要相互监督,及时发现医疗护理中的不足和差错。这一时期,根据患者治疗时间的长短、治疗效果及病情的转归,做有效的沟通。

(1)与治疗效果满意的患者沟通:此类患者一般会主动配合治疗和护理,对疾病的康复充满信心。沟通时注意尊重患者的人格,重视、理解患者,给予适当的关心。经常询问患者的感受,对患者的配合加以鼓励。认真负责地给予治疗和护理,使患者产生信任感和安全感。

(2)与治疗效果不满意的患者沟通:治疗效果不满意,患者身心遭受折磨,使其对医护人员的信任度降低,抵触心理增强,对治疗和护理不配合,甚至会发生言语上的冲突。沟通时首先要调整好护士自己的心态,对患者的倾诉认真倾听,用同理心站在患者的角度给予理解。待患者发泄完毕,护士用亲切的语言、谦虚的态度,耐心地对患者感到疑惑或不理解的地方给予解释,言辞恳切,具有说服力,使患者理解、满意,并且在生活上多关心患者。

(3)在实施治疗和护理操作中应注意之处:在护理工作中,护士为患者实施操作时,要向患者进行相关的解释和指导。包括,操作前解释,根据患者及病情的具体情况,解释本次操作的目的、患者应做的准备,简要介绍操作方法和在操作过程中患者可能产生的感觉;操作中指导,操作中边操作边指导患者配合的方法,如深呼吸、放松、体位改变等,通过亲切沟通转移患者注意力,鼓励患者树立战胜疾病信心;操作后嘱咐,操作结束后护士询问患者的感觉,观察是否达到预期效果,交代必要的注意事项,同时对患者的配合表示感谢。

案例分析

以下案例说明了正确治疗阶段的护患沟通情境,实施治疗和护理操作中应注意要向患者进行相关的解释和指导。

护士进行肌注时的护患沟通

病案实例:李某,女,54岁,退休工人,慢性支气管炎,医嘱予青霉素80万单位,肌内注射,一天两次。下面护士要对其进行过敏试验。

1. 操作前解释　护士:"大妈,您患了气管炎,需要每天两次注射青霉素。青霉素这种药抗炎效果很好,但有些人对它过敏。所以第一次注射前都要做一次过敏试验。如果皮试是阳性,就不能用,医生会改用其他药的,如果阴性就可以用。大妈,您以前用过青霉素吗?"

"您对其他药物过敏吗?您的家人有对药物过敏的吗?""都没有啊,我现在给您做皮试,请不要紧张。"

2. 操作中指导　护士:"请您把胳膊伸过来。(消毒皮肤后)放松,不要紧,就打一点点药。"

3. 操作后嘱咐 护士:"请您不要离开,也不要用手按皮丘,更不要揉擦。20分钟后,我回来看结果,如果您有什么不舒服请马上告诉我。"

20分钟后:

护士:"20分钟到了,您有什么不舒服? 没有就好,皮试阴性,可以使用青霉素,我马上为您准备,请您稍等。"

(4)与患者家属的有效沟通:①解决好陪护与病室管理的冲突。患者家属出于对患者的关心和不放心,要求留院陪护,常与医院陪护规定产生冲突。护士应耐心解释,合理疏导,从患者角度出发,取得家属的理解和配合;②解决好探视和询问与护理工作繁忙的冲突。家属频繁探视患者并经常询问护士,会影响到患者的休息和正常的诊疗工作,护士应和家属沟通适当控制探视人数和时间,对家属提出的问题给予耐心的解释;③通过与家属沟通可以了解信息,建立信任。护士通过与家属的沟通,可以补充并证实从患者那收集来的信息,为护理计划的补充和修改提供依据。通过和患者家属商讨患者治疗和护理中的问题,与家属分享信息,分享情感,从而建立相互信任、开放性的人际关系。

知识链接

良好的护患关系可以化解纠纷

患者小王在做胆道造影时,由于护士进针角度过浅,注射时有少量造影剂外渗,患者感觉注射部位有点疼,护士却对患者小王说:"不要紧。"小王回到病房后不放心,就去找自己在住院期间最相信的护士长。护士长仔细看了小王的注射部位后,发现注射部位肿胀已经比较明显,立即帮助小王采取抬高患肢、局部药物外敷等处理措施。然而,患者注射的部位还是长了水疱,并且很痛。患者非常气愤,要投诉这位不负责的护士,但由于护士长及时正确的处理和耐心细致的解释,加上平时建立起来的良好护患关系,使患者小王打消了投诉的念头。

3. 出院阶段的沟通 经过一段时间的住院治疗,大部分患者出院时心里非常高兴,对出院充满期待,希望出院手续顺利,医保报销及时;疗效欠佳的患者担心自己的病情及继续治疗,心情沉重。

(1)与病情好转的患者沟通:患者病情有所好转但没有痊愈,患者想知道下一步的病情转归及治疗方案。护士告诉患者出院后的注意事项、病情变化的观察、继续治疗的选择,并指导家属配合出院后的治疗与护理。

(2)与治疗无效的患者沟通:治疗无效或者病情有所加重的患者一般都情绪沮丧,对疾病康复没有信心,对继续治疗有抵触情绪,生活消极。护士在沟通时听取患者的心声,对疾病的治疗现状及转归给予充分的解释,取得患者的谅解,并对患者的出院后生活给予一些专业性指导。

(3)与因特殊情况需要出院的患者沟通:患者因为特殊情况,如费用问题、家庭问题等情况要出院,此时患者及家属的情绪很复杂,护士应给予足够的同情和尊重,与患者沟通时态度要温和。

(4)出院沟通的注意点:选择合适的时间告知患者,一般为出院前2日,给予患者足够的准备时间。大部分患者出院时关心的是出院后要注意什么、能否正常工作、如何饮食和锻炼、怎么正确服药等。护士协助患者办理出院的相关事宜,如收拾衣物、结账、领取出院带药、护送患者出院。嘱咐患者按时服药、定期复查,如有不适可以电话咨询等。

案例分析

以下案例说明了正确出院阶段的护患沟通情境,选择合适的时间告知患者,告知患者关心的事宜,如有不适可以电话咨询等。

类风湿关节炎患者出院时的护患沟通

案例实例:患类风湿关节炎的王奶奶今天要出院了,但是她的心情并不好,担心回去后病情又会复发影响正常生活。在住院期间,她的心情也一直很不好,经常抱怨周围的人,包括医护人员。今天她的责任护士是小李,在出院沟通之前,她了解了王奶奶的具体情况,自己调整好心态,微笑着走进病房。

李护士:"王奶奶,您今天就可以出院了,可以回到自己的家了,恭喜您啊。东西都收拾好没有啊,需要我帮忙吗?"

王奶奶(皱着眉头):"都收拾好了,等会办完手续就回家。唉!只是不知道这个病什么时候才能完全好,回去后怕过段时间又发作,都病了好长时间,太烦了!"

李护士(用理解和关切的目光看着王奶奶):"王奶奶,您的病情我们都很清楚,这个疾病治疗的时间是要长一些,回家后您还要注意饮食和锻炼,我们给您一个我们的健康教育指导,回家您仔细再看看,如果有不舒服您就联系我们。既然病了,我们就理智接受,积极来对待,怎么都得面对,积极的心态对您的康复也是有帮助的。"

王奶奶(表情稍微缓和):"好的,我记得了。护士,非常感谢你们的关心和照顾。这段时间心情不好,你们多多包涵。出院后我一定按你们讲的方法也积极地配合治疗,有什么情况我会联系你们。"

李护士(微笑):"好的,我们期待您的好消息哦!"

王奶奶:"好,一定告诉你们。"

李护士:"看您东西比较多,我送您出院吧!"

王奶奶(边走边说):"你这样帮助我,太谢谢了!"

分析:由于类风湿关节炎是慢性病,患者在住院期间治疗并不一定能痊愈,往往还保留一些症状,护士首先帮助患者接受这种疾病治疗时间比较长的现实,再给予患者一些希望和专业性的指导,让患者带着希望出院,积极面对后面的治疗,感受到医务人员的真切关怀,改善了护患关系。

(二) 特殊情境下的沟通

护士在工作中有很多时间接触患者和家属,每个患者所患疾病种类、经历、文化背景以及宗教信仰存在差异,因此患病后的表现也千差万别,即使患有相同疾病的人也可能表现不同。有问卷调查显示,30%的护士不知道或不完全知道如何根据患者情绪采用不同的沟通技巧。研究发现,82.12%的患者希望每天有与护士交流的时间。由此可见,在工作中,护士与患者的交流沟通至关重要,建立良好的护患关系是做好护理工作的前提条件。特别是与特殊患者建立良好的护患关系,及时满足患者身心健康的需要,使患者真正接受科学的、整体的、全方位的现代护理模式,争取早日康复。现将五种特殊患者的沟通技巧介绍如下。

1. 与发怒患者的沟通　护理工作中,时常会面对一些愤怒的患者。一般患者愤怒都有一定的原因,多数情况下不是患者无端地指责护士或其他医务人员,而是患者知道自己患了某种严重的疾病,感受到了身心的痛苦,以愤怒来发泄自己的害怕、悲哀、焦虑或不安全感。此时患者要求苛刻,如稍有不满意就会发脾气,愤怒地指责别人,甚至会出现一些过激行为,如拒绝治疗护理,大声吵闹,拔掉输液器或者破坏护理仪器,不断地要求护士立刻为他提供各种护理等等。面对这种患者,护士应事先知道患者在生气,此时护士沟通的重点是对患者的愤怒做出正面的反应,视患者的情绪为一种正常的心理反应,不要对患者采取任何个人攻击性或指责性行为,尽量为患者提供发泄的机会,也可让患者做一些体育运动,以另一种形式来发泄。也可应用倾听技巧,了解患者的感受及愤怒的原因,对患者所遇到的困难和问题及时做出理解性的反应,并及时满足患者的需要,减轻患者的愤怒情绪,使患者的身心尽快恢复平衡。

案例分析

以下案例说明了正确地对待发怒患者时的护患沟通,此时沟通的重点是应用倾听技巧,对患者的愤怒做出正面的反应,了解患者的感受及愤怒的原因,尽量为患者提供发泄的机会,使患者的身心尽快恢复平衡。

对待愤怒患者时的护患沟通病案实例

护士小王端着治疗盘刚到护士站,正好看到一位戴气管套管的患者在用医院的"精"字处方(一种专用于精神药品的处方笺)涂涂画画。出于对处方管理的责任感,小王没来得及向患者做详细解释说明,急忙将患者手中的处方拿走。结果导致该患者不理解,情绪激动大声吵闹,甚至用文字辱骂小王。

护理工作经验丰富的护士小李见状,连忙将小王推开,耐心而礼貌地安抚说:"对不起,请您不要着急,您有什么问题我们一定尽力帮助解决。"患者显然被激怒了:"处方不是我自己拿的,是门诊的一位医生交代事项时顺便给了几张,我用它写字又有什么关系?"

小李把患者带到诊察室,示意患者坐下:"我很理解您的心情。"稍微停顿了一会儿,见患者已经安静下来,继续说道:"但是,您可能还不知道,医院对处方的使用范围有严格的管理要求,尤其是'精'字处方是不能随便做其他的用途……"

患者开始小声嘀咕:"我现在做了手术后暂时不能讲话,只能写字,而原来买的写字板又太大,不方便随身携带。"

小李立刻意识到护士小王在收回处方时解释不够,不了解患者为什么要拿处方私用,连忙接过话头:"是我们工作做得不细致,没有考虑到您的困难,请您谅解。现在,我就去给您拿一本我们自制的小本子,便于您随时使用。"说完马上到护士办公室拿了一个专供患者进行书写交流的小本子交给患者。

患者(情绪好转):"谢谢你帮我解决了实际问题,刚才我的态度不好,讲了一些不该讲的话,希望你们不要放在心上。"

小李会心一笑:"没关系,只要您能够满意,我们就放心了。以后您如有什么困难,请随时找我们,我们一定会尽力帮助您的。"

患者:"好! 再次谢谢你。"

分析:患者因气管切开手术,暂时存在语言交流障碍,护士小王虽然从管理的角度,对患者私用医院处方进行制止并收回。但是小王没有换位思考,关心尊重患者的感受,没有做好解释工作,使沟通陷入红灯窘况。而护士小李懂得沟通中的应变,果断地将小王推到一边,使沟通赢得了一种转机。同时,小李站在理解和体谅患者的立场,及时解决了护士小王未能发现的问题,使患者感受到理解和同情,化解了护患之间的矛盾。

2. 与哭泣患者的沟通　患者哭泣表明悲伤,护士要首先了解患者哭泣的原因。一个因悲伤而哭泣的人,有可能是因为患了某种病,将永远失去自己所拥有的一切,或遇到较大的心理打击,产生了巨大的失落感,出现沮丧、哀伤等反应。护士可以鼓励患者及时表达自己的悲哀,这时患者可能不会向你诉说原因,但可通过与患者家人的沟通去了解情况。允许患者独处、发泄、倾听、移情、沉默等,给予关心及支持,尽可能地陪伴患者,使患者及时调整悲哀心理、恢复平静。

3. 与抑郁患者的沟通　此类患者一般是在承受了诊断为绝症或其他原因后出现的反应,自觉对家庭、社会没有价值,悲观失望,表现为漫不经心,注意力不集中,说话慢、反应慢,甚至有自杀倾向。护士对这种患者,应尽量表现出体贴及关怀,以亲切、和蔼的态度,使患者感受到护士的关心及重视。简短地向患者提问,对患者的需求及时做出回应。

案例分析

以下案例说明了正确的对待抑郁患者时的护患沟通,此时应尽量表现出体贴及关怀,使患者感受到关心及重视,对患者的需求及时做出回应。

对待抑郁患者时的护患沟通病案实例

患者,男,40岁,工程师,1年前因发热、四肢抽搐伴意识丧失住院,诊断为病毒性脑炎、继发性癫痫。1年后再次出现发热入院,患者担心会再次抽搐,入院后情绪一直低落。

护士:"李工,下午好!"

患者:"你好,小程! 过来坐。"(勉强微笑下)

护士:"看您今天情绪有些低落唉。"

患者:"嗯,有点。"

护士:"怎么啦?"

患者:"脑电图结果出来了。"(很伤感)

护士:"嗯,结果怎么样? 看您这样,是不是结果不是很理想啊?"

患者:"非常不理想。"

护士:"怎么个不理想啊?"

患者:"这次检查还是有不正常的脑电波。"

护士:"嗯,您对这样的检查结果有何看法?"

患者:"感到很难过,非常失望。"

护士:"嗯,感到很难过啊,具体说说看。"

患者:"你看,有不正常的脑电波就说明我癫痫又复发了。"

护士:"嗯,其实我也看到了您的检查报告,而我的想法和你有些不同,您愿不愿意听我讲讲我对您检查报告的看法?"

患者:"哦? 你说说看。"

护士:"在我看来,这个结果不是一个坏的表现,换个角度来说,反而给我们提供了

笔记栏

一个好的信息。"

患者："怎么可能呢？结果在那里,数据显示也在那里。"

护士："你这次确实有异常脑电波,但与你上次查的结果比有变更不正常吗？"

患者："那倒没有。"

护士："至少说明你这次发热没有直接引起癫痫发作。"

患者："是的。"

护士："是啊,我是这么认为的。您的主治医师看到结果了么？"

患者："看到了。"

护士："他怎么说？"

患者："他也像您这样说的。"

护士："那您现在还是否觉得您的检查报告变得更不好了？"

患者："即使是没有变得恶化了,至少也没有变好啊？"

护士："哦？为什么这样想？"

患者："如果说没有异常脑电波那才好。"

护士："怎么办呢,我对你目前这个结果又有不同的看法了,呵呵。"

患者："什么看法？"

护士："在我看来,换个角度来说,您目前的检查显示您现在的病情得到了很好的控制。"

患者："怎么可能呢？明明是没有改善。"

护士："您看啊,如果说按正常病情发展,您病情的变化是不是可能变得更不理想？"

患者："是啊。"

护士："而目前的状况是什么呢？没有改变,对不对？"

患者："那倒也是。"

护士："那您说,药物是不是起到控制病情的作用了？"

患者："嗯,如果这样想呢,似乎药物是有作用的,但是效果不好啊。"

护士："为什么说效果不好呢？我觉得蛮好的啊,至少使得病情没有进一步恶化啊,难道不是么？"

患者："但是也没有变好啊。"

护士："嗯,是的,让人感觉到不理想的是,没有让病情好转,甚至没有异常波,如果能达到这样的效果是最好不过的了。"

患者："对哦,我就没有达到这样的效果。"

护士："是啊,如果您能达到这样的效果是最理想不过的了。"

患者："唉,可是现在……"（情绪低落）

护士："我想给您讲个我曾遇到过的一个患者的事情,怎么样？"

患者："好啊。"

护士："以前我遇到过一个乳腺癌的患者,她比您要年轻些,才 30 岁,因为病情复发,情绪非常差。我就问她:'您现在的病情是不太好,但是也不能因为病情控制的不理想就把自己陷入这种过于不好的情绪里,这样对你又有什么好处呢？'她就说:'我现在的病情就这样了,你让我怎么振作起来呢？'我就问她:'在你看来,就没有什么办法让自己现在过得更开心些？'您猜她怎么说？"

患者："她怎么说？"

护士："那位患者说,'让我高兴起来也可以啊,让我的病情没有复发,让我不要生这样的病,能和正常人一样,和他们一样没有生病了,我就能高兴起来!'李工,您怎么看那个患者的想法?"

患者:"这个也太偏激了点,这是不可能的啊。"

护士:"对啊!这说明什么问题呢?有很多患者喜欢和自己过不去,想法总喜欢倾向于那些不切实际的、理想的状态,如果达不到自己的那种想法,就会给自己带来一些不愉快的感觉,您觉得是不是啊?"

患者:"嗯,人啊,有时候是喜欢和自己过不去。"

护士:"您看,您也明白这样的问题。"

患者:"我是明白的,但是一到自己身上,就很难做到这一点了。"

护士:"这个我能理解,毕竟当疾病在自己身上的时候,人就不能那么理性了,是吧?"

患者:"是啊。"

护士:"不过李工,通过我们的聊天,我发现其实您的很多想法也很有自己的见解,并且也能看清很多问题的。"

患者:"呵呵,是吗?"

护士:"是啊。您看,我给您讲的很多东西,您都能给予自己的看法,而且您也会主动关注疾病的相关治疗方法和进展,这都是您对疾病积极态度的表现。"

患者:"呵呵,对于疾病的治疗,我是蛮积极的,主要是感觉现在的病情没得到很好的控制,感觉有些泄气。"

护士:"其实即使您有这个病,也可以很好地生活。有资料显示,患者的情绪、生活态度和对待疾病的态度很重要,主张患者重视目前的情绪,提高生活质量,努力过好每一天,您觉得有道理吧?"

患者:"嗯,是有些道理的。"

护士:"现在我们把话说回来,您觉得现在的病情没有控制得那么理想,进而引起自己非常压抑,是不是也对您自己要求高了点啊?"

患者:"呵呵,你这样说,也是哦。"

护士:"所以说啊,对于您目前脑电波检查结果,虽然不是很好、很理想,但是相对于以前的发病情况而言,您的治疗是有效果的,所以您是不是应该有点信心啊?"

患者:"嗯,是的,应该有点信心,不然怎么办呢?总是要治疗的,还不如积极点,乐观点哦,对吧?"

护士:"哈哈,看来您是明白了些的。"

患者:"那我就努力试试吧,你都和我讲了这么多了,我还是有些想法的。"

护士:"嗯,这就对了,您看今天我们谈的内容对您是否有些帮助?"

患者:"嗯,很有帮助的,真是谢谢你了。"

护士:"如果对您有帮助的话,我真的很高兴,也希望您能振作起来,对您以后疾病的治疗和您现在的生活有很好的帮助,至少您现在过的每一天都是高兴的,想以后那么多的事情干吗呢?"

患者:"是啊是啊。"

护士:"那我们就聊到这里,有空我再来看您。"

患者:"嗯,好的,谢谢啊。"

护士:"您客气啦。"

4. 与感觉缺失患者的沟通 此类患者往往有自卑感,可表现为不愿与医护人员配合,不服从治疗,不与人讲话,甚至绝食,无法面对现实,没有生活的信心。此时,护士可推荐患者上网或阅读朋辈的事迹。也可运用亲切的语言,适当的关怀,创造良好气氛,然后采用有针对性的、有效的方法努力达到沟通。如对听障人士,用纸笔或能让患者看到的嘴形、哑语等与之交谈;对视力不佳的患者,可通过触摸,让患者感觉护士在他身边关心着他。帮助患者重拾生活的信心,积极配合治疗与护理,争取早日重返社会。

5. 与危重患者的沟通 在患者病情严重或处于危重状态时,护士与患者沟通时应尽量缩短时间,不加重患者负担。提问以封闭式问题为主,或更多地使用非语言的方式来进行沟通。对意识障碍的患者,护士可以重复一句话,以同样的语调反复与患者交谈,以观察患者的反应。对昏迷患者可以就具体情况增加刺激,如触摸患者、与患者交谈,以观察患者是否有反应。

扫一扫
测一测

复习思考题

1. 针对如何构建和谐医患关系问题,社会各方应做好哪些方面的改进?

2. 请设计一份关于加强医患沟通主题的微信公众号推送。

3. 临床科室与检验科沟通时需要注意哪些问题?

4. 如果出现临床诊断与辅助诊断不符的情况,作为临床医生,你应该怎么做?

5. 简述护患关系的概念及特征。

6. 护士如何与发怒的患者进行沟通?

7. 案例分析:王女士,40岁,被诊断为肺癌晚期,当护士进入病房时,她正在哭泣,护士跟她打招呼,她没有反应。问题:如果您是护士,您将如何去做?

（杨晓琨 李 爽 杨 芳 侯俊林）

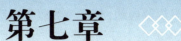

第七章

社区卫生服务和临终关怀中的医患沟通

> **学习目标**
>
> 　　知识目标:可复述社区卫生服务和中医全科医学的概念。可分析归纳社区卫生服务的特点。掌握社区卫生服务中医患沟通要点并能运用于实际工作生活中。掌握和理解临终关怀的概念、类型及道德原则。
>
> 　　能力目标:通过案例导入的方式,激发学生的探究动机和好奇心,发展学生解决问题的能力。通过了解临终关怀的沟通要点与方法,分析临终沟通中的常见问题及解决办法,培养学生初步运用医患沟通技巧与临终患者进行沟通的能力。
>
> 　　素质目标:通过"感动中国"人物胡佩兰的事迹介绍,引导学生学会关心、体恤患者、增强学生的职业认同感和胜任力。学生将意识到临终关怀的意义和价值,树立临终关怀理念,通过沟通能更好地帮助临终患者及其家属面对疾病,体现了以提高生命价值和生命质量为服务宗旨的高尚医护职业道德。

第一节　社区卫生服务中的医患沟通

一、社区卫生服务的概念

　　社区卫生服务是社区建设的重要组成部分,是在政府领导、社区参与、上级卫生机构指导下,以基层卫生机构为主体,全科医生为骨干,合理使用社区资源和适宜技术,以人的健康为中心、家庭为单位、社区为范围、需求为导向,以妇女、儿童、老年人、慢性病人、残疾人等为重点,以解决社区主要卫生问题、满足基本卫生服务需求为目的,融预防、医疗、保健、康复、健康教育、计划生育技术服务等为一体的,有效、经济、方便、综合、连续的基层卫生服务。社区卫生服务的目标是全民健康;社区卫生服务的手段是健康促进和疾病防治;社区卫生服务的核心是观念转变,即以医院为基础的服务转向以社区为基础,从院内扩大到院外,从治疗扩大到预防,从生理扩大到心理服务,从看病到看人。简单地说,社区卫生服务是,集预防、治疗、保健、康复、健康教育、计划生育六位一体的基层医疗保健服务。

　　2022 年 3 月,国家卫生健康委、财政部、人力资源社会保障部、国家医保局、国家中医药局、国家疾控局在《关于推进家庭医生签约服务高质量发展的指导意见》中提出:积极增加家庭医生签约服务供给,扩大签约服务覆盖面;强化签约服务内涵,突出全方位全周期健康

179

管理服务,推进有效签约、规范履约;健全签约服务激励和保障机制,强化政策协同性,夯实签约服务政策效力,推进家庭医生签约服务高质量发展。准确把握工作节奏,在确保服务质量和签约居民获得感、满意度的前提下,循序渐进积极扩大签约服务覆盖率,逐步建成以家庭医生为健康守门人的家庭医生制度。

二、中医全科医学的概念

中医全科医学是以中医学为核心,结合全科医学的特点,融合其他学科的研究成果而形成的一门具有独特价值观和方法论的综合性临床医学学科。中医全科的特点表现为:

1. 整体观　这里的整体观除了"天人合一""形与神俱"等中医学基本理论外,还包括中医学在医事管理中的整体观。

2. 方法论　采用系统整体性方法,整合"生物 - 心理 - 医学"模式,做到因时制宜,因地制宜,因人制宜。

3. 服务方法　包括以人为中心的中医健康照顾方法、中医治未病的服务方法和社区常见健康问题的中医药照顾方法。

4. 服务内容　发挥中医简便灵活的特点,为社区居民提供连续性、协调性、整体性、个性化和人性化的基础医疗保健服务。

三、社区卫生服务的特点

(一) 主动性服务

这是和专科医疗的最大差别。专科医疗一般都是坐等病人,而全科医疗则提供的是一种主动性服务。全科医生不仅在机构内接诊病人,更多的是走出诊室,主动到家庭去、到社区去。全科医疗工作者通常实行 24 小时随叫随到服务。配备有现代通信工具和交通工具,随时提供呼叫服务、上门服务,通过建立固定的医患关系,全科医生更能主动地深入家庭、社区,热情地提供方便快捷的医疗保健服务。这种服务方式不仅给居民带来了极大的方便,而且大大增进了医务人员与居民的交流,加强了感情沟通。这有利于医患双方在疾病的防治和增进健康中发挥两个积极性,有利于医患双方的信任、合作与配合,有利于提高文化含量和情感含量,把尊重人、关爱人、方便人、服务人贯穿于社区卫生服务的全过程,真正做到以人为本,以病人为中心。

> **思政元素**
>
> #### 患者至上——20 年来坚持每周出诊 6 天的百岁仁医
>
> 胡佩兰,女,解放军 3519 职工医院和郑州市建中街社区卫生服务中心坐诊医生。1944 年,胡佩兰毕业于河南大学医学部,70 岁时才从郑州铁路中心医院的妇产科主任位上退休。退休后,她一直坚持坐诊。胡佩兰生活节俭,舍不得在自己身上多花一分钱。但她经常大方地给病人垫付医药费。她还拿出微薄的坐诊收入和退休金,捐建了 50 多个"希望书屋"。
>
> 胡佩兰患有严重的腰椎间盘突出,进出都要坐小推椅。2013 年 7 月,98 岁胡佩兰心脏病突发,经抢救后,第二天她依然准时到医院坐诊。胡佩兰根据自己多年的临床经验,平时看病不太依靠高科技仪器。因为慕名找上门的病人多,胡佩兰每天都会坚持看完所有病人才下班,对患者也极有耐心,给病人开药,很少超过一百元。后来,胡佩兰的记忆明显下降,耳朵也不如以前,但病人的情况她却记得清清楚楚,耳朵里放着助听器,听不清的地方,便由旁边的学生解释。胡佩兰对病人的态度有目共睹,她经常

说:"医患关系搞不好是因为交流不够,医生只要对病人认真负责了,病人也自然会对医生极力配合,不管面对哪一个病人,都要把患者当成自己的第一个病人来对待。"

胡佩兰是我国医疗卫生战线上的先进典型,她的感人事迹从一个侧面反映了当代医务人员的精神风貌,树立了医疗卫生系统的良好形象。胡佩兰一生追求病人的健康,她的一句"医生应该是有感情投入的职业",是人性的闪光和人文的辉映,谱写出一曲曲爱与善的赞歌,为我们留下了许多宝贵的精神遗产。

(二) 持续性服务

专科医疗一般仅提供间断性服务,医生接触病人是在病人就诊时,病人离开诊室则诊疗活动自然结束,下次就诊再看病人,其间情况不得而知。而全科医疗是根据生命规律来提供服务的,全科医疗对人从生到死这个生命全过程的健康负有责任。全科医生对个人、家庭和社区负有连续性照顾的责任,全科医生就是社区人群的"家庭责任制医生",他们对每个人的不同人生阶段、每个家庭、整个社区疾病的全面情况,负有健康维护和健康促进的责任。这种责任不因单一疾病的治疗或转诊而中止,而且服务不受时间和空间的限制。这种持续性服务,是连续的、动态的、全程的服务,真正有利于人人享有卫生保健,人人健康长寿。

(三) 可及性服务

全科医生通常是基本卫生保健服务的主要提供者,其主要工作场所是在社区里。作为社区的一名成员,他们了解所服务的社区存在的各种健康问题,尤其关注社区内的家庭及其成员。这种长期生活、工作在社区里的全科医生,从心理上、情感上易于被人们接受,为全科医生提供可及性服务打下了良好的基础。从社区居民层面来看,有自己可以信赖的"责任制家庭医生",可以消除盲目投医状况,增强依从性,使社区居民能在第一时间内享受到优质的医疗保健服务。

(四) 综合性服务

全科医疗服务是一种立体多维服务模式。从服务范围看,有个人、家庭和社区群体服务;从服务内容看,在我国倡导的社区卫生服务中体现"六位一体"的功能,即预防、保健、健康教育、计划生育技术指导、医疗和康复;从服务层面来看,有生物层面、心理层面和社会环境层面等;从服务对象来看,有患病病人、亚健康状态的人和健康人。所以,全科医疗是一种"全方位""立体性"的多元化服务模式。

(五) 协调性服务

全科医生一方面掌握着大量的各级各类医疗保健机构和医学专家的信息,另一方面亦掌握着大量的个人、家庭和社区需求的服务信息,成为"健康管理人",一旦病人需要,他们则成为"中介人",充分利用社区内外的一切可用资源,为个人、家庭和社区提供"全方位"、优质快捷的服务。全科医生在全科医疗中的这种协调性服务是非常独特、高效的。全科医生作为个人、家庭和社区健康的维护者,为了能提供优质的综合性和协调性卫生服务,常需要与社区护士、公共卫生医生、康复治疗师合作,建立以全科医生为核心的全科医疗服务团队。这有利于发挥团队优势,分工合作、取长补短,为社区居民提供优质、完整的医疗保健服务,有利于相互关心、合理安排工作和休息以及接受培训学习等。同时,全科医生又是双向转诊的桥梁,能将病人安排给团队网络中最合适的专科医生和机构去接受治疗和照顾。

事实证明,主动性、持续性、可及性、综合性、协调性服务,是开展社区卫生服务一剂有效的药方,也是沟通医患关系的重要方式,情理所至,金石为开,何况是对情感丰富、本质善良的人们,只要以人为本,以病人为中心,加强心灵的沟通,良好的医患关系是可以逐步形成并日臻完善的。

四、社区卫生服务中医患沟通要点及常见问题的解决方法

(一) 社区卫生服务中医患沟通要点

1. 主动性　社区卫生机构与居民建立联系部分源于建立健康档案、健康教育和预防、保健服务,而非患者的求治行为,这一特征决定机构工作人员应当进行主动沟通。以平等视角与服务对象交流,是实现主动沟通的关键。同时深入社区、主动到居民家中了解居民健康状况,随时提供呼叫服务、上门服务和预约服务,对高血压、糖尿病等八种慢性非传染性疾病开展慢病干预。

2. 连续、全面性　除了医疗以外,社区卫生服务还提供预防、保健、康复、健康教育、计划生育技术指导等,是多位一体的服务。这就要求社区卫生机构全体工作人员参与,合理设计沟通流程和制度措施,比如将社区医疗卫生、养老服务、扶残助残等公共服务设施统筹布局、资源共享,鼓励基层积极探索相关机构养老床位和医疗床位、按需规范转换机制。对每一位居民的服务前后衔接,有据可依,信息流畅,最终提升居民生活质量,为居民健康保驾护航。

3. 家人般的交流　基础的医疗环境决定医务人员必须有足够的耐心,调整好心态,以"走亲戚""看朋友"的心态来对待社区卫生服务工作。像家人般关心每一位就诊居民,不管是熟悉的居民还是初次接触的服务对象,医务人员都要主动说明工作的目的和内容,送上健康教育资料(或小礼物),以表示对其配合工作的感谢,不厌其烦与其交流沟通,嘘寒问暖,让居民信任、配合社区卫生机构工作。

(二) 社区卫生服务中常见问题的解决方法

1. 患者依从性不高,慢病管理效果欠佳

案例分析

病案实例:看不见的丈夫。

王医生是张女士的家庭医生,张女士50多岁了,患有糖尿病、高血压、心脏病,经常找王医生看病调整用药,可是血糖血压总是控制不好,心脏病经常发作。细心的王医生发现,每次上门到张女士家里时,都没有见到张女士的丈夫,而张女士也总是说她丈夫不在家的各种理由,次数多了引起王医生怀疑。通过拉家常,谈心,王医生得知张女士先生因为张女士的病而变得情绪烦躁,总在外面打麻将、喝酒,很晚回家,张女士在家只能吃点剩饭,而且经常心情不好,没有按时服药。针对这种情况,王医生耐心疏导张女士,并征得张女士同意向居委会反映家庭情况,共同做好张女士丈夫的思想工作。

分析:王医生作为社区医生,是最接近张女士的身边医生,作为医生不仅仅关注患者的疾病,也要关心病人的心理状态,由于家庭问题牵涉面广,所以在征得张女士同意下通过居委会协调,共同帮助做好张女士丈夫的工作,并由居委会提供力所能及的帮助慰问有利于患者身体康复,也有利于社区家庭和睦。

2. 患者配合度低,家庭访视入门难

案例分析

病案实例:进门怎么这么难!

一天下午1点左右,某社区卫生服务中心的全科医生小李,准备到社区居民陈阿姨的家里开展健康档案的建立工作。他来到陈阿姨的家门口,敲了很长时间的门,陈阿姨才出来开门,小李一见就说:"怎么那么长时间才来开门。"陈阿姨没好气地说:"你是谁,想要干啥?"小李说:"我想要为你建立健康档案。"陈阿姨立刻说:"不需要。"就把门关上了。站在门外的小李想不通,为什么居民不接受他的服务。

分析:上门时要注意着装,一般可以穿白大褂,但访视有些患者时不宜穿,如精神病、肿瘤患者,这些患者的家属对疾病的保密要求较高,不愿意让周围的邻居知道,因此不穿白大褂有利于访视工作的开展。同时还要戴好工作牌,证明自己的身份,得到服务对象的信任。到了患者的家门口后,先要敲门,等患者或其家属同意后才能进入房门。有的患者家里需要换鞋子的,可以准备一次性鞋套。进入患者家后,要立即将这次家访的目的说明,希望得到患者或家属的配合,切忌在患者家里东走走,西看看。在与患者或家属访谈时,要围绕家访的内容,不要去问其隐私,如收入等。在使用患者家的物品时,如厕所、电话等必须征得患者或家属的同意。如有的服务须收费的,必须出示收据或发票,在结束访视时,要将在患者家里使用过的医疗废弃物,如棉球、针筒、纱布、输液器等装在医疗废弃物专用袋中,带回社区卫生服务中心统一处理。

3. 患者存在认知、文化等差异,不配合社区医疗工作开展。

案例分析

病案实例:徐老伯是个社区的签约病人,他又是个迷信的老先生,他一直觉得穿白大衣的医生进家门会倒大霉,所以从来不让社区卫生中心医生上门。这样一来,社区医生只能在马路上碰到徐老伯时打声招呼,交代几句。谁知天有不测风云,徐老伯的脚不慎受伤,到三级医院清创后医生嘱咐他在社区医院换药。回家后行走不便的徐老伯出门困难,但他又不愿意让社区医生穿白大衣进家门。徐老伯的老伴焦急地找到社区张医生,张医生了解徐老伯的情况后,哈哈大笑,于是他脱了白大衣到徐老伯家里给他换药,徐老伯的心里总算满意了。从这以后,凡是去徐老伯家的社区医生都会脱下白大衣。

分析:家庭医师在上门访视前,应当仔细阅读居家访视对象的档案,了解对方文化信仰,并了解这些文化信仰禁忌有哪些,了解对方家庭组成、工作状态、基础疾病。其次,访视前电话联系,通过语言交流从侧面了解对方的表达能力、思维逻辑、情绪状态等。最后,对于访视对象不配合不信任,可以通过社区居委会了解情况,由居委会陪同访视。通过以上方法,能够比较全面了解对方,在访视中尊重患者风俗习惯,知道什么话该说什么话不该说,什么该问什么不该问,知道在疾病的讲解中该讲到什么程度,如何取得患者的信任。

第二节 临终关怀中的医患沟通

生老病死是自然规律,获得善终是社会文明进步、医学不断进步的体现,也是每个人的基本需求。随着人类文明进程不断发展、科技日益更新,人们已经不仅仅满足于生活质量和精神世界意识的提高,临终关怀的需求也日益增加。在患者生命的最后阶段,医务人员系统科学地了解、掌握其生理、心理反应,目的是为临终患者提供科学、适当的临终关怀,以提高临终患者的生命质量,维护其生命尊严,同时为临终患者家属提供必要的支持与帮助。临终关怀是近代医学领域中新兴的一门边缘性交叉学科,是社会的需求和人类文明发展的标志。

一、临终关怀的概述

(一) 临终关怀的概念

临终关怀(hospice care)最早出现在中世纪欧洲,来源于拉丁文 hospes,有招待和款待的含义,意为 "人们之间相互照顾"。在中世纪,hospice 是指为长途劳累或患病的旅行者提供可以休息和庇护的场所。由于世界各国文化差异,这一词的译名不尽相同。英、美等国家的 "终末护理"(terminal care)、"生命末期照护"(end of life care),加拿大、澳大利亚的 "舒缓照护 / 姑息照护"(palliative care),尽管译名不同,但其内涵是一样的。临终关怀是向临终患者及家属提供包括生理、心理、社会等全面的支持和照料,其宗旨是满足临终患者的身心需要,使其舒适、安详、有尊严地度过人生的最后时期。实际上,临终关怀的基本精神是对无望救治患者的临终照护,它不以延长临终患者生存时间为目的,而是以提高临终患者生命质量为宗旨,对临终患者采取生活照顾、心理疏导、姑息治疗,着重于控制患者的疼痛,缓解患者痛苦,消除患者及家属对死亡的焦虑和恐惧,维护临终患者的尊严,让临终患者在有限的时光内,安详地、无遗憾地到达生命的终点。

(二) 临终期的界定与适用对象

关于临终期的界定,至今各国依旧没有达成一个统一的标准。美国对估计只能存活 6 个月以内的患者,称为临终患者;日本对预计只能存活 2~6 个月的患者称为临终患者;而英国对预计能存活 1 年以内的患者,称为临终患者;我国则将能存活 3~6 个月的患者视为临终患者。还有很多国家更倾向于认为,临终期应该是从患者生命垂危到死亡的时间。不论是何种标准,都不能脱离患者本身的病情特点,所以根据患者情况的不同,可以有不同的临终期限。现在,医学界普遍认为临终期是患者去世之前的 6 个月。由于患者临终前会产生生理和心理的变化,所以可以将临终期分为生理临终期和精神临终期。生理临终期是指患者的各种器官产生不可逆转的退化,患者的生活不能自理,需要家人或医护人员对其进行照顾。精神临终期是指患者的意识逐渐模糊,有的还会产生幻觉,直至生命的结束。无论是生理上或心理上产生的不适,都会对患者及家人产生一些负面影响,影响患者的尊严和生活质量,因此,如何帮助患者更好地度过临终期是一个值得关注的问题。

临终关怀的设置出于一种善的开端,但也不能排除少数人利用临终关怀实施侵犯患者生命权、危害社会的行为。鉴于此,对临终关怀的适用对象进行规范也就成为必要。美国《临终关怀医疗保险》规定:"临终关怀所服务的对象是那些处于生命终末期的患者,即在疾病正常发展情况下,经主治医生或提供照顾的临终关怀计划的医疗负责人确定生存期为 6 个月以内的临终患者。" 我国也有学者做了相关的界定:"患有医学上已经判明在当前医学技术水平条件下治愈无望的疾病,估计在 6 个月内要死亡的人,称为 '临终病人 '。" 临终关怀服务对象包括临终患者,也包括临终患者家属。临终关怀的特点就在于医护人员在关怀临终患者的同时,也要做好对临终患者家属的关怀照顾工作。

(三) 临终关怀的发展历程

临终关怀(hospice care)运动始于 20 世纪 60 年代。1967 年西塞莉·桑德斯(Cicely Saunders)博士在英伦敦创设的圣克里斯多弗临终关怀院(ST.Christopher's Hospice),是世界上第一所为临终病人提供服务的临终关怀机构,被誉为"点燃了世界临终关怀运动的灯塔"。这家医院以其优良的服务质量、完善的设施成为整个英国乃至全世界临终关怀组织学习的典范,对世界各国开展临终关怀运动和研究死亡医学产生了重大的影响。到 20 世纪 80 年代中期,英国已经建立各种临终关怀机构 430 多个。1974 年,美国建立首家临终关怀医院——新港临终关怀医院。1982 年,美国国会颁布法令在医疗保险计划(为老年人的卫生保健计划)中加入临终关怀内容,这为患者提供了享受临终关怀服务的财政支持,同时也为美国临终关怀产业的发展奠定了基础。法国、加拿大、澳大利亚、日本、新加坡等六十多个国家和地区相继开展临终关怀服务。近年来,临终关怀运动在全世界又有了长足的发展,成为社会医疗卫生保健体系的重要组成部分。如圣芳济修道院、美国佛罗里达州阳光海岸线临终关怀院等。现代临终关怀服务运动,在全世界许多国家和地区得到广泛的认同。同时,临终关怀所涉及的相关理论研究也在发展和深入。

中国的临终关怀事业起步较晚,但尊重临终者的思想一直是中华民族的优良传统。面对死亡的到来,我们的态度主要有:一是回避死亡。在传统观念中,死是一件很忌讳的事情,人们不会把死亡当做人生的必经阶段,也不会直接去谈论死亡。即使在现在,当病患被确定为无法医治时,家人和医生并不会把这一情况告诉患者本人,从而造成了很多无法弥补的遗憾。二是敬畏死亡,敬畏死者。在中国的传统思想中,"死者为大"深深植根于我们的传统文化。在封建社会,遵守父母的遗命是非常重要的,是否顺从父母的遗愿亦被视为衡量一个人是否孝顺的重要标志。与此同时,为长者送终被视为是一个家庭的大事,在我国的很多地区,举办丧事不仅要选好日期,还要遵守传统习俗,这也就是一些地区举办丧事需要一个星期左右的原因。因此,中国的传统文化既有与临终关怀思想相悖的内容,也有很多与现代临终关怀相一致的思想。

在中国,临终关怀真正作为一门独立学科开始兴起是在 20 世纪 80 年代。中国率先开展临终关怀工作的是中国香港和台湾地区。1982 年香港九龙圣母医院首先提出善终服务。1986 年香港成立了善终服务会。1992 年香港第一个独立的安宁疗护机构——白普理宁养院在香港沙田落成,该院除照顾临终患者住院服务外,还开展了居家临终关怀服务。1983 年中国台湾地区开始安宁疗护工作。1990 年在马偕纪念医院成立了中国台湾地区第一家临终关怀住院机构。1988 年 7 月,天津医学院临终关怀研究中心正式成立,这是内地(大陆)地区第一个临终关怀专门的研究机构,标志着我国拉开了临终关怀事业的帷幕。1988 年 9 月建立的上海南汇护理院是我国第一家临终关怀机构。此后,北京、上海等一线城市陆续建立了临终关怀机构,我国的临终关怀事业得以不断发展。自 1988 年天津医学院临终关怀研究中心成立以来,中国临终关怀事业的发展大体经历了三个阶段。即理论引进和研究起步阶段,宣传普及和专业培训阶段以及学术研究和临床实践全面发展阶段。2006 年经国务院批准的中国生命关怀协会正式成立,这是由原卫生部主管的全国性行业管理的社会团队。它的宗旨是致力于临终关怀服务、舒缓治疗、老年医学研究、老年医疗护理及保健,创立和发展中国的生命关怀事业。中国生命关怀协会的创立推动了我国临终关怀事业的发展,标志着我国的临终关怀事业进入了崭新的发展时期。现在我国临终关怀临床实践服务已进入一个全面发展阶段。目前,我国有 100 多家临终关怀机构,几千名从事这项工作的专业人员,开展临终关怀服务较为突出的地区有天津、北京、上海、南京、广州、成都、沈阳、长春等地区。临终关怀事业无论在内地(大陆)、中国香港或是台湾地区,都必将取得更大的进展。

二、临终关怀的类型

就目前国内外的情况看,临终关怀机构的类型主要有独立的临终关怀医院、综合性医院附设的临终关怀病房和家庭临终关怀病床等类型。

(一) 独立的临终关怀医院

独立的临终关怀医院是指不隶属于任何医疗、护理或其他医疗保健服务机构的临终关怀服务机构。这些医院都有比较完善的医疗护理设施,人员配备齐全,照护技术专业化、规范化,组织管理科学,能行使其独立的职能。如英国的圣克里斯多弗临终关怀院、美国的新港临终关怀院、中国上海市南汇区老年护理院、中国北京市松堂关怀院等。随着医学的发展和社会文明的进步,目前,我国已建立起了数量甚少的临终关怀医院,但因为人们认识上和接受程度上的差异,医院患者少、病房空的现象普遍存在,因此也导致了国家对临终关怀医院建设投入不足,相应设备、设施差,制约了临终关怀事业的发展。

(二) 附设的临终关怀病房

综合性医院附设的临终关怀病房是指在医院中划出一个病区、一个病房或一间医疗室用来收治临终患者(安宁病房、宁养病房),可以利用医院原有的房舍、设施、专业人员和各种辅助科室及设备等资源。目前,我国设立独立的临终关怀院比较困难,多数是采用这种附设临终关怀病房的形式来开展临终关怀服务。如吉林大学第一、二、三医院、天津医科大学第三医院等先后建立了临终关怀病房。大部分临终患者还是在综合性医院的病房中走向生命的终点。临终关怀病房为临终患者创造优质死亡的条件,保证临终患者及家属得到最人性化的关怀,减少和限制使用不必要的医疗资源,降低处理不可逆转的终末期患者的费用。但附设的临终关怀病房与独立的临终关怀院在服务的宗旨和原则上有重大区别,所以在实施过程中容易注重对躯体疾病的治疗,而忽视对患者的舒适护理。

(三) 家庭临终关怀病床

家庭临终关怀病床又叫做居家临终照护,临终患者在自己的家中,就可以得到由患者家属提供的基本的日常护理,由医生、护士、康复理疗师等组成的临终关怀团队,到患者家中为临终患者及其家属提供指导以及所需的各种临终关怀服务。家庭临终关怀病床可以使患者随心地和家人共同生活在一起。近几年社区护理的开展、家庭病床的迅速发展为家庭的临终关怀提供了良好的条件,而且受中国传统文化的影响,患者大多愿意在熟悉而有深厚感情的环境中走完一生。因此,家庭临终关怀病床在我国有较大发展前景。

三、临终关怀的道德原则

临终关怀最独特的一个方面是,对某些患者来说,最终目标可能是允许死亡,而不是预防死亡。临终关怀应在符合医学伦理的情况下,最大限度了解患者在生命结束时的意愿、价值观和偏好。因此,医务人员对临终患者既要遵守医德的基本原则,更要遵守临终关怀道德的基本原则。

(一) 人道主义的原则

人道主义是一种提倡关心人、尊重人、以人为中心的世界观。20 世纪以来,在国际医学伦理的一些誓言、宣言、守则中,都强调把为患者治病、保护人的健康放在第一位。1975 年第 29 届世界医学大会通过的《东京宣言》指出:"实行人道主义而行医,一视同仁地保护和恢复躯体和精神的健康。去除病人的痛苦是医师特有权利,即使在受到威胁的情况下,也对人的生命给予最大的尊重,而决不应用医学知识作相反于人道法律的事。"人道主义把医学视为全人类的事业,谴责和反对非道德的行为,提倡关心患者、同情患者,为患者服务。临终关怀道德是医学人道主义原则的重要体现,要像对待其他患者一样,以临终患者为中心,关心、爱护、体贴患者,诚心诚意地为临终患者减轻痛苦。

(二) 知情同意的原则

坚持知情同意的原则,实质就是维护临终患者的权利。临终关怀道德中的知情同意权利,赋予患者有权知道自己的病情程度、治疗方案,有权要求治疗,也有权拒绝治疗。患者意识清醒,能够自己行使权利时,医护人员要尊重患者的选择。患者意识障碍时,不能正确地行使自己权利的时候,可以按患者的预嘱执行。绝不能因为是临终患者,就忽视患者知情同意的权利。

(三) 尊重临终者的原则

尊重的原则是一条基本的道德原则。该原则的基本含义是对人应该尊重,主要是指对人的人格的尊重、人与人之间的相互尊重,包括尊重人的权利。尊重临终患者,是医务人员无条件的道德义务,临终患者受到尊重是无条件的道德权利,尊重是医患关系建立的必要条件。医务人员只有尊重临终患者的生命,维护患者的尊严,才能取得患者及家属的信任,才有可能建立起真诚的医患关系,才能使医疗行为正常进行。

(四) 全面关怀的原则

全面关怀的原则也是临终关怀所应遵循的一种道德原则。临终患者极度疼痛和烦躁不安,因此,对临终患者的关怀应是全方位、多角度的,除了用必要的药物来缓解或解除其痛苦,还要从心理上关怀、疏导,用爱心去抚慰患者的痛苦。临终关怀不以延长临终患者的生命为目标,而以对临终患者的全面照护为宗旨,以提高患者临终阶段的生命质量,通过舒缓治疗和护理,其疼痛等临终症状得以缓和与改善,从而获得一种舒适安宁的状态。在对临终者家属的关怀中,医务人员应当给予同情、方便和帮助,给予必要的安抚和鼓励。在临终阶段可指导家属参与护理。通过参与护理,家属对患者既是一种心理支持,也是一种情感关怀,这也是对临终者关怀的一种形式。不仅使家属了解了患者的心情,而且对病情转化或在临终阶段出现的变化也有充分的心理准备,也能使其在亲人离世前充分尽到道德义务,在心理上得到慰藉,不至于因亲人去世而造成极大的悲痛。

四、临终关怀沟通要点及常见问题的解决方法

在临终关怀中,沟通是临终关怀服务提供者和接收者的重要交流途径,沟通是否有效直接影响临终关怀服务的效果和质量,是临终关怀研究的重要内容。因此,必须注意沟通技巧,倾听患者的心声,让患者对医护人员产生信任,创造一个祥和的气氛,帮助患者认识到死亡是一种自然规律,摆脱痛苦折磨,实现人生完善的结局,使患者庄严、安详、舒适地度过人生的最后时刻。

(一) 临终患者的心理反应分期及措施

美国心理学家库伯勒·罗斯(Kubler Ross)将临终患者的心理过程分为 5 个阶段,我们应针对患者不同的心理过程及其身心变化,实施不同的临终护理措施。

1. 否认期　患者表现为没有思想准备,拒绝接受事实,四处求医,希望是误诊。例如,面对诊断为癌症的 CT 报告等,他们会说:"不,这不是我的诊断,这一切不会是真的。"他们认为是医生把诊断弄错了,在其他患者的诊断报告上写上了自己的名字。即便经过复查证明最初的诊断是对的,仍希望找到更有力的证据来否定最初的诊断。此反应是一种防卫机制,它可减少不良信息对病人的刺激。否认期是心理表现第一期。随着时间的推移,他们的

这种心理会逐渐地减轻削弱,慢慢地发展到下一阶段——愤怒期。当然有的患者还会间断地否认,直至不再否认;只有极少数患者一直持否认态度。对疾病和死亡的否定,通常只是一种暂时的心理防卫反应,是个人对令人震惊的坏消息的缓冲。过不了多久,就会由部分否定、部分接受所代替。如果持续地对死亡加以否定,作为一种自我屏蔽,倒可能起到一些缓解临终心理痛苦程度的作用。护理措施:真诚、友好、忠实的态度,不要故意揭穿患者的防御机制,以保持患者心中一点"希望",逐步适应现存事实;但也不要欺骗患者,医护人员言语要保持一致;争取家属的合作,密切观察以防不幸事件的发生。

2. 愤怒期　患者表现为生气与激怒,内心不平衡,往往将愤怒的情绪向医护人员、朋友、家属等接近他的人发泄。这一阶段的患者往往怨天尤人,想不通为什么会是自己而不是别人得这种绝症。患者所表现的气愤情绪常常迁怒于家属和医护人员,经常无缘无故地摔打东西,抱怨饭菜不好,人们对他照顾不够,挑剔不满医护人员的治疗,甚至无端地指责或辱骂别人。从家属和医护人员的角度看,处于愤怒期的患者很难与之沟通,所给予患者的照护很难得到患者的满意。护理措施:提供时间和空间让患者自由表达或发泄内心之痛苦和不满,必要时适当应用镇静剂,制止和防卫患者的破坏性行为;忍让克制,站在患者的立场,予以同情和理解。

3. 协议期　患者表现为承认和接受临终事实,不再怨天尤人,而是不断提出要求,与自己的命运、与医护人员"讨价还价",乞求医护人员给自己用"好药",请专家权威给自己治疗,希望尽可能延长生命,并期望奇迹出现,使其完成未完成的事业。这一阶段病人变得和善,能积极配合治疗,安宁中祈求命运给自己一个好运气,能够出现绝症消失自愈的奇迹。协议期的心理反应,实际上是一种延缓死亡的企图,是人的生命本能和生存欲望的体现。这是一种自然的心理发展过程。护理措施:抓住时机,主动关心患者,了解其要求,并尽量为其提供实现愿望的条件,使患者更好地配合治疗,以减轻痛苦,控制症状。患者的协议行为也可能是私下里进行的,医护人员不一定能够察觉到,在交谈中,应鼓励患者说出内心感受,尊重患者的信仰,减轻其心理压力。

4. 抑郁期　患者表现为已认知自己的病治疗无望,身体日益衰弱,痛苦日渐增长,并且消沉、低落和绝望,急于向家人交代后事,愿亲人守候。疾病的恶化、身体功能的丧失、频繁的治疗、经济负担的加重、地位的失去、亲人的厌烦等,都会成为造成失落感的原因。临终患者的抑郁心理表现,对于他们实现在安详和宁静中死去是需要的,也是有益的。因为只有经历过内心的剧痛和抑郁的人,才能达到"接纳"死亡的境界。护理措施:允许患者按自己的方式表达其忧伤、失落的心情。医护人员应主动接近患者,鼓励和关心患者,解决实际问题,允许家属经常陪伴,并加强安全保护,预防患者自杀。

5. 接受期　患者表现为感到已完成人生一切,重要事情已安排妥当,对死亡不再恐惧和悲伤,情绪变得平静和安详。经过上述四个阶段以后,患者的愤怒、抑郁等均不能发挥作用,疾病仍在恶化,身体状态每况愈下,他们失去了一切的希望与挣扎的力量,于是不得不接受死亡即将到来的现实。在这个阶段中,患者往往表现出惊人的坦然,他们不再抱怨命运,也不显示淡漠的情绪。患者通常表现为疲倦和虚弱,喜欢休息和睡眠,并希望一个人悄悄地离开这个世界。护理措施:提供安静、整洁、舒适的环境和气氛,和患者一同回忆过去愉快的往事,总结一生的经历,帮助患者了却未完成的心愿和事情,让家属多陪伴患者和参与护理,使患者心灵得到慰藉。

对于库伯勒·罗斯临终心理发展理论,一些学者认为实际上临终患者心理发展的个体差异很大,并不是所有的临终患者的心理发展都表现为上述五个阶段,即使有些患者五种心理表现都存在,以上五个阶段不一定按顺序发展,各个阶段时间长短也不同。例如有些人可以先是接受,然后又否认;另一些人则可能从接受到否认不断反复;有些人则可能一开始就表现为愤怒或接纳等;甚至有的患者心理发展停留在某一阶段,一直到生命的终点。在运用理论观察和照护临终患者的时候,与不同时期的临终患者沟通,应当采取不同的措施,同时不要忽视临终患者的个体差异。

(二) 临终关怀的沟通

1. **与临终患者沟通的目的与基本要点**　在临终关怀过程中,与患者进行有效的沟通,目的是帮助患者应对并适应当前不能改变的现状和环境,克服心理上的障碍。在整个沟通过程中,真诚、尊重和移情是其中最重要的 3 个沟通要点。

(1)真诚:沟通过程中,医护人员应该以一个真实的自我去和患者相处。要发自内心地去帮助患者。当患者体验到医护人员的真诚时,便会主动地向其敞开心扉,去表露和倾诉自己的心理问题。

(2)尊重:医护人员不仅需要从心理上尊重患者,更需要从沟通的过程中表现出对患者的尊重。表达尊重主要体现在对患者的关注、倾听和适当的反应。关注是指医护人员应在沟通过程中全身心地投入并且有目光的交流;倾听是指全神贯注地接收和感受对方在交谈时发出的全部信息,并做出全面的理解;反应是把客观事物的实质表现出来,是一种帮助患者领悟自己真实情感的交谈技巧。

(3)移情:移情与同情不同,同情是对他人困境的自我情感的表现。而移情是从他人的角度去感受和理解对方的感情。也就是说,医护人员应要用换位思考的方法与患者交谈,无条件地接受、肯定患者的内心感受。

2. **与临终患者沟通的方法**　恰当的沟通方法是实现有效沟通的关键,以病人的感受来衡量。只要是病人可以接受的,效果较好的,医护人员就可以采用。

(1)倾听:倾听需要医护人员"忘掉"自己,即倾听是把"整个人"参与进去,并且试图去了解对方想要传递的"所有信息"。倾听包括注意语言行为和非语言行为。理解患者的语言信息,观察和察觉病人的非语言行为,包括姿态、表情、动作及语调等。比如医护人员要坐好,表情放松,要耐心倾听患者的诉说,给患者较多的时间让他们充分表达和倾诉内心的感受。这样他们会感到很舒适,要重复、重申患者的观点来证明自己已经理解。

(2)提问:通过开放式提问和封闭式提问来了解患者已经知道的和想要知道的信息。封闭式提问是以事实为基础,直接获得某些特定的信息;开放式提问是允许患者开放地表达自己的想法和感受,通过回答可以了解患者的更多情况。

(3)反应:对患者的感觉给予回应。帮助患者改变以前的消极态度,并向积极的情绪反应方向转变。要适时向患者提出不同的观点,给予他们意见和建议,以更积极的态度处理问题。

3. **与患者家属沟通的方法**　家属在得知临终患者的病情后,往往会表现出与患者相似的心路历程,同样会经历否认、愤怒、协议、抑郁和接受五个阶段。在患者临终阶段,家属同样会经历痛苦的感情折磨,会出现难以抑制的悲痛心理过程,并持续很长的一段时间。此时,家属也需要医护人员的关怀。家属对临终患者的生活质量起着重要的作用。与家属的有效沟通是影响临终患者的关键因素,反之会导致家属对医院的不信任,从而不利于临终患者的治疗。所以,医护人员要通过沟通来了解家属的感受,只有以真诚、尊重的态度面对家属,他们才会有勇气面对亲人的死亡。为了给临终患者家属提供支持,可以用以下方法来促进他们的心理适应程度。

(1)做好沟通前的准备功课:在与家属沟通前,一定要对临终患者及家属的意愿进行初步的了解。这样谈话就可以做到有的放矢。对于临终患者和家属的愿望,我们应该根据条件尽可能予以满足,帮助家属实现临终患者的愿望。

(2)营造良好的沟通环境:沟通时应该在温馨且有支持性的环境下进行,要有充足的时间,良好的气氛,这样才能让家属放松,让他们产生被尊重的感觉。不能站在过道上,或者随便一个角落就匆匆忙忙开展谈话,这样只会给家属带来不安,增添烦躁之感。

(3)关注家属的情绪变化:在谈话过程中注意关注家属的态度和情绪,耐心倾听家属的意见,引导家属围绕主题进行沟通,鼓励家属表达自己的情绪、感受、焦虑等,帮助家属疏导悲伤的情绪,积极聆听,尝试了解他们的感受。

(4)向家属提供社会支持,以解决实际问题:及时准确地了解病情进展和治疗方案,教授家属一些基本的护理技能,与家属共同制订相应的护理计划,并一起参与和执行。

(5)用临终关怀理念作为支撑:医护人员一定要掌握临终关怀的基本知识与理念,一定要真实、真挚、真诚,适时与家属共情,达到彼此的理解与信任,这是非常重要的环节。

(6)风险告知不可少:在沟通中,一定要将照护过程中的问题与风险明确告知家属,让家属能够知情,并做好相应的准备,但对于老人的生存期预测,就是再有经验的医生,也难以做出准确的预测,因此,我们只能做出大致的预测,切不可给出非常具体的时间,否则,可能会给我们的工作带来麻烦和纠纷。

总之,医护人员只有明确并掌握沟通技巧,才能把临终关怀工作做得更周到、更完善,才能最大限度地体现对临终患者的尊重,体现医护职业的神圣和高度人性化。

(三)临终沟通常见问题的解决办法

临终是一个让人感到敬畏和敏感的话题,医护人员往往需要和临终患者及家属谈论预后、治疗偏好与选择、预定医疗计划等极具挑战性的敏感话题。有效的沟通有助于缓解患者的负面情绪,促进其临终心愿表达,减少过度治疗,提高患者及家属的满意度。在临终关怀的沟通实践中,多数临终患者和医护人员表示存在沟通障碍和挑战,难以提及敏感话题。我国医患临终沟通现状严峻,受中国传统文化影响,临终沟通仍存在缺乏沟通技巧、回避临终沟通、预后错误认知、碎片化的沟通环境、健康素养不足等一些常见问题。

1. 缺乏沟通技巧 医务人员、患者及其家属缺乏必要的知识、态度和技能,无法自如地讨论严重疾病和对临终关怀的偏好。临终沟通的话题很敏感,大部分医护人员缺乏临终沟通技巧,比如改变话题、陈述个人观点和意见、提供错误或者不恰当的保证、快速下结论等,很少参加相关沟通技能的培训。

2. 回避临终沟通 临终沟通是坏消息告知的过程,文化环境使患者和家属对临终及死亡相关话题持回避态度。临终患者害怕自己成为家属的负担,回避与家属进行临终沟通。家属有同样心理,担心临终相关话题会增加患者负性情绪、病情加重。因此,患者和家属对于临终相关问题多采取回避态度,导致医护人员碍于患者对病情的知晓程度,很难进一步参与患者的临终沟通。

3. 预后错误认知 研究显示,患者、家属与医生对于生存期的预测存在很大差异,认为没有时间进行此类对话,负面消息很难传达。患者和家属常常过于乐观,高估自己的存活时间;对于预后的错误认知导致患者及家属未及时参与临终沟通。即使被告知,也只有很少部分的临终患者了解医务人员已经做出了最终诊断。

4. 碎片化的沟通环境 临终患者可在医院、康复或护理机构或家中接受护理。即使在同一个医疗系统中,当患者在不同的护理单元之间转换时,有关患者疾病、治疗和临终关怀愿望的信息也可能无法一直跟随,这种不连续性可能会造成损害。护理环境的转变对临终沟通进行缺乏支持,往往会给重病患者,特别是那些临终的患者带来风险。

5. 健康素养不足 具备较好的自我管理知识、技能和行为的患者及家属往往能够更积极地参与临终沟通。健康素养低、疾病知识了解较少的患者及家属对于临终相关问题易产生恐惧、回避心理。

　　我们希望临终患者得到更多的尊严和尊重,更清楚地了解患者的偏好以及如何制订满足这些偏好的计划,提高医护人员选取适当时机与医疗团队讨论照护计划的信心,医护人员需要一些指导来妥善处理与患者及家属的谈话,主动管理面临不确定康复的,并且尽管接受治疗仍有死亡风险的患者的医疗照护。国内外已经有很多研究关注临终患者的沟通问题,并进行积极的探索,提出了促进有效沟通的解决办法。

　　1. 沟通技能培训　医护人员需要具备丰富的心理学、社会学、伦理学等相关领域的知识,以及临终关怀相关的医学护理领域的知识。设立医护沟通技能培训,对医护人员进行沟通意识、沟通技能和临终照护培训,增强医护人员对临终患者的沟通意愿、需求评估及情感支持,引入或借鉴国外沟通工具,促进临终关怀的沟通开展。医务人员的主要培训需求包括识别康复潜力不确定的患者,并向临床团队成员传达顾虑和有效的沟通技巧,与患者及其家人进行困难或敏感的对话等。

　　2. 对患者和家属的全面评估和教育　使用结构化工具,对患者和家属进行生理、心理、文化等全面的跨学科评估,提供专业的服务和文化敏感材料。通过教育患者及家属关于其疾病进程、预后以及潜在干预措施的益处和负担,使他们能够对其诊疗做出明智的决定。针对即将发生的死亡迹象和征兆,以适合年龄的、适合事态发展的、适合文化的方式及时向患者及家属传达即将死亡的预期。

　　3. 采取缓和式临终心理关怀模式　临终关怀的目标是为临终患者提供高质量的缓和性的照护,尽最大努力帮助临终患者从疼痛和各种不适症状中解脱出来,从心理和精神的不安与痛苦中解脱出来,实现生命最终发展阶段的"健康成长"。作为医护人员和家属,对任何的临终患者,都应无条件地予以积极的、人道的、全面的关心和爱护。应该尽自己的力量,使得临终患者最后感受到亲情的温馨。在学习、借鉴国外沟通模式的基础上,需要结合我国文化特点,形成本土化临终沟通模式。

复习思考题

1. 简述社区卫生服务中医患沟通的特点。
2. 如果你是一个全科医生,对于第一节第 2 个案例(进门怎么这么难),你将如何去做?
3. 何为临终关怀? 临终患者沟通的基本要点是什么?
4. 简述临终关怀的道德原则。
5. 如何与临终患者的家属沟通?
6. 简述临终患者的心理反应分期及措施。

●(舒　静　田丽霞　沈若冰)

0702

扫一扫
测一测

主要参考书目

1. 朱婉儿 . 医患沟通基础 [M]. 杭州 : 浙江大学出版社 , 2009.
2. 姚树桥 , 杨艳杰 . 医学心理学 [M]. 7 版 . 北京 : 人民卫生出版社 , 2018.
3. 贾启艾 . 人际沟通 [M]. 3 版 . 南京 : 东南大学出版社 , 2010.
4. 全国 13 所高等院校《社会心理学》编写组 . 社会心理学 [M]. 5 版 . 天津 : 南开大学出版社 , 2016.
5. 俞国良 , 社会心理学 [M]. 北京 : 北京师范大学出版社 , 2006.
6. 王明旭 . 医患关系学 [M]. 北京 : 科学出版社 , 2008.
7. 姜学林 . 医学沟通学 [M]. 北京 : 高等教育出版社 , 2008.
8. 周桂桐 , 马铁明 . 临床接诊与医患沟通技能实训 [M]. 北京 : 中国中医药出版社 , 2011.
9. 庄一强 . 医患关系思考与对策 [M]. 北京 : 中国协和医科大学出版社 , 2007.
10. 史瑞芬 . 医疗沟通技能 [M]. 北京 : 人民军医出版社 , 2011.
11. 王锦帆 . 医患沟通学 [M]. 北京 : 人民卫生出版社 , 2003.
12. 周桂桐 . 医患沟通技能 [M]. 10 版 . 北京 : 中国中医药出版 , 2017.
13. 杨巧菊 . 护理学导论 [M]. 3 版 . 北京 : 人民卫生出版社 , 2021.
14. 谢培豪 . 人际沟通 [M]. 北京 : 科学出版社 , 2019.
15. 葛均波 , 徐永健 , 王辰 . 内科学 [M]. 9 版 . 北京 : 人民卫生出版社 , 2018.

复习思考题
答案要点

模拟试卷